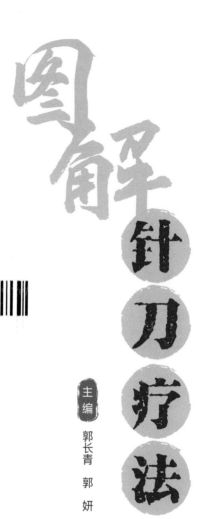

图解针刀疗法

主编

郭长青　郭妍

中国科学技术出版社
·北京·

U0189354

图书在版编目（CIP）数据

图解针刀疗法 / 郭长青，郭妍主编 . — 北京：中国科学技术出版社，2022.3

ISBN 978-7-5046-9385-3

Ⅰ. ①图… Ⅱ. ①郭… ②郭… Ⅲ. ①针刀疗法—图解 Ⅳ. ① R245.31-64

中国版本图书馆 CIP 数据核字 (2021) 第 258149 号

策划编辑	韩　翔　于　雷
责任编辑	史慧勤
文字编辑	靳　羽
装帧设计	佳木水轩
责任印制	徐　飞

出　　版	中国科学技术出版社
发　　行	中国科学技术出版社有限公司发行部
地　　址	北京市海淀区中关村南大街 16 号
邮　　编	100081
发行电话	010-62173865
传　　真	010-62173081
网　　址	http://www.cspbooks.com.cn

开　　本	889mm×1194mm　1/32
字　　数	287 千字
印　　张	12.5
版　　次	2022 年 3 月第 1 版
印　　次	2022 年 3 月第 1 次印刷
印　　刷	天津翔远印刷有限公司
书　　号	ISBN 978-7-5046-9385-3 / R·2823
定　　价	49.80 元

编著者名单

主　编　郭长青　郭　妍

副主编　杨　梅　宋壮壮

编著者（以姓氏笔画为序）

张　义　杨　梅　宋壮壮

侯智文　郭　研　郭长青

内容提要

本书主要从针刀疗法的基础理论与操作及临床常见病的治疗等方面进行讲述，共分为9章。开篇为针刀疗法的概述，主要从针刀医学的概念、内容及特点，针刀手术器械，操作方法，以及适应证、禁忌证和异常情况的处理等方面展开详细叙述。然后分部位列举了全身多处软组织损伤疾病及多种骨关节病，围绕概述、局部解剖、临床表现、诊断、治疗等方面进行系统阐述。同时配以精美的图片，用图解的方式展现了各种疾病的局部解剖结构，以便医师临床操作治疗。

本书语言简洁，通俗易懂，图片清晰、准确，易于学习和操作，适用于临床工作者及中医爱好者阅读参考。

前　言

　　针刀疗法是中国传统针灸疗法和现代医学手术疗法有机结合的产物，是在解剖学和生物力学基础上发展起来的新疗法，是针灸疗法的发展，也是手术疗法的改进，是一种介于手术和非手术疗法之间的闭合性松解术，是在切开性手术方法的基础上结合针刺方法形成的。针刀疗法操作的特点是将针刀刺入到病变深处，进行切割、剥离等不同刺激，以达到止痛祛病的目的，其适应证主要是软组织损伤性病变和骨关节病变。

　　该疗法对慢性损伤性疾病等有独特的疗效，具有"简、便、廉、验"的特点。为进一步总结和推广针刀疗法，我们组织编写此书，书中系统介绍了针刀疗法的基本内容、特点和手术器械、操作规范，并对针刀疗法治疗显效的30余种常见病、疑难病的诊治方法进行了详细讲解，重点介绍了针刀治疗、配合手法、药物和康复治疗等的内容。为方便读者清楚了解针刀手法，保证实施安全，书中还附有清晰的局部解剖图和针刀施术图。本书内容实用，图文并茂，可供临床针灸师，特别是基层医师在临床实践中参考使用，也可作为医学院校学生或培训课程的教材或教学辅导用书。

编著者

目 录

第1章 概 述

古代中医外科文献常见"针刀"一词，或"刀针"并称，这里的"针刀"和现代的针刀不是一个概念，古代"针刀"是当时针灸器械和外科手术器械的统称，多用于排脓放血。如《严氏济生方·痈疽论治》载："疽之证甚恶，多有陷下透骨者，服狗宝丸，疮四边必起，依前法用乌龙膏、解毒散讫，须用针刀开疮孔，其内已溃烂，不复知痛，乃纳追毒丹于孔中，以速其溃。"《医方考·笔针》载："李王公主患喉痛，数日痛肿，饮食不下。召到医官，尽言须用刀针溃破。公主闻用刀针，哭不肯治。痛迫，水谷不入，忽有一草泽医曰，某不用刀针，只用笔头蘸药痈上，霎时便溃。公主喜，令召之。方两次上药，遂溃出脓血一盏余，便宽，两日疮无事。令供其方，医云，乃以针系笔心中，轻轻划破而溃之尔，他无方也。"现代的针刀，特指针刀疗法，此疗法于1976年由朱汉章教授发明，来源于一种民间疗法，历经40多年已发展成为一门新兴学科——针刀医学，具有相对独立的理论依据、治疗手段和研究范畴。

针刀医学是基于现代针灸学和外科技术发展而成的一门新兴的交叉学科。1976年，朱汉章教授发明了针刀技术，至今，针刀技术已经发展成为针刀医学。近年来，针刀医学理论得到了不断充实，技术得到了不断完善，临床经验得到了积累丰富等，以上均为该学科发展奠定了理论和实践基础。

一、针刀医学的概念

针刀集合了针灸针和手术刀两者的特点，先刺入人体组织，然后完成切开、牵拉及机械刺激等一系列治疗操作。现代针刀器械并非来自于古代镵针、铍针等带刃针具，与古代带刃针具亦无相似性。判断两者是否相似的依据不是外观，而是用途和使用方法。《灵枢·九针论》曰："镵针者，取法于巾针，去末寸半，卒锐之，长一寸六分，主热在头身也。"镵针形如箭头，主要用于浅刺出血，治疗头身热病及皮肤疾患等。《灵枢·九针论》曰："铍针，取法于剑锋，广二分半，长四寸，主大痈脓，两热争者也。"铍针形如宝剑，两面有刃，用于刺破痈疽，排出脓血。古代镵针和铍针用于放血和排脓，而针刀大多用于松解软组织，以治疗运动系统慢性损伤或经筋痹证，所以两者是没有关联的。

针刀疗法是在针刀医学理论指导下，以针刀为主要工具，以解剖学为支撑，参考外科技术形成的一种新的治疗方法。针刀医学是以针刀医学理论为指导，以针刀器械为工具，以针刀疗法为手段来防治疾病的新兴学科，是研究针刀疗法的作用效应、作用机制及作用规律的学科。

针刀医学是医学的一个新兴分支学科，并非脱离中西医学凭空产生的一门新医学，而是以现有医学研究成果为基础，为了满足临床需求，创新发展而成的一个相对独立的新的医学分支学科。

二、针刀医学的内容

（一）应用解剖学研究

针刀医学所需的应用解剖学包含两方面内容，即解释针刀治疗机制和指导针刀治疗操作。针刀医学常以软组织为切入点，治疗过程的基础是穿刺，因此要从软组织与神经、血管、骨、关节的关系角度解释疾病的发生和针刀治疗的机制。

解剖学是一门古老而成熟的学科，解剖学在当代的作用主要是满足临床的各种需求。中医院校本科阶段设有《正常人体解剖学》和《局部解剖学》课程，尚不能满足针刀临床应用的需求。虽然国内外学者在解剖方面已经做了大量研究，如表面解剖学、触诊解剖学、断层解剖学、手术入路解剖学等，虽然这些研究可以为针刀治疗提供帮助，但仍不能完全解释针刀治疗疾病的机制和指导针刀操作。因此，针对针刀医学临床实际需求进行解剖学研究是非常有必要的，而且是针刀医学的重要内容。

（二）针刀器械研究

针刀器械是针刀治疗所依赖的主要工具，对于针刀治疗来说具有至关重要的作用。最初的针刀器械由注射针头发展而来，经过朱汉章教授及广大医学工作者的共同努力，形成了多种不同类型、不同材质、不同用途，甚至不同流派的针刀器械。为了不断满足临床需求，方便治疗操作，提高治疗效果，减少不良反应，针刀器械不断得到改良，如近年来产生了专门用于治疗腱鞘炎的镰形针刀和推割刀，用于骨减压的骨减压针刀，以及用于临床带教的双柄针刀等。

与此同时，人们也在不断探索针刀治疗辅助设备，辅助设备的出现能够有效提高针刀治疗的有效性、便利性和安全性。为了提高针刀刺入的准确性，有人提出了不同的针刀可视化方案，例如利用计算机模拟人体组织介导进针路径，以及利用 X 线或超声介导进针路径。为了提高针刀治疗的便利性，有人设计了针刀治疗床和针刀治疗椅，还有人设计了针刀专用手术套装等。

（三）针刀适应证研究

针刀疗法有特定的适应证，对适应证的把握是针刀治疗的前提。根据已发表的针刀文献来看，针刀疗法的适应证非常广泛，优势病种相对集中。据统计，截至 2016 年发表的针刀文献涉及疾病 284 种，最多的前 12 种疾病依次是颈椎病、膝关节骨性关节炎、腰椎间盘突出症、腱鞘炎、肩周炎、第三腰椎横突综合征、足跟痛症、肱骨外上髁炎、颈源性疾病、背腰腿痛、神经卡压综合征、筋膜炎，这些疾病的文献数量均在 100 篇以上，占文献总数的 68.7%。虽然针刀疗法的适应证广泛，但分布不均，优势病种相对集中，主要为肌肉骨骼和结缔组织疾病。

针刀医学是一门新兴学科，人们对其适应证和优势病种的认识尚不统一，对其适应证的夸大和缩小同时存在。但不难发现，针刀疗法的适应证和优势病种还有很大拓展潜力，呈动态发展，其将随着研究的深入而不断改变。我们应当采取科学的研究方法，本着大胆假设、小心论证的科学态度来看待针刀治疗的适应证。

（四）针刀应用技术研究

针刀应用技术是针刀治病的具体手段，包括针刀治疗方案的优化及标准化方案的制订与修订。针刀诊疗技术是针刀治病的重要手段，包括术前准备、定点方式、进针方式、操作手法、术后手法和康复等多个方面。针对不同的适应证和优势病种，不断优化针刀治疗的流程和方案是针刀医学的重要任务。经过长期的临床应用，针刀诊疗技术得到了不断优化，更加符合实际。

（五）针刀基础研究

基础研究是指认识自然现象，揭示自然规律，获取新知识、新原理、新方法的研究活动。基础研究不能直接解决临床问题，但它是应用技术的基石，直接决定着应用技术的发展水平。只有不断加深对人体病变规律及针刀治疗的作用效应、作用机制和作用规律的了解，才能不断优化针刀应用技术，解决更多的临床问题。针刀疗法最常见的适应证是慢性软组织损伤，经过长期的基础研究，人们对软组织的生理功能、病变规律有了一定的认识，指导针刀治疗的正是这些来自基础研究的成果。此外，人们也在逐渐展开针刀疗法对病变组织、器官的作用效应、作用机制和作用规律的研究，其结果也必然成为针刀治疗的理论指导。

三、针刀医学的特点

（一）填补了现有治疗方法的空白

针刀医学的出现，在一定范围内填补了非手术疗法和外科手术之间的空白。对运动系统慢性损伤而言，一般有非手术疗法和手术疗法两种。非手术疗法包括制动、非甾体抗炎药、针灸推拿、局部封闭等。如果非手术疗法效果不佳则只能选用手术疗法，但手术疗法对组织的损伤比较大，患者较痛苦。针刀是针灸针和手术刀的结合，针灸针针刺虽然伤口很小，但切开和分离作用也相对较弱；手术刀切开分离作用很强，但创伤较大。针刀能够完成一定的切开和分离等操作，又不会带来普通外科手术的创伤。因此，可以认为针刀在吸收了两者长处的同时避免了两者的不足，可以说针刀治疗技术是介于非手术疗法和外科手术之间的一种准手术疗法。针刀技术出现以后，弥补了在治疗运动系统慢性损伤方面非手术疗法和手术疗法之间的空白，也为运动系统慢性损伤的治疗带来了一种新的选择。

（二）具有显著的创新性

针刀医学既是对现代针灸疗法的复古，也是对传统针灸疗法的创新。针刀疗法的本质是经皮微创软组织松解术，传统针灸疗法也具备这种治疗作用，但是在近现代随着针具和刺法的不断演变，传统针灸疗法中的软组织松解技术逐渐淡出了人们的视野。针刀医学的兴起在客观上使得这一传统针灸学中已不广为人知的技术重新为人所知，从这个角度来说针刀医学是对现代针灸疗法的复古。针刀医学出现在当代，从现代的视角认识并治疗疾病，对经筋学说和经筋刺法进行了现代化的解读。古代针具以钝性松解为主，效果较弱且痛苦较大，而针刀前端的平刃具有较强的松解作用，且比传统针具针对性更强。另外，古代针灸学没有系统的解剖学指导，松解效果在一定程度上又与组织创伤成正比，因此在古代做软组织松解具有较高的盲目性和风险性，而现代的针刀治疗有丰富的解剖学知识指导，因此安全性和有效性均有所提高。所以说针刀医学也是对传统针灸疗法的创新。

（三）推动了对经筋的认识

针刀医学发展了人们对经筋病的认识，推进了经筋疗法的进步和针灸学的发展。现代针灸学对经筋和经筋病的重视程度远不及对经脉的重视程度，目前的针具和刺法并未发挥出治疗经筋病的最佳效果。针刀器械和针刀治疗技术不但提供了新的视角去认识经筋和经筋病，同时从现代医学的角度对传统针具和经筋刺法的实质进行了解释。根据临床规律研制开发的针刀器械和针刀治疗技术，无疑提高了人们对经筋理论的重视程度，推动了传统经筋疗法的发展，使之更加符合时代，同时在客观上推动了针灸学的发展，在未来可能成为针灸学发展的重要动力。

（四）对中医技术现代化有示范作用

针刀医学立足于中西医交汇点，成为中医技术现代化的典范。中医经筋痹证与现代医学运动系统慢性损伤相对应，经筋刺法与现代医学的软组织松解术相对应，针刀医学是中西医殊途同归的交汇点。针刀医学从中西医两种角度看待同一种疾病，通过融合中西医各自的技术形成一种新技术，对于中医现代化具有示范作用。

第2章 针刀手术器械

闭合性手术的器械不同于开放性手术，常说的手术刀是开放性手术的器械，不能用于闭合性手术。因此，要进行闭合性手术，就必须研制出一种新的适合于闭合性手术的器械，这种器械被命名为针刀，它的表面含义是像针一样的刀，其进入人体时是针的功用，在人体内进行治疗时是刀的功用，凡具有这种特性的各种治疗器械都叫针刀。

一、针刀的构成

常用针刀一般分为针刃、针体和针柄三部分（图2-1）。针刃是针体前端的平刃，是针刀刺入人体发挥作用的关键部分；针体是针刃和针柄之间的部分，是针刀刺入人体内相应深度的主要部分；针柄是针体尾端的扁平结构。针刀的刃口线与针体垂直，针柄与针刃在同一平面上，因此当针刃进入人体后可通过暴露在体外的针柄调整针刃方向。

二、常用针刀的型号和规格

由于闭合性手术的广泛开展，适用于各种治疗要求的不同模式

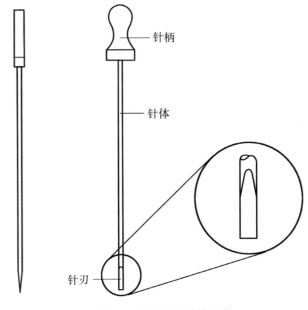

针柄

针体

针刃

▲ 图 2-1 常用针刀结构示意

的针刀很多，现就已获得国家专利的十四种模型，共三十九枚不同
尺寸的，有各种不同功用的针刀分述如下。

1. Ⅰ型齐平口针刀

根据其尺寸不同分为 4 种型号，分别记作Ⅰ型 1 号、Ⅰ型 2 号、
Ⅰ型 3 号、Ⅰ型 4 号（图 2-2）。每种型号又分为 0.4mm、0.6mm、
0.8mm、1.0mm 共 4 种直径。

Ⅰ型 1 号针刀，全长 15cm，针柄长 2cm，针身长 12cm，针头
长 1cm，针柄为一扁平葫芦形，针身为圆柱形，直径 1mm，针头为
楔形，末端扁平带刃，刀口线为 0.8mm，刀口为齐平口，同时要使
刀口线和刀柄在同一平面上，只有在同一平面上才能在刀锋刺入肌

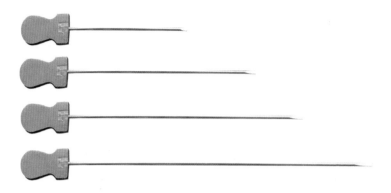

▲ 图2-2　Ⅰ型齐平口针刀示意

肉后从刀柄的方向辨别刀口线在体内的方向。

Ⅰ型2号针刀，结构模型与Ⅰ型1号相同，针身长度比Ⅰ型1号短3cm，即针身长度为9cm。

Ⅰ型3号针刀，结构模型与Ⅰ型1号相同，针身长度比Ⅰ型1号短5cm，即针身长度为7cm。

Ⅰ型4号针刀，结构模型与Ⅰ型1号相同，针身长度比Ⅰ型1号短8cm，即针身长度为4cm。

Ⅰ型针刀的适用范围和功用：适用于各种软组织损伤和骨关节损伤，以及其他杂病的治疗。

2.Ⅱ型截骨针刀（小号）

全针长12.5cm，针柄长2.5cm，针身长9cm，针头长1cm，针柄为梯形葫芦状，针身为圆柱形，直径3mm，针头为楔形，末端扁平带刃，末端刀口线0.8mm，刀口线和刀柄在同一平面内，刀口为齐平口（图2-3）。

Ⅱ型针刀的适用范围和功用：适用于较小骨折畸形愈合凿开折

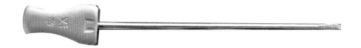

▲ 图 2-3 Ⅱ型截骨针刀（小号）示意

骨术和较小关节融合剥开术。

3. Ⅲ型截骨针刀（大号）

全针体长 15cm，针柄长 3cm，针身长 11cm，针头长 1cm，结构模型与Ⅱ型同（图 2-4）。

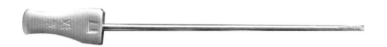

▲ 图 2-4 Ⅲ型截骨针刀（大号）示意

Ⅲ型针刀的适用范围和功用：适用于较大骨折畸形愈合凿开折骨术和较大关节融合剥开术。

4. Ⅳ型斜口针刀

根据其尺寸不同分为三种型号，分别为Ⅳ型 1 号、Ⅳ型 2 号、Ⅳ型 3 号（图 2-5）。

Ⅳ型 1 号针刀，全长 15cm，针柄长 2cm，针身长 12cm，针头长 1cm，针柄为扁平葫芦形，针身为圆柱形，直径 1mm，针头为楔形，末端扁平带刃，刀口线为 0.8mm，刀口为斜口，同时要使刀口线和刀柄在同一平面内，只有在同一平面上才能在刀锋刺入肌肉后，从刀柄的方向辨别刀口线在体内的方向。

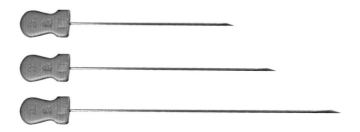

▲ 图 2-5　Ⅳ型斜口针刀示意

　　Ⅳ型 2 号针刀，结构模型与Ⅳ型 1 号相同，针身长度比Ⅳ型 1 号短 3cm，即针身长度为 9cm。

　　Ⅳ型 3 号针刀，结构模型与Ⅳ型 1 号相同，针身长度比Ⅳ型 1 号短 5cm，即针身长度为 7cm。

　　Ⅳ型针刀的适用范围和功用：适用于筋膜、骨膜、皮肤划开术，根据其施术部位的深浅层次不同而选取长短不同的型号。

　　5. Ⅴ型圆刃针刀

　　根据其尺寸不同分为 3 种型号，分别为Ⅴ型 1 号、Ⅴ型 2 号、Ⅴ型 3 号（图 2-6）。

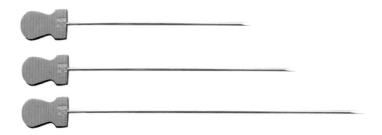

▲ 图 2-6　Ⅴ型圆刃针刀示意

V 型 1 号针刀，全长 15cm，针柄长 2cm，针身长 12cm，针头长 1cm，针柄为扁平葫芦形，针身为圆柱形，直径 1mm，针头为楔形，末端扁平带刃，刀口线为 0.8mm，刀口为月牙状，同时要使刀口线和刀柄在同一平面上，只有在同一平面上才能在刀锋刺入肌肉后，从刀柄的方向辨别刀口线在体内的方向。

V 型 2 号针刀，结构模型与 V 型 1 号相同，针身长度比 V 型 1 号短 3cm，即针身长度为 9cm。

V 型 3 号针刀，结构模型与 V 型 1 号相同，针身长度比 V 型 1 号短 5cm，即针身长度为 7cm。

V 型圆刃针刀的适用范围和功用：适用于神经点弹，剥离骨膜、筋膜及其他坏死组织。

6. Ⅵ型凹刃针刀

根据其尺寸不同分为 3 种型号，分别为Ⅵ型 1 号、Ⅵ型 2 号、Ⅵ型 3 号（图 2-7）。

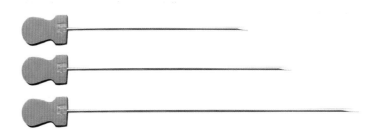

▲ 图 2-7　Ⅵ型凹刃针刀示意

Ⅵ型 1 号针刀，全长 15cm，针柄长 2cm，针身长 12cm，针头长 1cm，针柄为扁平葫芦形，针身为圆柱形，直径 1mm，针头为楔形，末端扁平带刃，刀口线为 0.8mm，刀口为凹刃口，同时要使刀口线和刀柄在同一平面上，只有在同一平面上才能在刀锋刺入肌肉后，从刀柄的方向辨别刀口线在体内的方向。

Ⅵ型 2 号针刀，结构模型与Ⅵ型 1 号相同，针身长度比Ⅵ型 1 号短 3cm，即针身长度为 9cm。

Ⅵ型 3 号针刀，结构模型与Ⅵ型 1 号相同，针身长度比Ⅵ型 1 号短 5cm，即针身长度为 7cm。

Ⅵ型凹刃针刀的适用范围和功用：适用于切开细小神经周围挛缩筋膜。

7. Ⅶ型剑锋针刀

根据其尺寸不同分为 3 种型号，分别为Ⅶ型 1 号、Ⅶ型 2 号、Ⅶ型 3 号（图 2-8）。

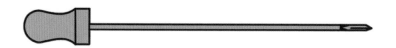

▲ 图 2-8　Ⅶ型剑锋针刀示意

Ⅶ型 1 号针刀，全长 15cm，针柄长 2cm，针身长 12cm，针头长 1cm，针柄为扁平葫芦形，针身为圆柱形，直径 1mm，针头为楔形，末端扁平带刃，刀口线为 0.8mm，刀口为剑锋口，同时要使刀口线和刀柄在同一平面上，只有在同一平面上才能在刀锋刺入肌肉后，从刀柄的方向辨别刀口线在体内的方向。

Ⅶ型 2 号针刀，结构模型与Ⅶ型 1 号相同，针身长度比Ⅶ型 1

号短 3cm，即针身长度为 9cm。

Ⅶ型 3 号针刀，结构模型与Ⅶ型 1 号相同，针身长度比Ⅶ型 1 号短 5cm，即针身长度为 7cm。

Ⅶ型剑锋针刀的适用范围和功用：适用于肌肉、筋膜、腱鞘点状切痕松解术。

8. Ⅷ型注射针刀

根据其尺寸不同分为 3 种型号，分别为Ⅷ型 1 号、Ⅷ型 2 号、Ⅷ型 3 号（图 2-9）。

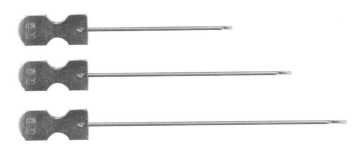

▲ 图 2-9　Ⅷ型注射针刀示意

Ⅷ型 1 号针刀，全长 15cm，针柄长 2cm，针身长 12cm，针头长 1cm，针柄为扁平葫芦形，但有一个连接注射器的插孔，针身为圆柱形（内有一细孔，上连注射器的插孔，下连刀口上 0.2cm 的小孔），直径 1mm，针头为楔形，末端扁平带刃，刀口线为 0.8mm，刀口上 0.2cm 处有一小孔和针柄上注射器插孔相通，同时要使刀口线和刀柄在同一平面上，只有在同一平面上才能在刀锋刺入肌肉后，从刀柄的方向辨别刀口线在体内的方向。

Ⅷ型 2 号针刀，结构模型与Ⅷ型 1 号相同，针身长度比Ⅷ型 1

号短 3cm，即针身长度为 9cm。

Ⅷ型 3 号针刀，结构模型与Ⅷ型 1 号相同，针身长度比Ⅷ型 1 号短 5cm，即针身长度为 7cm。

Ⅷ型注射针刀的适用范围和功用：适用于较大面积松解治疗的疾病和某些针刀手术时的局部药物注射。

9. Ⅸ型鸟嘴刃针刀

根据其尺寸不同分为 3 种型号，分别为Ⅸ型 1 号、Ⅸ型 2 号、Ⅸ型 3 号（图 2-10）。

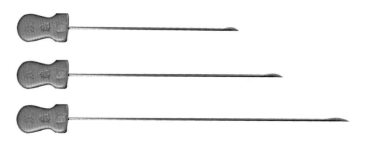

▲ 图 2-10　Ⅸ型鸟嘴刃针刀示意

Ⅸ型 1 号针刀，全长 15cm，针柄长 2cm，针身长 12cm，针头长 1cm，针柄为扁平葫芦形，针身为圆柱形，直径 1mm，针头为楔形，末端扁平带刃，刀口线为 0.8mm，刀口为鸟嘴形刃口，同时要使刀口线和刀柄在同一平面上，只有在同一平面上才能在刀锋刺入肌肉后，从刀柄的方向辨别刀口线在体内的方向。

Ⅸ型 2 号针刀，结构模型与Ⅸ型 1 号相同，针身长度比Ⅸ型 1 号短 3cm，即针身长度为 9cm。

Ⅸ型 3 号针刀，结构模型与Ⅸ型 1 号相同，针身长度比Ⅸ型 1

号短 5cm，即针身长度为 7cm。

Ⅸ型鸟嘴刃针刀的适用范围和功用：适用于两个相邻组织平面分离的治疗或体内囊状病灶的切开。

10. X 型剪刀刃针刀

根据其尺寸不同分为 3 种型号，分别为 X 型 1 号、X 型 2 号、X 型 3 号（图 2-11）。

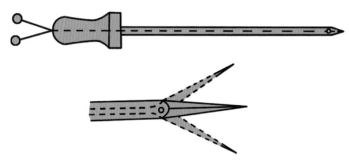

▲ 图 2-11　X 型剪刀刃针刀示意

X 型 1 号针刀，全长 14.5cm，针柄长 2cm，针身长 12cm，针头长 0.5cm，针柄为扁平葫芦形，针身为圆柱形，直径 1.2mm，针头为楔形，末端扁平带刃，刀口线为 0.8mm，刀头为剪刀形，由两片可活动的剪刀刃构成，当剪刀刃张开时就是一个微型剪刀，当剪刀刃闭合时，外观与齐平口针刀相同，同时要使刀口线和刀柄在同一平面上，只有在同一平面上才能在刀锋刺入肌肉后，从刀柄的方向辨别刀口线在体内的方向。

X 型 2 号针刀，结构模型与 X 型 1 号相同，针身长度比 X 型 1 号短 3cm，即针身长度为 9cm。

X型3号针刀，结构模型与X型1号相同，针身长度比X型1号短8cm，即针身长度为4cm。

X型剪刀刃针刀的适用范围和功用：适用于体内紧张肌纤维和紧张筋膜的剪断松解治疗及体内小瘤体的剥离。

11. XI型芒针刀

根据其尺寸不同分为3种型号，分别为XI型1号、XI型2号、XI型3号（图2-12）。

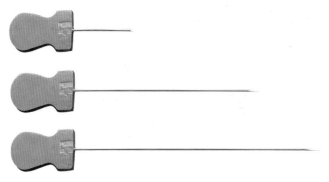

▲ 图2-12　XI型芒针刀示意

XI型1号针刀，全长10cm，针柄长2cm，针身长7cm，针头长1cm，针柄为扁平葫芦形，针身为圆柱形，直径0.5mm，针头为楔形，末端扁平带刃，刀口线为0.4mm，刀口为齐平口，同时要使刀口线和刀柄在同一平面上，只有在同一平面上才能在刀锋刺入肌肉后，从刀柄的方向辨别刀口线在体内的方向。

XI型2号针刀，结构模型与XI型1号相同，针身长度比XI型1号短3cm，即针身长度为4cm。

XI型3号针刀，结构模型与XI型1号相同，针身长度比XI型1

号短 5cm，即针身长度为 2cm。

XI型芒针刀的适用范围和功用：适用于眼角膜和其他黏膜表面的各种疾病的治疗。

12. XII型旋转刃针刀

根据其尺寸不同分为 3 种型号，分别为 XII型 1 号、XII型 2 号、XII型 3 号（图 2–13）。

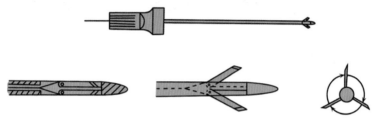

▲ 图 2–13　XII型旋转刃针刀示意

XII型 1 号针刀，全长 14.5cm，针柄长 2cm，针身长 12cm，针头长 0.5cm，针柄为扁平葫芦形，针身为圆柱形，直径 1.2mm，针头处有三片微小的活页刀刃，当活页张开时，跟电风扇风页相似，当活页收回时，类似 I 型针刀，针头为楔形，末端扁平带刃，刀口线为 1mm，刀口为齐平口，同时要使刀口线和刀柄在同一平面上，只有在同一平面上才能在刀锋刺入肌肉后，从刀柄的方向辨别刀口线在体内的方向。

XII型 2 号针刀，结构模型与XII型 1 号相同，针身长度比XII型 1 号短 3cm，即针身长度为 9cm。

XII型 3 号针刀，结构模型与XII型 1 号相同，针身长度比XII型 1 号短 8cm，即针身长度为 4cm。

XⅡ型旋转刃针刀的适用范围和功用：适用于各种因血管阻塞造成的疾病及其他微小管道型器官阻塞造成的疾病。

13. XⅢ型探针式针刀

根据其尺寸不同分为 3 种型号，分别为 XⅢ 型 1 号、XⅢ 型 2 号、XⅢ 型 3 号（图 2-14）。

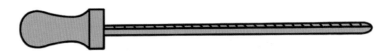

▲ 图 2-14　XⅢ型探针式针刀示意

XⅢ 型 1 号针刀，全长 15cm，针柄长 3cm，针身长 10cm（针身一侧带刃），针头长 2cm（为探针形），针柄为扁平葫芦形，针身为扁条状，宽 2mm，一侧厚 0.8mm，一侧为刀刃，同时要使刀刃和刀柄在同一平面上，只有在同一平面上才能在刀锋刺入肌肉后，从刀柄的方向辨别刀口线在体内的方向。

XⅢ 型 2 号针刀，结构模型与 XⅢ 型 1 号相同，针身长度比 XⅢ 型 1 号短 3cm，即针身长度为 7cm。

XⅢ 型 3 号针刀，结构模型与 XⅢ 型 1 号相同，针身长度比 XⅢ 型 1 号短 5cm，即针身长度为 5cm。

XⅢ 型探针式针刀的适用范围和功用：适用于人体内部瘤体和其他病变组织的摘除。

14. XⅣ型弯形针刀

根据其尺寸不同分为 3 种型号，分别为 XⅣ 型 1 号、XⅣ 型 2 号、XⅣ 型 3 号（图 2-15）。

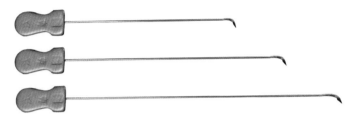

▲ 图 2-15　XIV型弯形针刀示意

XIV型 1 号针刀，全长 15cm，针柄长 3cm，针身长 10cm（针身一侧带刃），针头长 2cm（为圆锥形），针柄为扁平梭形，一侧有刀刃，一侧厚 0.8mm，上有一针孔，针身为圆柱形，前端弯曲。

XIV型 2 号针刀，结构模型与 XIV型 1 号相同，针身长度比 XIV型 1 号短 3cm，即针身长度为 7cm。

XIV型 3 号针刀，结构模型与 XIV型 1 号相同，针身长度比 XIV型 1 号短 5cm，即针身长度为 5cm。

XIV型探针式针刀的适用范围和功用：适用于人体内部瘤体和其他病变组织需要拉出体外摘除的治疗。

三、针刀的选择

选择针刀时，针刃要锐利端正，光洁度高，使进针阻力小而不易钝涩；针体要光滑挺直，圆正匀称，坚韧，无剥蚀、伤痕；针柄要牢固而不松脱。《灵枢·官针》指出："九针之宜，各有所为，长短大小，各有所施也，不得其用，病弗能移。"说明不同的治疗工具有其各自的特点和作用，还要根据患者的病情和治疗部位等的不同，选用长短、粗细等不同型号的针刀。

四、针刀的检查

每次使用之前，或使用之后，必须严格检查针刀。如果发现针柄、针体和针刃有损坏现象应立即拣出，如有可能最好选择一次性针刀。

（一）针刀的检查

1. 针刃

检查针刃是否有卷曲现象，可用右手拇、食两指执针柄，将刀口线平行放于左手中指面上，紧贴指尖轻轻移动，若针刃有卷曲即能觉察出来；也可用左手执酒精棉球，裹住针身下段，右手持针柄，将针刃在棉球中反复提插退出，如果发觉有不光滑处或退出后针刃上带有棉絮，即为针刃卷曲。

2. 针体

针体弯曲或斑剥明显者，肉眼容易察觉。若弯曲少而不显著者，可将针柄平放于一直尺上观察针体，若针体与直尺始终平行表示无弯曲，若发现某处不能与直尺平行，即表示该处有弯曲。

3. 针柄

针柄是针刀操作者捏持的主要部位，检查时要注意针柄和针体是否松动，针柄是否捏持有力不打滑。检查时右手持针柄，左手拇、食两指用力捏持针体，逆向旋转，观察针柄和针体有无松动，同时感觉持针手有无打滑。检查针刀的刀口线是否与针体垂直，针柄与针刃是否在同一平面上。将针柄平放于桌面，观察针刃和桌面是否平行，若一边翘起，即可判断两者不在同一平面。

（二）针刀的存放

除了一次性应用的针刀外，每一患者反复使用的针具都应注意保养。保养针具是为防止针刃受损，针体弯曲或生锈、污染等。因此对针具应当妥善保存。放置针刀的器具有针盒、针管等。若用针盒可多垫几层消毒纱布，将消毒后的针具根据长短，分别放置在消毒纱布上，再用消毒纱布敷盖，以免污染。若用针管，应在针管至针刃的一端塞上干棉球（以防针刃损坏卷曲），针刀消毒后将针刀置入。

第3章 针刀刀法的操作

一、针刀基本功

（一）基本功训练方法

1. **纸垫练针法** 将松软的纸张折叠成长 8cm、宽约 5cm，厚 2~3cm 的纸块，用细线按"井"字形扎紧，做成纸垫。练习时将纸垫用左手固定于桌面，右手拇食两指持针柄，中指抵住针体，露出针刃 3~5mm，使针刃垂直于纸块，然后右手拇指与食指用力下压，待针刃刺入纸垫，反复加以练习，是锻炼指力的基本手法（图 3-1）。

2. **棉团练针法** 取棉团一团，用棉线缠绕，尽力压缩，做成直径 6~7cm 的圆球，外包白纱布一层，缝制后即可练针。针刀刺入圆球后，在深层实行横向剥离，纵向切割，主要练习针刀常用的操作手法（图 3-2）。

3. **家兔练针法** 通过纸垫、棉团练针，掌握了一定的指力和手法后，可以选择家兔进行练习。在练习中，要模拟临床实际，按照规范操作方法进行练习，以便在临床实际操作时心中有数。操作时首先将家兔固定于兔台，耳源静脉麻醉，然后将皮肤表面兔毛剔除，按照四步进针法进行操作练习。进针时要仔细体会进入机体的感觉。

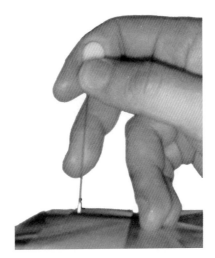

▲ 图 3-1　纸垫练针法

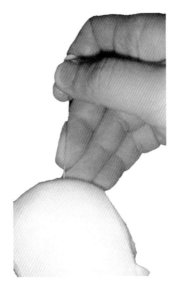

▲ 图 3-2　棉团练针法

操作时可以选择关节、脊柱、肌肉丰厚处等练习不同部位的进针方法，同时认真体会针下感觉。逐渐做到进针快速，刺入顺利，指力均匀，手法熟练自如，同时仔细体会指力与进针、针下感觉与手法和位置的关系等。

4.**人体练针法**　经过以上几个方面的练习后，熟练掌握了针刀的基本操作，即可在教员的带领下使用双柄针刀器械（图3-3）进行人体针刀操作。首先，熟悉操作部位的解剖知识，在执业医师的指导下进行练习。其次，严格按照四步进针法进行操作。再者，在四肢比较安全的部位进行操作。教员手持柄1进行主动临床操作，学员手持柄2被动体会针刃穿过各种组织的手感和学习各种操作方法，通过教员与学员的联动使学员快速体会并掌握针刀治疗技巧。待学员基本掌握操作技巧后，可由学员手持柄2进行主动操作，教员手持柄1为学员把关，纠正学员的动作要领，或者防范意外损伤的发生。

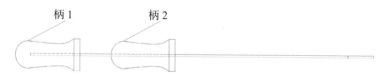

柄1　　　　　柄2

▲ 图3-3　双柄针刀器械

（二）**基本功训练效果**

通过反复练习，练习者要做到灵活熟练地操作四步进针法。首先，练习者定点准确。其次，练习者可以根据操作部位熟练掌握针刀进针角度。减轻疼痛的关键是进针角度和方向要正确。有时方向错误，会使患者疼痛而不配合治疗，最终导致针刀治疗失败。再者，要学会进针点加压，这是在浅表部位有效避开神经血管的方法。例如在治疗帽状筋膜挛缩时，进针刀前先给刀锋加适当压力，不使刺破皮肤，推挤下面血管神经，若患者感觉受压处突发电击感，则有可能触及神经，应偏斜少许再行进针。最后，针刀进入后可以熟练掌握基本的操作方法。

二、针刀治疗点的定位诊断

针刀治疗是一种闭合性手术，临床上要想做到安全有效，首先必须正确选择治疗点，这样才能有效避开针刀入路过程中的重要神经、血管及其他重要脏器，直达病所，从而获得疗效。

（一）体表标志

骨骼的显著特征、肌肉肌腱形成的隆起，以及诸如乳突、脐孔等皮肤特征都可以作为体表标志，使用经认真选择过的标志对测定和描述器官与结构的位置十分重要。在使用标志时，应根据特定的目的要求加以选择，优先选择组织结构与体表标志之间存在相对恒定关系的体表标志作为参考。如解剖体位时，肩胛下角正对 T_7 棘突等。此外还应注意两点：一是骨骼各个部分的相对位置对不同个体存在习惯姿态上的差别（肩胛骨与躯干之间）；二是对同一个体而言，相对位置也随身体姿势的改变而改变（肩胛骨的位置随上肢的运动而改变）。躯干体表标志的相对位置较明显的改变是由于呼吸运动及立位与卧位的相对更换引起的。

1. 头颈部体表标志（图 3-4 和图 3-5）

(1) 枕外隆凸：是枕鳞中央的骨性隆起，位于头颈交界处，枕部正中线上有项韧带附着。沿项沟向上摸，有明显骨性隆起处即是。

(2) 上项线：是由枕外隆凸向两侧水平延伸至乳突的骨嵴，也是大脑和小脑的分界线。在枕外隆凸的两旁，向乳突基部伸展弯曲的横行骨嵴，有胸锁乳突肌和斜方肌附着。

(3) 乳突：为位于耳垂后方的圆丘状骨性隆起，位于两侧颞骨，外耳门后下方，是颞骨乳突的一部分，其深面后半为乙状窦。若将头旋向对侧时，可明显见到胸锁乳突肌终止于该处。

(4) 颈椎横突：是颈椎弓根的移行部向两侧各发出的伸向外方的突起。$C_{2\sim6}$ 横突在乳突至 C_6 横突前结节的连线上，紧贴皮下时易于触及。其中 C_2 横突位于乳突尖下 1.5cm 处；C_4 横突相当于颈外静脉与胸锁乳突肌交叉水平或平甲状软骨上缘，或胸锁乳突肌后缘中点

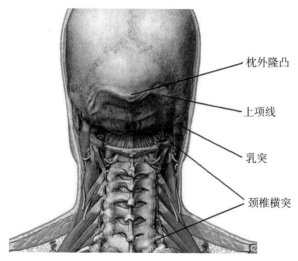

枕外隆凸

上项线

乳突

颈椎横突

▲ 图 3-4　头颈部体表标志（后面观）

上 1cm 处；C_3 横突位于 C_2 与 C_4 横突连线的中点，相当于舌骨水平；C_6 横突是颈椎中最为明显、最易扪及之处，相当于环状软骨水平。C_6 横突较长，且前结节显著，当头转向对侧时在胸锁乳突肌后缘、锁骨上三横指处可触及。颈总动脉在其前方通过，有颈动脉结节之称。上述各横突间距平均为 1.6cm。胸锁关节上 3cm 相当于 C_7 横突水平。$C_{2\sim6}$ 横突上有孔称为横突孔，有椎动静脉通过。

(5) 胸锁乳突肌：位于颈部两侧皮下，为一强有力的肌肉，是颈部重要的肌性标志。当头用力向一侧倾斜，并用手推挡同侧下颌，使面部转向对侧时，胸锁乳突肌即隆起，其起止点及前后缘十分明显，是颈部分区和划分诸三角的分界线。

(6) 胸骨上窝：胸骨柄上方、两侧胸锁乳突肌之间的凹陷，胸骨颈静脉切迹上方的凹陷，两侧是胸锁关节和胸锁乳突肌、胸骨头。暴露颈前部下方即可观察到，正常气管位于其后。

(7) 锁骨上窝：在锁骨中 1/3 的上方，胸锁乳突肌的后方有锁骨上窝，在窝中可摸到第 1 肋。

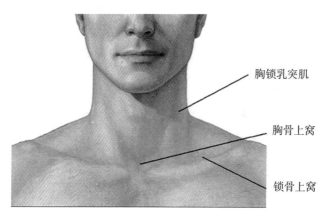

胸锁乳突肌

胸骨上窝

锁骨上窝

▲ 图 3-5　头颈部体表标志（前面观）

2. 胸部体表标志及体表标志线（图3-6至图3-9）

(1) 锁骨：横跨胸部的前上方，水平位于颈根部，内侧端接胸骨柄的锁骨切迹，构成胸锁关节；外侧端与肩胛骨的肩峰相接，构成肩锁关节。锁骨位置表浅，全长均可触及，是重要的骨性标志。

(2) 胸骨柄：是胸骨上部最宽厚的部分，上缘游离，为颈静脉切迹，下缘与胸骨体结合形成胸骨角，外上方有锁骨切迹，并与锁骨构成胸锁关节。外下方有第1肋骨切迹，与第1肋软骨形成胸肋软骨结合，胸骨柄前面平滑而稍隆突，位于皮下，可触及。

(3) 胸骨角：胸骨柄与胸骨体不在同一平面，两者结合部稍向前突形成胸骨角，角度大致在140°。位于颈静脉切迹下方约5cm处，体型瘦者从体表可看到，又可以摸认。胸骨角平面是胸部的重要平面，作为一个体表可触及的标志，在临床上有重要的意义。

(4) 胸骨体：为一薄而狭长的长方形骨板，上与胸骨柄相连形成

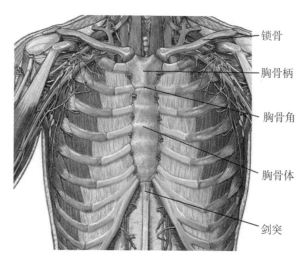

▲ 图3-6　胸部体表标志

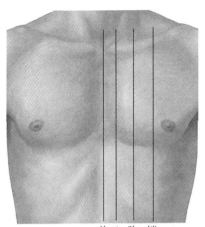

前胸胸锁
正骨骨骨
中旁线垂
线线　线

▲ 图 3-7 胸部体表标志线

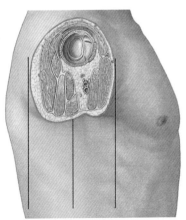

腋腋腋
后中前
线线线

▲ 图 3-8 两侧体表标志线

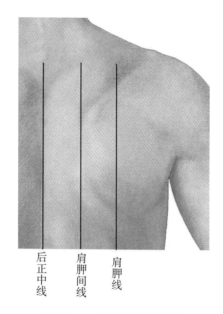

后正中线　肩胛间线　肩胛线

▲ 图3-9　背部体表标志线

胸骨角，下与剑突相接形成剑胸结合。部分浅居皮下，易于触及，两侧有胸大肌起点覆盖，位置较深，不易摸清。

（5）剑突：扁而薄，位于胸骨的最下端，为软骨，长短不一，形态变异较多。有时可呈分叉形或有穿孔。

（6）胸部划线：为了诊断和应用的方便，通常在胸部做下列垂线，以说明脏器的位置和体表投影：前正中线，沿身体前面中线所做的垂线；胸骨线，通过胸骨外侧缘最宽处所做的垂线；锁骨垂线，通过锁骨中点的垂线；胸骨旁线，通过胸骨线和锁骨中线之间的中点的垂线；腋前线，通过腋窝前臂（腋前皱襞）所做的垂线；腋后线，通过腋窝后壁（腋后皱襞）所做的垂线；腋中线，通过腋前、腋后线之间的中点的垂线；肩胛线，通过肩胛骨下角的垂线；肩胛间线，后正中线与肩胛线之间的垂线；后正中线，沿身体后面中线（通过椎骨棘突）所做的垂线。

3. **腹部体表标志（图 3-10）**

(1) 腹壁上界：在腹壁上界从中线向两侧可触及胸骨的剑突、肋弓、第 11 和 12 肋游离端，肋弓是确定肝、脾大小的重要标志。

(2) 腹壁下界：在下界可摸到耻骨联合的上缘、耻骨嵴、耻骨结节、髂前上棘和髂嵴等。

(3) 白线：腹前壁正中线位置与其深方的白线相当。白线由腹壁扁肌的腱膜在此与对侧相互交织愈合而成，附着于剑突与耻骨联合之间。在此中线上的脐位置不恒定，一般相当于 $L_{3\sim4}$ 的位置。当腹肌收缩时，在腹前壁正中线的两侧，可见腹直肌的隆起。

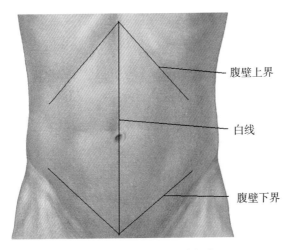

▲ 图 3-10　腹部体表标志

4. **背部体表标志（图 3-11）**

(1) 棘突：枕外隆凸在头颈交界处，自此向下沿后正中线，首

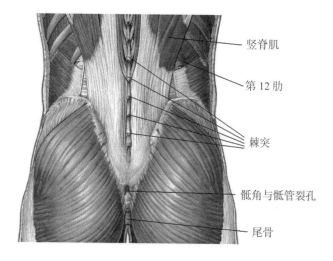

竖脊肌

第 12 肋

棘突

骶角与骶管裂孔

尾骨

▲ 图 3-11　背部体表标志

先摸到 C_7 棘突，当颈前屈时则更加明显，其余颈椎棘突由于上覆项韧带不易触到。胸椎及腰椎棘突均可逐一摸清。两侧肩胛冈下角的连线横过 C_7 棘突，左右棘突最高点的连线经过 $L_{3、4}$ 棘突间或 L_4 棘突。

(2) 骶角与骶管裂孔：在骶正中嵴两侧有一列不太明显的粗线，称为骶关节嵴，该嵴的下端游离下垂突出，称为骶角，易于触及。此嵴在第 2、3 棘突结节间，特别是在第 3、4 棘突结节间常有孔洞缺损，可进行麻醉或针刺。骶角相当于 S_5 的下关节突，并与尾骨角相关节。

(3) 尾骨：位于骶骨的下方，肛门的后上方。由 3～5 节退化尾椎融合而成，呈倒三角形，尖在下，底在上，底部有效卵圆形面接软骨连接于骶骨。臀沟内可触知一三角形的小骨块。末端为尾骨尖，正常此处有一凹窝，有肛尾韧带附着。底朝上，可触知两侧尾骨角与骶骨角相连，角内空虚处为骶管裂孔。

(4) 第 12 肋：第 12 肋位于胸廓后面最下方，其前端短而细，伸入腹侧壁肌层中，不与胸骨相连，故名浮肋，通常在竖脊肌的外侧皮下可触知第 12 肋的外侧段。

(5) 竖脊肌：为背肌中最粗大的肌肉。该肌在背部正中纵沟的两侧形成纵行的隆起，填充于棘突与肋角之间的深沟内。总体肌腱起自骶骨背面、腰椎棘突和髂嵴后部及胸腰筋膜。肌束向上，在腰部开始分为 3 个纵行的肌柱，外侧脚髂肋肌止于下 6 个肋角的下缘。中间为最长肌，止于全部胸椎横突和其附近的肋骨。内侧脚棘肌，止于上部胸椎棘突。竖脊肌向上可达枕部，在棘突的两侧可以触及。所有肋角相连的线是竖脊肌外侧缘在背部的投影线，在腰部该肌的外侧缘可以清楚地触及，由此向前摸到的肌板为腹外侧肌群。

(6) 脊柱沟：在背部正中线，可见一略微凹陷的纵沟，名脊柱沟。容纳背部深层肌肉，该沟向上与项部正中沟相连续。在纵沟的底部可摸到部分颈椎和全部胸椎、腰椎及骶椎棘突，脊柱沟两侧为竖脊肌形成的纵行隆起。

5. 骨盆体表标志（图 3-12 和图 3-13）

(1) 髂嵴：髂骨位于髋骨的后上部，分为髂骨体和髂骨翼两部分，在腰区两侧裤腰带之下，可触及髂骨翼的上缘肥厚且呈弓形向上凸弯。

(2) 髂前上棘：沿髂嵴向前翼的前缘弯曲向下，达于髋臼，生有上骨突起，为髂前上棘。

(3) 髂结节：在髂嵴外侧，从髂前上棘向后 5~7cm 处，髂嵴较厚且向外突出，叫作髂结节，是骨盆的最宽点，为骨髓穿刺常用部位。

(4) 髂后上棘：髂嵴后端摸到的骨性突起为髂后上棘，髂后上棘在瘦弱者呈隆起状态，但在年轻人及肥胖者则呈凹陷，该处为骶部菱形窝的外侧点。

(5) 髂后下棘：在髂后上棘的下断隐约可触及一隆起，为髂后下棘。

(6) 坐骨大切迹：在髂后下棘的下方可触及一深窝，相当于坐骨大孔，此孔的外侧缘为坐骨大切迹，但需在臀大肌放松时才易触及。

(7) 耻骨：在阴阜处可触及耻骨联合及耻骨结节，耻骨结节内侧的骨嵴称为耻骨嵴。在耻骨联合的下缘，相当于阴茎或阴蒂根部的下方，可触及耻骨弓。此弓男性小于 90°，女性等于或大于 90°。沿耻骨弓向两侧顺延，可触及耻骨下支，在男性相当于阴囊外缘，在女性相当于大阴唇外缘的深处。

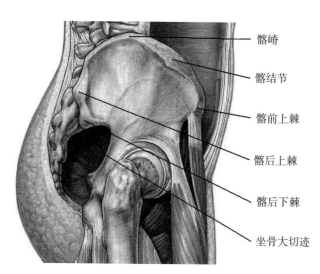

髂嵴

髂结节

髂前上棘

髂后上棘

髂后下棘

坐骨大切迹

▲ 图 3-12　骨盆体表标志（侧面观）

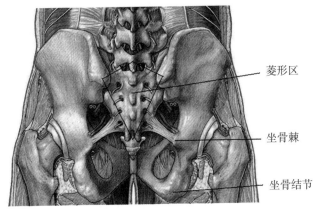

菱形区

坐骨棘

坐骨结节

▲ 图 3-13　骨盆体表标志（后面观）

(8) 坐骨结节：在臀部臀大肌下缘深处，可触及坐骨结节，由于坐骨结节在人体直立时由臀大肌下缘所遮盖，故当髋关节处于屈曲位时易于触及。

(9) 坐骨棘：坐骨上支后缘的一个棘状突起，位置较深，通过体表不易触及。但用手指通过阴道或直肠向外上方可以摸到该骨性标志。

(10) 菱形区：为骶后部四个小窝组成的菱形四边形。其上角的小窝为 L_5 棘突所在处，约在两髂后上棘连线中点与两髂嵴连线中点之间；两侧角的小窝在髂后上棘处，其下角在臀沟上端终点处，相当于骶尾关节处。菱形区的上角为直角，下角为锐角，两侧角为钝角。

6. 肩部及上肢体表标志（图 3-14 至图 3-17）

(1) 肱骨大结节：位于肱骨上端外侧，该结节突出于肩峰外下方，为肩部最外之骨性隆起。触摸大结节时，一手拇指按于肩峰下、肱骨上端的最外侧，另一手握其上臂旋转，此时拇指即可感到肱骨大结节在厚实的三角肌下隆起和滚动。

(2) 喙突：锁骨下窝外侧部约距锁骨 2cm，自三角肌前缘向后可摸到肩胛骨的喙突。

(3) 肱骨小结节：位于肱骨上端前方，喙突尖端外侧约 2.5cm 处稍下方。置指尖于该处，旋转肱骨即可触及小结节在指下滚动，小结节相当于肱骨头的中心，有肩胛下肌附着，向下移行为小结节嵴。

(4) 肩胛冈：在肩部后面，自肩峰向内可摸到肩胛冈全长。肩胛冈上方为冈上窝，下方为冈下窝。自肩胛冈内侧端向下可摸到肩胛骨内侧缘至下角，下角平对 T_7 棘突、第 7 肋或第 7 肋间隙。

(5) 肘后三角：正常肘关节伸直时，尺骨鹰嘴及肱骨内、外上髁三个骨性标志位于同一水平线上，称为肘后直线。屈肘时此三点即形成一个底边在上的等腰三角形，即肘后三角。

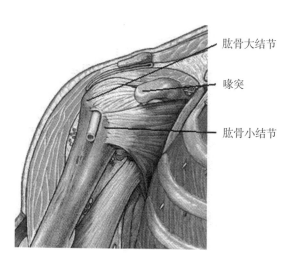

肱骨大结节

喙突

肱骨小结节

▲ 图 3-14　肩部体表标志（前面观）

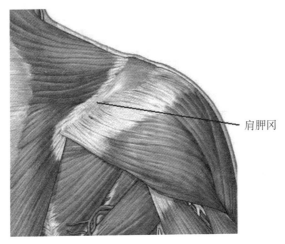

肩胛冈

▲ 图 3-15　肩部体表标志（后面观）

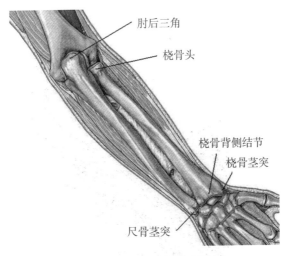

肘后三角

桡骨头

桡骨背侧结节

桡骨茎突

尺骨茎突

▲ 图 3-16　上肢部体表标志

(6) 桡骨头：在肘后窝内极易摸到桡骨头，如将前臂做交替性的旋前、旋后动作，可清晰地感知桡骨头在旋转，若将肘关节屈曲，检查者的中指按在外上髁，则放在下面与之平行的食指所接处就是桡骨头。

(7) 桡骨茎突：腕部外侧可摸到自桡骨末端向外突出的桡骨茎突。

(8) 尺骨茎突：腕部内侧可摸到尺骨头及其后内侧向下突出的尺骨茎突。

(9) 桡骨背侧结节：在腕的背侧面，桡骨下端背面可摸到桡骨背侧结节。

(10) 舟骨结节及大多角骨结节：在腕远侧皮肤皱襞的桡侧半深面可触及舟骨结节，在舟骨结节的远侧紧挨着可摸到大多角骨结节，两结节共同构成腕骨桡侧隆起。

(11) 豌豆骨及钩骨钩：在腕远侧皮肤皱襞的尺侧端可触及豌豆

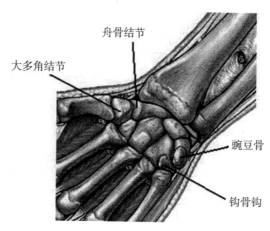

▲ 图3-17　腕部体表标志

骨，亦可沿尺侧腕屈肌腱向下触得，因为豌豆骨是尺侧腕屈肌的抵止处。在豌豆骨的远侧平第 4 掌骨尺侧缘可以摸到钩骨的钩，两者共同构成腕骨尺侧隆起。

7. 下肢体表标志（图 3-18 至图 3-22）

(1) 臀裂和臀沟：臀部左右圆隆，两侧之间为臀裂，下部皮肤的横行皱襞称臀皱襞，即臀沟。

(2) 股骨大转子：在髂前上棘的后下方，臀股交界处浅窝的前方可摸到股骨大转子，旋转髋关节时可扪得其随之亦转动。

(3) 股骨头：在腹股沟韧带中点下方 2cm 股动脉搏动处，用手指用力压向深方，同时使大腿做旋转运动，则可扪及肌肉下随之转动的股骨头。

(4) 髌骨：在膝关节的前面可摸到位居皮下的髌骨。在膝伸直位时，髌骨可被左右移动；屈膝时，髌骨紧贴股骨下端前面。在髌骨

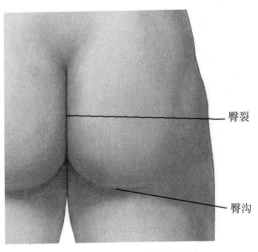

臀裂

臀沟

▲ 图 3-18　臀部体表标志

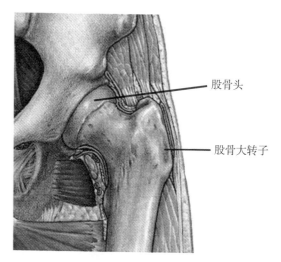

股骨头

股骨大转子

▲ 图3-19　髋部体表标志

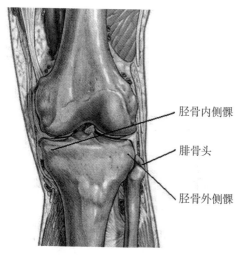

胫骨内侧髁

腓骨头

胫骨外侧髁

▲ 图3-20　下肢部体表标志

的下方，极易触及强韧的髌韧带，其向下附着于隆起的胫骨粗隆；髌骨两侧可扪及隆起的股骨内外侧髁，髁上最为突出处是内外上髁。股骨内侧髁的上方可摸到收肌结节。

(5) 胫骨内、外侧髁：在股骨内外侧髁的下方可摸到胫骨内外侧髁，胫骨粗隆即位于两髁之间的前面，为髌韧带的止点，沿胫骨粗隆向下续于胫骨的前缘，髌韧带及其内侧的胫骨前面都位于皮下，向下沿至内髁，均可在体表摸到。临床常用测量下肢长度的方法有两种，一是内髁至髂前上棘的距离，二是脐至两下肢内髁的距离。

(6) 腓骨头：胫骨外侧髁的后外方，约在胫骨粗隆水平可摸到腓骨头。腓骨体的下部和外踝形成一窄长隆起，位居皮下，也可扪到。

(7) 跟骨载距突：在足的内侧面，内踝顶端下方约 2.5cm 处，可摸到跟骨载距突。

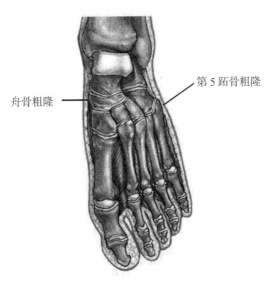

第 5 距骨粗隆

舟骨粗隆

▲ 图 3-21　足部体表标志

(8) 舟骨粗隆：在载距突的前方可看到并摸到舟骨粗隆。

(9) 第 5 跖骨粗隆：在足的外侧面中部可摸到第 5 跖骨粗隆。

(10) 跟骨结节：在足跟处可摸到跟骨结节。

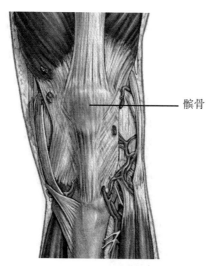

髌骨

▲ 图 3-22　髌骨体表标志

（二）压痛点的确定

压痛点是西医触诊中的术语，有其特定的概念，是指以拇指或食指末节指腹触压皮肤时，在呈现阳性病理反应的部位出现以疼痛为主要感觉的点。其反应的程度因病的轻重、缓急而定，一般分为三级。轻压即有不可忍受的疼痛为"+++"，中压则疼痛但可忍受为"++"，重压才觉轻痛为"+"。临床上压痛点常常有以下特点：①痛过敏，通常不足以引起疼痛的压力就会引起痛觉，同样的压力按压压痛点以外的部位时常无压痛。②痛反应，随压痛的产生，患者会不自主地发生情志与肌体反应（呼叫、扭动肢体）。疼痛可持续数周、数月以至数年，常为持久性疼痛。

临床诊疗中，压痛点的触压和寻找是非常重要的。广义的压痛点包括中医学中的经穴、奇穴、阿是穴，以及西医学的压痛点、激痛点、动痛点、阳性反应点等。在临床上可以根据中医基础理论、经络学说理论，对经络腧穴上的压痛、皮疹、结节、条索物或凹陷、隆起等异常现象进行分析，从而推知脏腑病变、病理性质、转归和预后；也可以根据西医解剖、生理、病理学基础理论，判断压痛点的组织、层次、深浅、性质，从而诊断出疾病的部位和程度。查出反应点后，要进行综合分析、归纳整理，根据患者症状体征，找出与疾病相关的关键点，要做到取舍适宜，据病定点，抓住主要矛盾，确定治疗点。

压痛点多在肌肉起止点，其原因是机体的某个部位急性损伤、慢性劳损或软组织损伤形成了粘连和纤维化的瘢痕，持续肌紧张使血供不足、代谢紊乱等导致肌肉器质性变化（韧带钙化、肌腱结节等），这些病变组织压迫、刺激神经末梢，产生疼痛。病程越久劳损也就越严重，疼痛范围也会扩大，甚至出现肢体的放射性痛、麻木和肌肉萎缩。临床以颈肩腰臀部的压痛点较为多见，常见的压痛点有以下几种。

1. 枕项部压痛点

(1) 枕外隆凸压痛点：枕外隆凸下前方枕骨骨面为项韧带在枕骨后下方的附着处，位于两侧项平面之间，其外缘各有一斜方肌上端的腱性组织附着，与项韧带紧密相连接。

(2) 枕骨上项线和项平面压痛点：枕骨后下方在上项线的内 1/3

段，系斜方肌附着处；此肌的深层为头半棘肌，附着于上项线和下项线之间的项平面；上项线外 1/2 段直到颞骨乳突附着的是胸锁乳突肌上端，其下方为自上项线直到乳突附着的头夹肌。

(3) 颞骨乳突压痛点：乳突的前缘和外方直至上项线外 1/2 段附着的是胸锁乳突肌上端。此肌的深层也是自乳突前缘和外方直到上项线外 1/3 段附着的头夹肌。头夹肌的深层是附着于乳突后下缘的头最长肌。

上述 3 个肌骨骼附着处的压痛部位均在头颅骨后下方和侧下方上项线和乳突之间的连接线上。以左侧为例，患者端坐位，检查者站立于患者左方，用左手按住患者前额或下颌，保持颈部脊椎处于适度的前凸位置，可放松项部伸肌群，便于指尖深入检查压痛点。再以右拇指尖深入沿枕外隆凸下前方的枕骨骨面，再向左侧沿枕骨上项线和项平面，最后直到左颞骨乳突的诸肌附着处，逐一滑动按压，可分别查得压痛点。

2. 项部压痛点

(1) 颈椎棘突压痛点：检查者站在患者左侧，左手按住患者的前额或下颌以保持患者颈椎适度前凸，右手拇指按住患者左侧颈椎棘突端侧面软组织附着处，自 $C_{2\sim7}$ 逐一顺次滑动按压，可查得压痛点，多以 $C_{2\sim5}$ 压痛点明显（图 3-23）。

(2) 项部肌肉压痛点：在上述检查颈椎棘突压痛点位置上，检查者的拇指向外移处于颈椎棘突和横突之间的部位，按住项部伸肌群的肌腹做滑动按压，可查得压痛点。

(3) 颈椎横突压痛点：用双手拇指分别按在颈旁两侧所属横突尖上，逐一顺次滑动按压，可查得压痛点（图 3-24）。

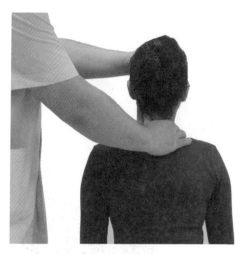

▲ 图3-23　颈椎棘突压痛点

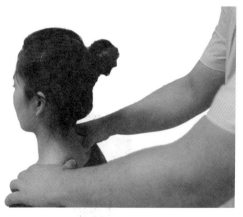

▲ 图3-24　颈椎横突压痛点

(4) 胸锁乳突肌下端压痛点：检查者站在患者背后，双手拇指分别按住两侧胸骨柄前上方，做滑动按压；然后再按住胸骨内段上缘做滑动按压，均可查得压痛点。

(5) 前斜角肌压痛点：检查者用拇指在锁骨上窝第 1 肋骨的斜角肌结节上做滑动按压，可查得压痛点（图 3-25）。

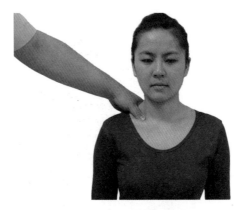

▲ 图 3-25　前斜角肌压痛点

3. 肩部压痛点检查

(1) 提肩胛肌肩胛骨附着处压痛点：检查者用双手拇指分别按住肩胛骨内角肌肉附着处，由内向外滑动按压，可查得压痛点（图 3-26）。

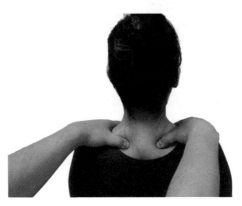

▲ 图 3-26　提肩胛肌肩胛骨附着处压痛点

(2) 肩胛骨脊柱缘压痛点：检查者站在患者左侧，用左手按住患者右肩关节使其固定制动，右手除拇指外其余四指放置于腋缘处，拇指按住脊柱缘下滑，可查得压痛点（图 3–27）。

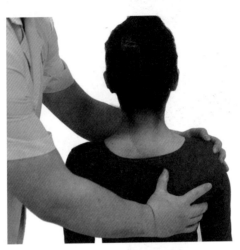

▲ 图 3–27 肩胛骨脊柱缘压痛点

(3) 冈上肌肩胛骨附着处压痛点（右侧为例）：检查者站在患者右侧，用右手拇指按住患者右侧冈上窝，垂直此肌附着处的骨面做滑动按压，可查得压痛点（图 3–28）。

(4) 斜方肌肩胛骨附着处压痛点：在上述压痛点检查位置上，检查者拇指移向肩胛冈上缘，自内向外做滑动按压，可查得压痛点（图 3–29）。

(5) 冈下肌肩胛骨附着处压痛点：医者站在患者右侧，右手按住患者右肩制动，左手除拇指外其余四指扣住肩胛骨脊柱缘，拇指按在冈下窝部，对冈下肌附着处做滑动按压，可查得压痛点（图 3–30）。

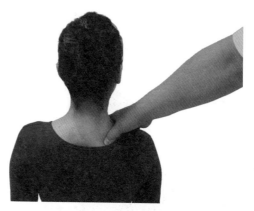

▲ 图3-28　冈上肌肩胛骨附着处压痛点

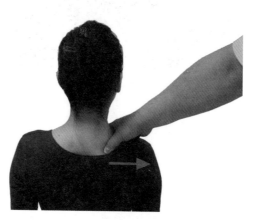

▲ 图3-29　斜方肌肩胛骨附着处压痛点

　　(6) 小圆肌肩胛骨附着处压痛点：检查者右手握住患者前臂近端，使肩关节垂直位，左手除拇指外的其余四指扣住肩胛骨脊柱缘，拇指按于腋缘，并沿腋缘背面滑动按压时可查得压痛点（图3-31）。

　　(7) 大圆肌肩胛骨附着处压痛点（右侧为例）：在冈下肌压痛点

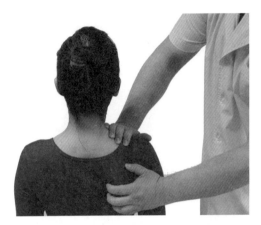

▲ 图 3-30　冈下肌肩胛骨附着处压痛点

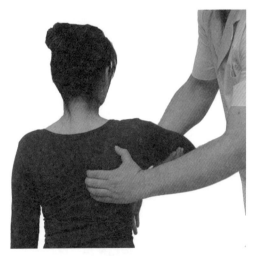

▲ 图 3-31　小圆肌肩胛骨附着处压痛点

处下移至肩胛骨下 1/3 段的背面，位于大圆肌附着处滑动按压可查得压痛点。

　　(8) 肩胛骨喙突压痛点：滑动按压喙突处。

4. 背部压痛点检查

(1) 胸椎棘突压痛点：患者俯卧，检查者拇指尖自 $T_{1\sim12}$ 的每一棘突端侧方肌附着处顺次检查，由棘突旁侧向前内方向进行滑动按压，该处有无菌性炎症病变时可查得压痛点。

(2) 胸椎后关节压痛点：患者俯卧，检查者拇指尖自 T_1 后关节开始，顺次垂直深压每一个后关节直至 T_{12} 后关节。若该处附着的肌腱组织出现无菌性炎症病变时，则滑动按压可查得压痛点。

(3) 胸椎板压痛点：在上述俯卧位上，检查者用拇指尖针对 T_1 椎板，由上向下和由后向前逐一滑动按压直至 T_{12} 椎板。椎板骨膜具有无菌性炎症病变时会引起局限痛，可查得压痛点。

(4) 脊柱背伸肌群压痛点：检查者用拇指沿椎板逐一深压，横行滑动按压时可查得压痛点。一般在 $T_{5\sim6}$、$T_{8\sim9}$、$T_{11\sim12}$ 椎板处压痛最为敏感。

5. 上肢压痛点检查

(1) 肱骨外上髁压痛点：检查者拇指分别在肱骨外上髁、桡骨小头环韧带与肱骨外缘肘关节囊屈侧附着处滑动按压，可查得压痛点。

(2) 肱骨内上髁与尺神经压痛点：检查者拇指在肱骨内上髁肌肉附着处骨面做滑动按压，或在尺神经沟处按压，可查得压痛点。

(3) 桡骨茎突压痛点：握拳尺偏试验阳性患者腕关节呈轻度掌屈桡屈位，拇指内收置于掌心，另四指紧握，检查者将患者拳头向尺侧做被动屈曲，引起患者桡骨茎突处剧痛为阳性。检查者一手握住患者的前臂中段，另一手掌托住患者掌背面，用拇指滑动按压患者的桡骨茎突，可引出桡骨茎突压痛点。

(4) 尺骨小头背侧压痛点：检查者一手握住患者前臂中段，另一手握住患腕下方掌骨部，拇指按压尺骨小头背侧，滑动按压时可查得压痛点。

(5) 尺骨茎突压痛点：检查者用拇指尖嵌插在三角骨与尺骨茎突之间的软组织间隙，滑动按压尺骨茎突的顶端，可查得压痛点。

(6) 腕横韧带压痛点：检查者用拇指在大小鱼际肌之间的腕横韧带处滑动按压，可查得压痛点。

(7) 屈指肌腱鞘压痛点：检查者一手握住患指，用拇指在掌骨颈掌侧滑动按压，可查得压痛点。

6. 腰、骶、臀、髋部压痛点检查

(1) L_2 横突压痛点：患者取俯卧位，检查者两拇指分别按放在两侧腰际，紧靠在第 12 肋骨下缘 L_2 横突部，向内上方做滑动按压，可查得压痛点（图 3-32）。

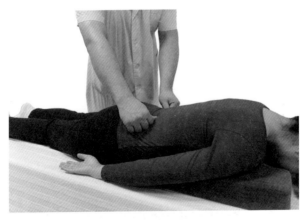

▲ 图 3-32　L_2 横突压痛点

(2) L_3、L_4 横突压痛点：按上述方法将两拇指按放在 L_3、L_4 横突部位，向内方向顺次滑动按压两个横突尖，可查得压痛点（图 3-33）。

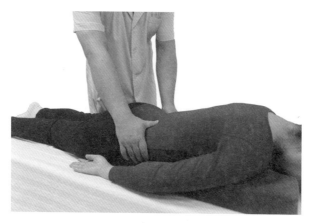

▲ 图 3-33　L_3、L_4 横突压痛点

(3) 第 12 肋骨下缘压痛点：患者俯卧位，检查者站于患者右侧，在检查 L_2 横突压痛点位置上，检查者拇指稍向上移，针对第 12 肋下缘做滑动按压，可查得压痛点（图 3-34）。

(4) 腰椎棘突与骶中嵴压痛点：患者俯卧位，检查者用拇指自 T_{12}

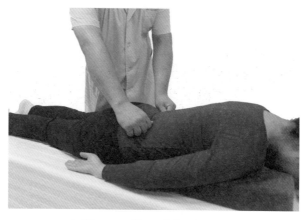

▲ 图 3-34　第 12 肋骨下缘压痛点

至 S_5 沿棘突端与骶中嵴两旁向前、向内做滑动按压，可查得压痛点，一般以 L_4 棘突至 S_1 骶中嵴压痛多见（图 3-35）。

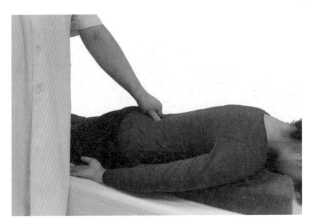

▲ 图 3-35　腰椎棘突与骶中嵴压痛点

（5）骶棘肌下外端附着处压痛点：患者俯卧，检查者拇指沿髂嵴腰三角区开始，向内至髂后上棘内缘，再向下至骶髂关节内缘，在肌肉附着处做滑动按压，可查得压痛点（图 3-36）。

（6）髂嵴压痛点：患者俯卧，用拇指沿整个髂嵴，在肌肉附着处做滑动按压，可查得压痛点。有时在胸廓外下方的肋骨缘也可查得压痛点。

（7）腰椎椎板与骶骨背面压痛点：患者俯卧，拇指自 T_1 椎板至 S_1 背面，顺次逐一深压腰部深肌层，可查得压痛点（图 3-37）。

（8）髂胫束压痛点：患者俯卧，检查者先用双手食指、无名指分别按住两髂前上棘处，将两拇指分别于髂前上棘后方臀部约一横掌处加以浅压，可查得压痛点（图 3-38）。

（9）臀上皮神经压痛点：在髂胫束检查法的基础上，检查者拇指

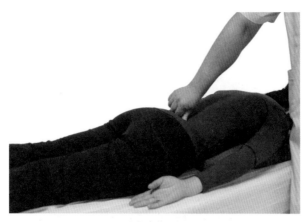

▲ 图 3-36　骶棘肌下外端附着处压痛点

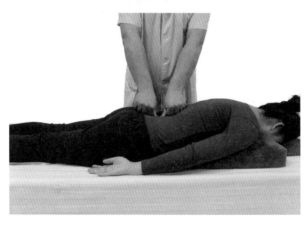

▲ 图 3-37　腰椎椎板与骶骨背面压痛点

移向臀中肌部位，于髂嵴下 2～3 横指处，即臀上皮神经分布区域，由外向内做浅表性滑动按压，可查得压痛点。

(10) 髂后上棘压痛点：患者俯卧，检查者以拇指在髂后上棘部位做表浅性滑动按压，可出现两种不同情况：如为臀大肌附着处病

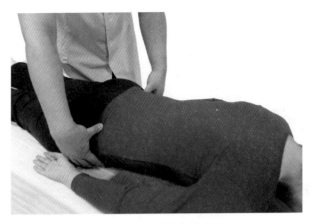

▲ 图 3-38　髂胫束压痛点

变，压痛点在髂后上棘的臀后线处；如为臀上皮神经内支支配区域，压痛点在靠近臀后线偏外部位。一般来说，髂后上棘压痛点与其他臀部压痛点相比较少出现（图 3-39）。

(11) 阔筋膜张肌压痛点：患者侧卧，患侧在上，检查者一手抬患肢使其充分外展，放松所有肌肉，另一手拇指在髂前上棘外缘与外方做表浅性滑动按压，可查得压痛点。

(12) 臀小肌压痛点：在检查阔筋膜张肌压痛点的基础上，检查者用另一手拇指在股骨大粗隆上方，向内下方向做深层滑动按压，可查得压痛点（图 3-40）。

(13) 臀中肌压痛点：在检查阔筋膜张肌压痛点的基础上，检查者用另一手的拇指在髋外侧髂嵴下方臀中肌附着处滑动按压，可查得压痛点。至于臀中肌内方与内下方的压痛点，应在俯卧位上另行检查，方能明确。

(14) 臀下神经压痛点：检查者用拇指向内向前横过神经支做表浅性滑动按压，可触及疼痛的细索状物，即为压痛点（图 3-41）。

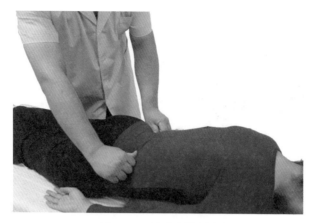

▲ 图3-39　髂后上棘压痛点

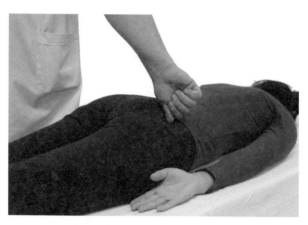

▲ 图3-40　臀小肌压痛点

　　(15) 坐骨神经梨状肌下口处压痛点：患者俯卧，检查者以拇指深压臀部坐骨神经部位，横过神经支做滑动按压可查得压痛点。一般在找到此压痛点后再找臀中肌坐骨大孔上缘、上方、内上缘、内上方等压痛点，比较容易定位（图3-42）。

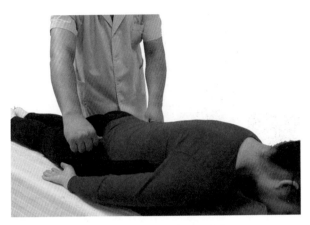

▲ 图 3-41 臀下神经压痛点

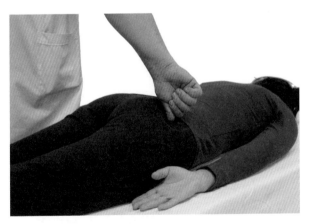

▲ 图 3-42 坐骨神经梨状肌下口处压痛点

(16) 臀上神经压痛点：患者俯卧，检查者拇指深压臀上神经部位，横过神经支滑动按压，可查得压痛点（图 3-43）。

(17) 骶尾骨下缘与股骨粗隆压痛点：患者俯卧，检查者以拇指分别针对骶尾骨下外缘与股骨臀粗隆肌肉附着处骨面做滑动按压，

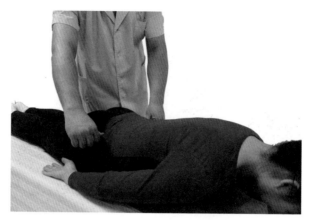

▲ 图3-43 臀上神经压痛点

可查得压痛点。

(18) 股内收肌群耻骨附着处压痛点：患者仰卧，两下肢髋膝关节屈曲，两足底对紧，两下肢相对外展，检查者两拇指分别先在两侧耻骨上支与耻骨结节肌附着处做滑动按压，以后在两侧耻骨下支肌附着处做滑动按压，最后在股骨内上髁肌附着处做滑动按压，可查得压痛点（图3-44和图3-45）。

(19) 耻骨联合附着处压痛点：患者俯卧，检查者用拇指在两侧耻骨联合与耻骨结节上缘骨面做滑动按压，可查得压痛点。

(20) 髂前下棘压痛点：检查者用拇指在髂前上棘下方一横指处做深层滑动按压，可查得压痛点。

7. 下肢压痛点检查

(1) 股骨臀肌粗隆压痛点：患者仰卧，下肢伸直，检查者拇指尖在股骨后方臀肌粗隆处做滑动按压，可查得压痛点。

(2) 股骨内上髁压痛点：患者仰卧，患肢伸直。检查者一手拇指

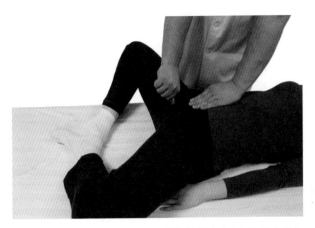

▲ 图 3-44　股内收肌群耻骨附着处压痛点（上支检查法）

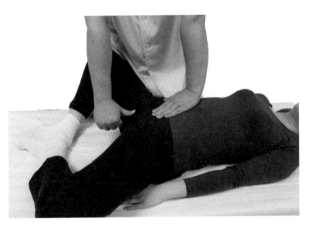

▲ 图 3-45　股内收肌群耻骨附着处压痛点（下支检查法）

尖在内侧膝关节间隙或其下前方部按压，引出剧痛后保持压力不变；再用另一手拇指尖针对股骨内上髁软组织附着处特别是在内收肌结节上按压，引出内上髁剧痛，可使内侧膝关节间隙或其下方部位的压痛立即消失；如果此时终止股骨内上髁的按压，则内侧膝关节间隙或其下方部位的压痛又会立即重演。通过上述检查，就可查得股骨内上髁的潜性或显性压痛点。

(3) 股骨外上髁压痛点：患者仰卧，患肢伸直。检查者一手拇指尖针对外侧膝关节间隙按压，引出剧痛后保持压力不变，再用另一手拇指尖在股骨外上髁软组织附着处按压引起外上髁剧痛，可使外侧膝关节间隙的压痛立即消失；如果此时终止股骨外上髁的按压，则外侧膝关节间隙压痛又会立即重演。通过上述检查，可查得股骨外上髁潜性或显性压痛点。

(4) 膝关节内侧或外侧间隙压痛点：患者仰卧，检查者一手拇指尖在压痛侧膝关节的内侧间隙或外侧间隙做上下滑动，其间再用另一手握住患者小腿，改换其体位由伸直变为屈曲，更易明确半月板所在关节间隙的解剖位置，此时引出膝关节内侧或外侧剧痛，可查得各处的压痛点，但此压痛点不受股骨内上髁或外上髁软组织损害性压痛点的传导影响。

(5) 髌下脂肪垫压痛点：检查者一手拇指、食指按压髌骨上缘，推向下方使髌骨尖向前突出，另一手拇指掌侧向上，指尖自髌骨下端后方骨面与髌骨下 1/2 段边缘，由后向前、由上向下做滑动按压，可查得压痛点（图 3-46 和图 3-47）。

(6) 胫骨粗隆压痛点：检查者用拇指尖滑动按压胫骨粗隆的髌韧带附着处，可查得压痛点。

(7) 胫骨骨干内侧或外侧压痛点：检查者用拇指尖在胫骨骨干内侧或外侧骨面的软组织附着处，自上而下滑动按压较大面积的病变部位，可查到压痛点。

(8) 腓骨骨干内侧或外侧压痛点：检查者拇指尖分别在腓骨骨干内侧或外侧骨面软组织附着处，自上而下滑动按压较大面积的病变

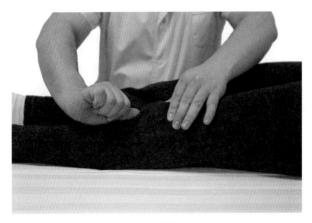

▲ 图 3-46　髌下脂肪垫压痛点（步骤 1）

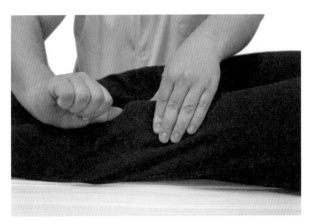

▲ 图 3-47　髌下脂肪垫压痛点（步骤 2）

部位，可查得压痛点。

　　(9) 踝前方关节囊压痛点：检查者拇指尖在踝关节前方从内踝处沿胫骨下关节面上方直至腓骨外踝关节面的关节囊附着处滑动按压，可查得压痛点。

(10) 内踝后下方压痛点：检查者用拇指尖嵌入内踝沟，自内踝后方、下方直至前方做滑动按压，可查得压痛点。

(11) 外踝后下方压痛点：检查者用拇指尖在外踝后下方软组织损害同时并存时，两者向下的传导痛可汇集于跟骨底中央部，引起跟底痛。

(12) 跗骨窦压痛点：检查者拇指尖从跗骨窦脂肪垫并向窦壁周围做深层滑动按压，可查得压痛点。

(13) 舟骨粗隆压痛点：检查者用拇指尖在舟骨粗隆的胫骨后肌附着处做滑动按压，可查得压痛点。

(14) 跟结节、跟腱滑囊、跟腱鞘和跟腱前脂肪垫压痛点：检查者用拇指尖沿跟腱后方直至跟结节附着处做滑动按压，可查得跟结节、跟腱滑囊和跟腱鞘的压痛点。检查跟腱前脂肪垫压痛点时，患者采取仰卧位或俯卧位，保持患侧下肢伸直，踝关节呈过度跖屈位，放松跟腱后再用拇指尖由跟腱前外方向踝后关节囊深压病变脂肪垫可查得压痛点。

三、进针刀前的准备

（一）患者的体位

针刀治疗时患者的体位是否适当，对正确选点、针刀手术的入路和操作及防止针刀意外情况发生等都很重要。对于病情较重、体质虚弱或精神紧张的患者，尤其要注意采取适当的体位。不适当的体位不利于正确的手术操作，患者常因移动体位而造成弯针、折针，甚至造成脏器损伤。因此适当体位的选择，应该本着有利于针刀手术操作和患者舒适自然、能较长时间保持稳定的原则。临床上针刀治疗时常用的体位主要有以下几种。

1. **仰卧位**

适用于头面、颈、胸、腹、髋、四肢前面和外侧等部位的病变。如颞下颌关节紊乱、胸锁乳突肌肌腱炎、腹外斜肌损伤、肱二头肌肌腱炎、股四头肌损伤、胫骨内髁炎等。治疗膝部病变时，腘窝处垫软垫，使膝关节稍呈屈曲位（图 3-48）。

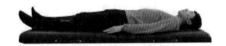

▲ 图 3-48　仰卧位

2. **俯卧位**

适用于枕部、颈项部、肩背部、腰臀部、大腿后部、腘窝、小腿后部、足跟等部位的病变。如颈椎病、菱形肌损伤、腰椎间盘突出症、臀中肌损伤、足跟痛等。治疗腰部病变时，腹下垫软垫（图 3-49）。

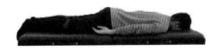

▲ 图 3-49　俯卧位

3. **侧卧位**

适用于肢体侧面部位的病变。如肩周炎、三角肌滑囊炎、髂胫束损伤等病变（图 3-50）。

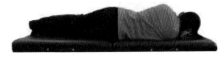

▲ 图 3-50　侧卧位

4. 坐位

适应于肩部、肘部、腕部、手掌等部位的病变。如肱骨外上髁炎、腕管综合征、屈指肌腱腱鞘炎等（图 3–51）。

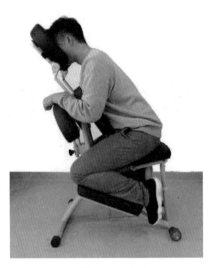

▲ 图3-51　坐位

（二）进针刀点的揣定

揣穴也可称之为触诊。《难经·七十八难》："知为针者信其左，不知为针者信其右"，即知晓针术的人重视押手的作用，不知晓针术的人只信赖刺手的作用，强调了揣穴的重要性。《灵枢·九针十二原》："右主推之，左主持而御之"，也强调了揣穴的重要性。"知为针者信其左"这一揣穴原则在针刀治疗中同样具有重要的指导意义，在保证针刀治疗安全性和有效性方面有着不可替代的作用。揣穴主要有两个方面的作用：第一，在定点后、开始治疗前再次确认病灶点位置；第二，通过揣按缩短皮肤定点与病灶的距离，并且将神经血管挤开以保证安全。

1. 单指揣定

用左手拇指定位后，用指尖按压。为了保护手指关节，可用食指中节指骨抵住拇指指间关节来增加拇指的稳定性，防止拇指指间关节扭伤。拇指指尖朝向疑似病灶位置按压，按压的同时在疑似病灶位置小幅度高频率轻轻滑动以摩擦病灶组织，这样更容易引出压痛。该方法一般用于人体较为平坦的部位，如颈部、背部、腰部等。如果患者体型肥胖或者病变位置层次很深，拇指难以触及病灶位置，可以用特制的点穴棒或者按摩棒代替手指进行触诊，方法与单指揣定方法一致。如在肋骨面上操作时，左手拇指按压确定肋骨骨面位置并固定，针刀刀口线紧贴左手拇指指甲面刺入，待抵达骨面后行针刀松解操作（图 3-52）。

2. 双指揣定

用左手拇指、食指捏持固定需针刀松解的疑似病理性反应物，如条索、硬结等，适用于危险部位的病理性反应物，或者容易移动

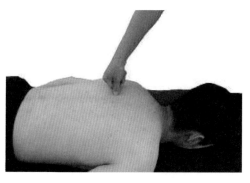

▲ 图 3-52　单指揣定

的病理反应物。如斜方肌中的条索结节常位于肺尖上方，且条索结节不容易固定，此时可用左手拇食指捏持固定容易活动的条索结节，右手持针刀准确刺入条索结节（图3-53）。

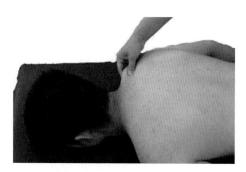

▲ 图3-53　双指揣定

3. 双指夹持棘突下压法

医者左手无名指与中指紧夹于定位椎体棘突（或棘突间隙）两侧，垂直下压，无名指与中指指尖外侧缘即为定位椎体关节突关节囊定点处，临床操作时针刀稍斜向内下与皮肤成75°~80°刺入3~5cm即到关节突关节囊。用于颈椎、胸椎、腰椎关节突关节囊松解时的准确定位。

4. 三指一线等距下压法

医者左手中指与食指紧夹于定位椎体棘突（或棘突间隙）两侧，垂直下压，同时拇指在与中指、食指同一水线上距食指外侧2.5cm处同时下压，食指外侧与拇指的中点即为关节突关节囊进针点，临床操作针刀稍斜向内下与皮肤成70°~80°刺入3~5cm即到关节突关节囊。用于胸椎、腰椎关节突关节囊松解时的准确定位，尤其是体态偏胖、脂肪较厚的患者。

5. 拇食指加持分压法

医者拇指与食指分夹于肋骨、喙突、条索结节处定位软组织两侧，向骨突方向下压，拇食指之间即为进针点，临床操作时针刀指向骨突或条索结节中心。用于肋骨、喙突、条索结节处松解时的准确定位。

6. 两指分张法

医者用拇指、食指用力向外分推劳损疏松的软组织使其位置相对固定，操作时针刀斜刺指向拇指、食指分张开的软组织。用于疏松的浅层软组织区片状粘连损伤代谢障碍，需浅层松解的，如腘窝区浅筋膜松解、腹壁肌损伤的松解。

（三）消毒与无菌操作

针刀治疗为有创操作，并且常在较深的组织中操作，如深部的肌、腱、骨膜，有时甚至深达关节腔、骨髓腔。因此在施术过程中，必须严格执行无菌操作要求。

1. 治疗室的消毒

针刀治疗的创口较一般外科手术创口小，时间短，感染概率相对较低。因此针刀治疗室的无菌要求一般低于外科手术室。针刀治疗室应当是独立的房间，相当于门诊手术室。治疗室内应保证无尘环境，地面和墙面应当容易清洁，治疗室内应具备紫外线消毒灯、治疗床、治疗椅、器皿柜、操作台、急救设备等器具，应保证空气流动和合适的室温。治疗室内应保持清洁干燥，地面和治疗床可淋洒 0.1% 次氯酸钠溶液。治疗床上的床单要经常换洗、消毒，最好使用一次性床单。每日中午和晚上应紫外线空气消毒两次，每次不低于 30 分钟，每日工作结束后彻底洗刷地面，每周大扫除1 次。

2. 治疗器械的消毒

针刀操作时需要用到的手术器械有针刀、手套、洞巾、纱布等，有条件者可选用一次性器械，如需重复使用器械，必须严格消毒灭菌，最可靠的消毒灭菌方式是高压蒸汽消毒法。这种方法可有效杀灭各种微生物，包括芽孢在内，适用于耐热的器械，如金属器械、辅料、棉球、布类等。将针刀等器械用纱布包扎，放在密闭的高压消毒锅内，1.2kg/cm^2、120℃下保持 30 分钟以上，即可达到消毒的目的。消过毒的器具一般应保存不超过 2 周，对于频繁开关的器械盒应当缩短消毒间隔。有条件者可选用针刀治疗包。

3. 医生和助手消毒

医生和助手治疗前必须洗手，先用肥皂充分洗刷手掌背面和指甲缝，用清水洗净后，用 75% 酒精棉球涂擦全手。操作时医生和助手必须戴无菌橡胶手套，同时应戴上消毒口罩和帽子，穿上隔离衣，助手递消毒巾及针刀时均应用无菌镊子钳夹，切记勿使器械污染（图3-54）。

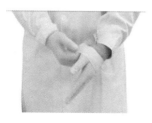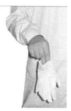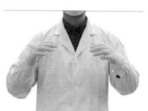

▲ 图3-54　戴无菌手套

4. 患者施术部位消毒

(1) 术前皮肤准备：针刀治疗虽然伤口很小，但术前的皮肤准备不可忽视。这些准备是为了给针刀治疗创造更好的条件，使定点清晰可见，便于操作。术前应当洗澡，清洁全身，因为针刀术后 3 天伤口不能沾水，否则容易发生感染。如果皮肤表面有贴服膏药的残留物应在治疗前清除干净。在长有毛发的部位（如枕部、会阴等）做针刀治疗时，应将毛发剃短，以不影响针刀治疗为度。

(2) 皮肤消毒：一般标记治疗点以后，用碘伏棉球涂擦治疗点局部皮肤。应从中心点向外绕圈擦拭 2 遍，由内向外擦拭，且不留空隙，擦拭范围半径不低于 10cm，不可重复。或者由中心线起以平行方式消毒，仍然不可留有空隙。消毒棉球应当特制。棉球要比普通注射用棉球大，一个棉球应该能够完成整个面积的消毒。消毒面积虽然不大，但对某些部位的消毒提出特别要求。在颈枕部，因为有毛发的存在，要求发际部分要消毒彻底，可以多消一遍。在会阴部，尤其是肛门附近，要求面积足够大，消毒要严格，保证消毒彻底，达到无菌的要求。关节处消毒时一定要照顾到关节前后或左右，因为在做针刀治疗时有时要用一手把持关节部。在手指和脚趾部，要求掌面和背面各指、趾全部消毒。指蹼部、指甲部的消毒更要彻底。因为有时在针刀治疗中要屈伸关节，观察确定病变部位、大小及治疗效果等，如果消毒面积不够将无法检查（图 3-55）。

(3) 铺无菌巾：铺无菌巾的目的是保证针刀治疗点充分暴露，又要与相邻部位的皮肤严格隔离，以防针刀治疗点区域被污染。由于针刀治疗点区域可能很小，也可能很大，因此铺无菌巾也应该区别对待。对于数量较少且相对集中的治疗点，可铺圆形或长方形的无菌巾。无菌巾的洞应该大小合适，一定要小于消毒面积，而且铺后

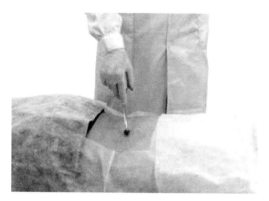

▲ 图 3-55　皮肤消毒

的洞巾不得移动，以保证创口不被污染。

5. **术中无菌操作**

医生和护士均应严格执行无菌操作原则。医生洗手后不能接触未经消毒的物品，护士不可在治疗医生的背后传递针刀和其他用具。一支针刀只能在一个治疗点使用，一般不可在多个治疗点使用同一支针刀，以防感染。治疗结束后，迅速用无菌敷料覆盖伤口，若同一部位有多个伤口，可用无菌纱布覆盖包扎。嘱患者 3 天内伤口不可沾水（图 3-56）。

（四）麻醉方法

针刀治疗前实施麻醉的作用是消除或减轻患者疼痛和不适感，以确保针刀治疗操作能够安全顺利地进行。麻醉前必须对患者身体情况做较全面的了解，对患者的重要脏器功能做出判断，还要根据患者的病情和施术部位选择合适的麻醉方法。大部分针刀治疗只要局部浸润麻醉即可。

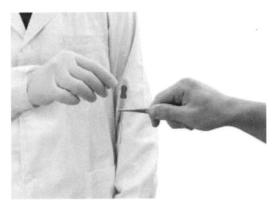

▲ 图 3-56　术中无菌操作

1. 操作方法

针刀操作中以局部浸润麻醉较为常见，一般将 2% 利多卡因稀释为 0.5%～1%。一次治疗总量不超过 400mg，一般在 200mg 以内。治疗点消毒后，选取合适的皮内注射针吸取局麻药液，刺入皮肤直达病灶部位，回抽注射器确认无血无液呈负压状态方可注药，注药 1ml。然后上提注射器使针头后退 3cm，再次回抽注射器确认无血无液呈负压状态，再次注药 1ml。如此边退针边注药直至皮下。每次注药前均要求回抽注射器，确认无血无液呈负压状态方可注射药物，否则局麻药入血容易引起中毒甚至危及生命。

2. 注意事项

正常用量的局麻药，经体内代谢后不会引起全身反应。如果局麻药用量过大，浓度过高，特别是误入血管后会出现以心血管和中枢神经系统为主的多种不良反应。患者患有低蛋白血症、肝肾功能障碍时，短时间多次给药容易发生中毒反应。中毒反应主要表现为中枢神经症状和心血管症状。中枢神经系统的症状表现为眩晕、烦躁、肌肉震颤，甚至神智错乱、惊厥、呼吸麻痹等表现。心血管系统症状表现为心肌兴奋性降低、心率减慢、血压下降、传导阻滞，甚至心跳停止。局麻药发生中毒的主要原因是血管内注药或者短时间内大量用药使血中局麻药的浓度超过阈剂量所致。因此在麻醉时确保不注入血管和控制药物总量是预防中毒的根本。合理选择局麻药及其浓度，既可以保证局麻效果，又可以减少局麻药用量，从而降低中毒反应的发生率。

四、针刀刀法基本操作技术

针刀刺入方法指在进针刀点消毒和麻醉以后，将针刀由进针刀点位置刺入目标位置的方法。

（一）持针刀方法

正确的针刀握持方法是针刀操作准确的重要保证。针刀在人体内可以根据治疗需求随时转动方向，而且对各种疾病的治疗刺入深度都有不同的规定，因此一般要求施术者能够掌握针刀方向和控制刺入的深度。

1. 单手持针刀方法

术者右手食指和拇指捏住针刀柄，因为针刀柄呈扁平状且和针刀刃在同一平面上，针刀柄的方向即是刀口线的方向，所以拇指和食指可控制刀口线的方向。术者中指置于针刀体的中上部位，托住针刀体，如果把针刀总体作为一个杠杆，中指就是杠杆的支点，便于针刀体根据治疗需要改变进针刀角度。小指置于施术部位的皮肤上，作为针刀刺入时的支撑点，以控制针刀刺入的深度。在针刀刺入皮肤的瞬间，无名指和小指的支撑力和拇指、食指的刺入力的方向是相反的，以防止针刀在刺入皮肤的瞬间，因针刀刺入的惯性作用而刺入过深。具体可分为三指持针刀法和四指持针刀法。三指持针刀法多用于较短的针刀，医生用拇指、食指持针柄，中指抵针身，小指抵于施术区皮肤以控制针刀进入人体的深度。四指持针刀法多用于较长的针刀，医者用拇指、食指持针柄，中指、无名指抵针身，小指抵于施术区皮肤以控制针刀进入人体的深度（图 3-57）。

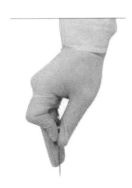

▲ 图 3-57　单手持针刀方法

2. 双手持针刀方法

双手持针刀方法适用于使用长型号针刀刺入较深部位时，其基本握持方法和前者相同，只是要用左手拇指、食指捏紧针刀体下部。一方面起扶持作用，另一方面起控制作用，防止在右手用力刺入时，由于针刀体过长而发生弓形变，引起进针刀方向改变（图 3-58）。

以上两种方法是握持针刀的基本方法，适用于大部分针刀治疗。治疗特殊部位时，根据具体情况持针方法也应有所变化。

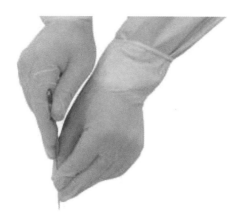

▲ 图3-58 双手持针刀方法

（二）进针刀四步规程

1. 定点

定点即确定进针刀点，在进针刀部位用定点笔标记。治疗时针刀要刺穿皮肤到达目标位置，因此要选择最佳的进针刀点。要求进针刀点与目标位置的距离尽可能短，同时进针刀路径要避开神经血管等重要组织。准确定点是基于对病因病理的精确诊断，对进针刀部位解剖结构立体、微观的掌握，定点的正确与否直接关系到治疗效果（图3-59）。

一般情况下，定点位于病变部位的体表投影处，如针刀治疗肌筋膜触发点病变可定点在触发点的体表投影处。但也有少数例外，如针刀治疗第三腰椎横突综合征，即可定点于第三腰椎横突尖在后背的体表投影处，也可以在竖脊肌外侧边缘触及第三腰椎横突尖处定点。因为在竖脊肌外侧缘可将竖脊肌向内侧推，缩短进针刀深度。

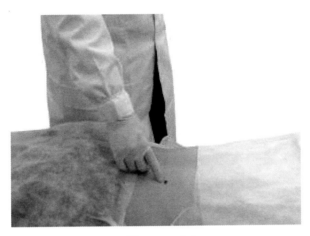

▲ 图 3-59　定点

2. 定向

定向是指在定点以后和进针刀以前，确定针刀刀口线和针刀体的方向。定向是在精确掌握进针刀部位结构的前提下，采取适当的手术入路，有效避开重要的神经、血管和脏器，确保手术安全（图 3-60）。

定向一方面是使刀口线尽可能和人体重要血管、神经及肌肉纤维等走向平行，以尽可能减小不必要的损伤。如在针刀松解颈椎关节突关节囊时，定点于关节囊在颈后部的体表投影点，刀口线的方向斜向外上方 45°，因为这与该部位的神经和血管方向一致。另一方面是使针刀体和人体结构呈一定角度，一般情况下针刀体方向与定点部位的皮肤垂直，少数情况例外。如针刀松解枕下部肌肉附着点时，针刀体的方向并不是与局部皮面垂直而是与枕下部的骨面垂直，这样有利于防止针刀滑入枕骨大孔发生危险。

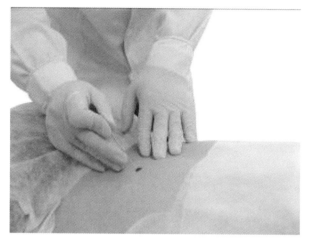

▲ 图3-60 定向

3. 加压分离

进针刀之前以左手拇指下压进针刀点皮肤，同时横向微微拨动，使重要血管、神经在挤压的作用下尽可能地被分离在指腹一侧，同时尽可能缩短进针刀点与目标之间的距离。此时右手持针刀紧贴左手拇指甲缘刺入。加压分离是在浅层部位有效避开神经、血管的一种方法（图3-61）。

4. 刺入

在加压分离的基础上，右手持针刀快速、小幅度地用力下压，使针刀瞬间穿过皮肤。穿透皮肤以后，缓慢推进针刀至目标位置，在推进过程中不断轻轻左右抖动针刀，使之尽可能避开神经血管。然后在目标位置根据需要进行治疗。刺入时应防止针刀刺入过深而损伤深部重要神经、血管和脏器，或超过病灶而损伤到健康组织（图3-61）。

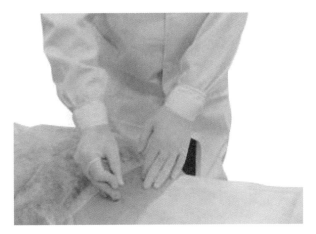

▲ 图 3-61　加压分离和刺入

（三）针刀的手术入路

针刀的手术入路是指将针由体外经皮肤、皮下组织、筋膜、肌肉等层次刺入并达到目标位置的方法。针刀直径较粗，通常在 0.4～1.0mm，且前端有平刃，因此软组织松解针对性较强，而松解效果与组织创伤成正比，所以针刀刺入时形成的组织创伤也较大。另一方面，定位准确与否是针刀治疗取得效果的关键因素。所以要达到既安全又有效的要求，就必须有一套科学的进针方法。

1. 一般手术入路

一般手术入路的原则是避开血管和神经。定点、定向、加压分离、刺入这四步规程是治疗慢性软组织疾病普遍使用的手术入路方法。定好点后，将针刀刀锋端放置在进针点后（刀口线和施术部位的神经、血管走行方向平行，若无神经、血管应与肌肉纤维的走行方向平行），以辅助手的拇指尖端在进针点用力下压，由于神经和血管在活体组织中有一定的活动度，因此当指尖下压时，走行于其下方的神经、血管将向两侧移位，此时再将针刀快速刺入皮肤，进入体内，按压手仍保持按压状态，持针手持住针柄，边抖动边下压针身使针刀缓慢深入，做到边探索边进针，切忌鲁莽进针。活体组织中的神经、血管对于异物的直接刺激有应激性的躲避反应，因此在这种探索式的进针方式下，万一刀锋端碰触到神经、血管，后者也可以借助这种躲避反应避开刀锋从而避免受到损害。我们将这一基本方法称为"手术入路1"。

2. 以骨性标志为依据的手术入路

骨性标志是指可以用手或针刀在人体体表或体内精确触知的骨性标志，如喙突、桡骨茎突、关节突、横突、肋骨等。依据这些骨性标志，除了具有定位意义外，也是进针的重要参考。以骨性标志为依据的进针方法原则是针刀不离骨面以保证操作安全。在非直视的情况下，我们无法直接看到体内的神经和血管等重要组织，有时也无法判断针刃在体内的确切位置，这就给针刀治疗带来了安全隐患，但是仍然可以通过某些方法规避上述风险，如以骨性标志为依据进针，移动针刃位置时针刃始终不离骨面，以骨面为导航引导针刃的移动。这种方法的优点为：①有骨性标志为依据，可以有效避免损伤神经和血管。骨性标志可以在体表精确触知，或者在体内用针刀精确触知，而一般骨性标志和神经血管的相对位置是固定的，这有利于避开神经和血管。②有骨性标志为依据可以精确判断针刃在体内的位置，不至于造成因位置不清而引起的意外，如针刃始终不离开肋骨骨面则可有效避免气胸（图3-62）。

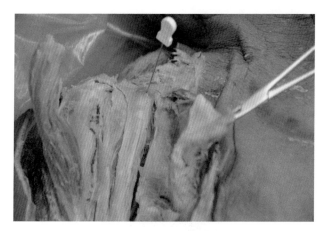

▲ 图 3-62　以骨性标志为依据的手术入路

（1）按骨突标志的手术入路：骨突一般都是肌肉和韧带的起止点，也是慢性软组织损伤的好发部位。如果是骨突处附着的软组织（肌腱或韧带）病变，则按手术入路 1 刺入后直达骨面，然后再将刀锋移至肌腱或韧带附着处行点状切割松解。如果是腱鞘病变，则按腱鞘炎的手术入路和治疗方法。如果是骨突周围的滑囊病变，则根据滑囊的立体定位，先按手术入路 1 刺入穿过滑囊，刀锋到达滑囊对侧的内侧壁，即靠近骨的一侧滑囊的内壁进行十字型切开。

腕横韧带的附着点为手舟骨结节、豌豆骨、大多角骨和钩骨钩。针刀松解腕横韧带治疗腕管综合征时，以上述四个骨性标志为依据切开腕横韧带的附着点（图 3-63）。

腕管有 9 条肌腱及神经和动静脉通过，掌面有腕横韧带覆盖，且腕横韧带厚而坚韧。要想把腕横韧带松开，消除患者的临床症状，而又不破坏腕横韧带的完整性，保持其对屈肌腱的支持功能，同时

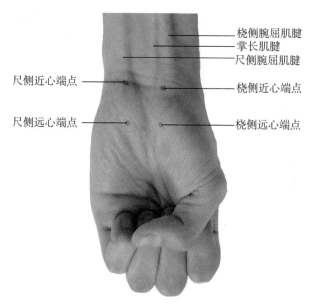

桡侧腕屈肌腱
掌长肌腱
尺侧腕屈肌腱

尺侧近心端点

桡侧近心端点

尺侧远心端点

桡侧远心端点

▲ 图3-63　治疗腕管综合征的手术入路

还要做到手术安全，这就要采取特殊的手术入路方法。令患者用力握拳屈腕，腕部有三条肌腱隆起，桡侧的一条就是桡侧腕屈肌腱，尺侧的一条为尺侧屈腕肌腱，这两条肌腱的内侧缘和远侧腕横纹的两个交点，正是腕横韧带近侧边缘的两端。沿着桡侧和尺侧腕屈肌腱内侧缘和远侧腕横纹的两个交点向远端移 2.5cm 左右，就是腕横韧带远侧边缘两端的内侧。这 4 点即为针刀治疗腕管综合征的 4 个进针点，分别称为桡侧近心端点和尺侧近心端点、桡侧远心端点和尺侧远心端点，此 4 点分别为手舟骨结节、豌豆骨体表投影处、大多角骨体表投影处和钩骨钩体表投影。进针时以辅助手拇指按在进针点处，使针刀垂直于进针点皮肤表面，针刃与上肢纵轴平行，使针尖快速穿过皮肤、掌腱膜等组织到达腕横韧带在上述 4 块骨的附着点处。因为在豌豆骨桡侧缘有尺神经和尺动脉紧贴尺侧腕屈肌腱走行，而在桡侧进针点则有桡动脉的掌浅弓分支走行，因此操作时动作要轻柔，先试探后切割，并密切注意患者的反应。另外操作时应避免使针刀进入腕管（图 3-64 至图 3-66）。

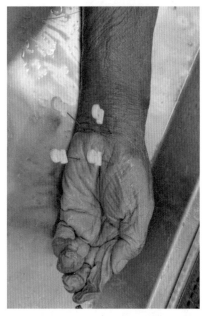

▲ 图 3-64　松解层次一：针刀刺入皮肤层

(2) 按肋骨标志手术入路：在治疗胸背部疾病的时候，肋骨虽潜藏于肌肉内，但在针刀刺入浅层以后即达到肋骨平面，此时以肋骨为依据，当胸部慢性软组织损伤疾病不在肋骨表面以上而在肋骨上下缘时，让针刀先刺到病变部位最靠近肋骨上或肋骨边缘，然后再移动针刀到病变部位，这样术者心中有数，能很好掌握深度，也不会使针刀失控而刺入胸腔。

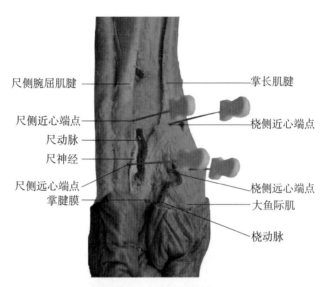

尺侧腕屈肌腱

掌长肌腱

尺侧近心端点

桡侧近心端点

尺动脉

尺神经

尺侧远心端点

桡侧远心端点

掌腱膜

大鱼际肌

桡动脉

▲ 图 3-65　松解层次二：针刀穿过皮肤进入掌浅横韧带

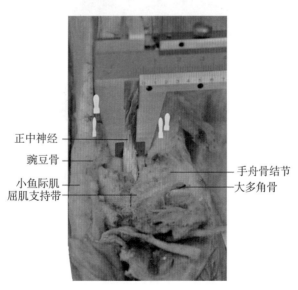

正中神经

豌豆骨

小鱼际肌

屈肌支持带

手舟骨结节

大多角骨

▲ 图 3-66　松解层次三：针刀切割腕横韧带

(3) 以横突为依据的手术入路：在治疗颈、胸、腰部慢性软组织损伤疾病时，以横突为依据，当针刀到达横突后，再移动针刀到病变组织部位进行治疗。这样可以做到心中有数，易掌握深度，而不会使针刀刺入胸腔、腹腔，也不会损伤颈椎横突前方的重要组织。注意，治疗脊柱附近的软组织损伤疾病时都从背侧入路，不可从前方入路（图 3-67）。

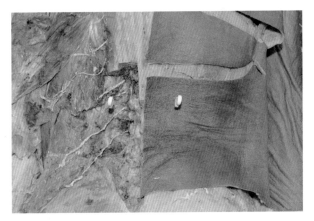

▲ 图 3-67　以横突为标志的手术入路

(4) 以关节突关节为依据的手术入路：治疗颈腰椎病有时需要松解关节囊，应以关节突关节为依据进针。此时必须清楚地了解关节突关节的体表投影。颈椎椎间关节即关节突关节，由上位颈椎的下关节突与下位颈椎的上关节突构成，关节面较平，上关节突朝向后上，下关节突朝向前下，其角度接近水平位。$C_{1\sim2}$ 关节突关节位于 C_2 棘突上缘水平线，其他的颈椎关节突关节位于相应下位颈椎的棘突水平线，如 $C_{2\sim3}$ 关节突关节位于 C_3 棘突水平线。颈椎关节突的内侧缘距正中线 1.5cm，外侧缘距正中线 2.5cm，宽度约 1cm。腰椎关节突关节位于相应上位椎体棘突水平，呈垂直纵向方向，距正中线距离约为 1.5cm。进针时先按照关节突关节在体表的投影区确定进针点，快速将针刺入皮肤，然后探索、摆动、缓慢进针，边进针边寻找骨性组织，到达骨性组织后，边下切边探索寻找关节间隙，颈椎关节突关节的关节间隙为水平位，腰椎关节突关节的关节间隙为垂直位，找到关节间隙后松解关节囊（图 3-68）。

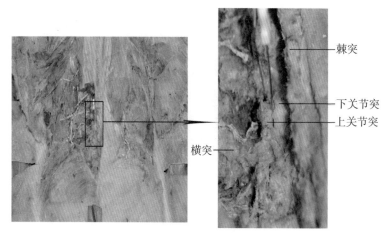

棘突

下关节突
上关节突

横突

▲ 图 3-68　以关节突关节为依据的手术入路

3. 以腱性标志为依据的手术入路

此种进针方法用于松解浅表的韧带及肌腱，以直接减低其张力以达到治疗目的。进针时根据治疗目的，术者用手触清目标肌腱或韧带以确定进针点。进针时，使针尖快速刺入皮肤直达肌腱或韧带表面，此时手下有坚韧的阻力感，然后按照治疗目的进行操作，如尖足畸形的脑瘫患者，松解跟腱可以有效地使其尖足畸形得到矫正。进针时要根据治疗目的设定切割的部位、方式及程度（如松解跟腱要呈 Z 形）。首先术者用手触摸目标肌腱或韧带，确定进针点。进针时使针尖快速刺入皮肤直达肌腱或韧带表面（手下有坚韧的阻力感），然后按照治疗设计对肌腱或韧带进行切割松解，特别要注意的是对肌腱或韧带的松解量要本着宁少勿多的原则，不可一次松解量过大，以免造成医源性伤害，可以分次少量松解，依术后病情变化决定后续治疗方案（图 3-69）。

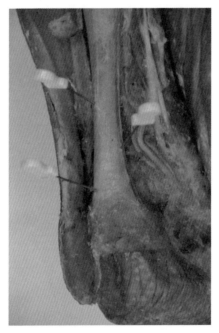

▲ 图 3-69　以韧带、肌腱结构为依据的手术入路

4. 以肌附着点为依据的手术入路

此种入路方法的原则是在骨缘松解肌附着点，刀锋不离骨面，术后充分压迫止血，用于肌与骨连接处的松解。在人体结构中，有

些肌肉与骨的连接并不是以肌腱的形式，而是直接以肌纤维连接至骨，松解肌与骨的连接处可以降低肌肉的张力，有利于与目标肌肉张力过高有关疾病的康复（头半棘肌在枕骨上附着处的松解等）。松解肌的附着点还可以治疗此处肌止点的损伤。

进针时，首先找到与肌相连接的骨性标志，确定肌的附着区域为进针点，刀缝到达骨面后，轻提针刀至肌层表面，切割肌止点数次（依部位及病情而定），注意控制深度，刀锋不离骨面，同时由于肌组织中血管丰富，术后要注意充分压迫止血。肌与骨骼的附着点经常是劳损点，也是针刀治疗的松解点（图3-70）。

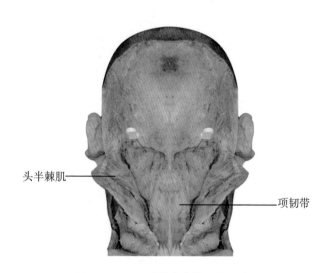

头半棘肌

项韧带

▲ 图3-70　以肌附着点为依据的手术入路

5. 以组织层次为依据的手术入路

人体不同部位组织厚度差异很大，需要针刀松解的组织层次深浅不一，针刀穿过不同组织时医生手下感觉也不一样，因此对于组织层次应该有清楚的把握。

如屈指肌腱鞘位置表浅，而且需要切开松解的是腱鞘而不是肌腱。手术入路原则是有效切开腱鞘，避免损伤肌腱。进刀按手术入路 1 的方法刺入，以右手拇、食指捏持针柄，左手拇指尖掐按定点处以固定进针点组织。使刀口线与肌腱纵轴平行，使针尖快速穿过皮肤，保持针体与皮肤表面垂直，缓慢探索进针，针尖穿过腱鞘时可有落空感，继续进针达肌腱时针下可有针尖碰触坚韧组织的感觉，令患者屈伸患指，术者可感觉到针尖与运动的肌腱之间所产生的摩擦感（如果患者屈伸患指时带动针刀移动，说明针刀尖部已进入肌腱组织，需稍提起针刀），此时停止进针（不可穿透肌腱）。在此位置轻提针刀至腱鞘表面，依定点标志行腱鞘切开，针下有松动感时说明已达到松解目的。手术全过程中必须始终保持刀口线与患指纵轴平行，禁止调转刀口线以避免横断肌腱，如治疗腱鞘炎的手术入路——屈指肌腱鞘炎的手术入路（图 3-71）。

对于深层组织，首先要找准深层组织的体表投影，然后找准病变位置，并搞清覆盖于病变组织上的神经、血管、肌肉、韧带等各种组织的解剖层次，以浅层组织为依据，按一般方法刺入，到达病变部位以后，根据治疗目的决定是否掉转针刃，原则是保持刀口线与神经血管的走向相一致，然后再进行各种治疗手术。

如果松解目标在深层，而浅层组织又比较松弛，则可以用手法推开浅层组织，直接进入深层手术入路。如治疗肱桡关节滑囊炎时，因肱桡关节滑囊位于肱桡肌上端深面，且深层尚有诸多神经、血管，为了能够保证手术安全进行，用手法将肱桡肌扒开，左手拇指下压将深层的神经、血管分开，推挤到两侧，针刀紧贴左手拇指甲刺入，这样针刀可以穿过皮肤到达肱二头肌止腱，穿过肱二头肌止腱即达

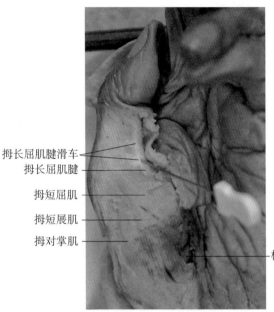

拇长屈肌腱滑车
拇长屈肌腱
拇短屈肌
拇短展肌
拇对掌肌

桡动脉浅支

▲ 图3-71　治疗腱鞘疾病的手术入路

肱桡关节滑囊，再进行治疗。

以上叙述了5种基本的手术入路，涵盖了大多数疾病的针刀治疗，当然，在具体疾病的治疗时，还会有更加具体、详细的手术入路。另外，有些疑难疾病还有其特殊的手术入路。随着针刀临床技术的发展，还会不断地对进针方法进行补充。

（四）常用针刀刀法的手术操作

针刀刀法是指针刀手术操作过程中，针刀的针刃和针体作用于病灶组织，根据不同的治疗目的，采用不同的刀法术式，具体实施治疗的操作方法。因此，它是针刀基本操作技术的核心部分，也是保证手术安全和取得疗效的根本手段。常用的操作方法有以下几种。

1. **神经触激法**

适用于神经病变，刀口线和神经纵轴平行，针刀刺入直达神经干表面并触激神经，患者出现放电感即止，不可损伤神经（图 3-72）。

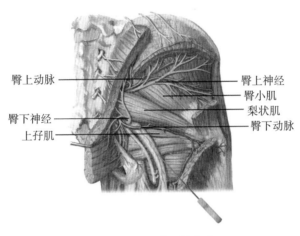

臀上动脉 —————

臀下神经 —————
上孖肌 —————

————— 臀上神经
————— 臀小肌
————— 梨状肌
————— 臀下动脉

▲ 图 3-72　神经触激法

2. **锐性松解法**

(1) 纵行疏通剥离法：适用于粘连瘢痕发生在肌腱与骨面、韧带与骨面附着点或肌筋膜。刀口线与治疗部位神经、血管等走向平行，刺入皮肤达病变组织后，刀口线方向与肌纤维、韧带走向一致，纵行纵向（沿刀口线方向）或纵行横向（平行于刀口线方向）切割病变软组织的方法为纵行疏通剥离法。此法是松解粘连瘢痕组织的基本方法，具有创伤小、松解彻底的特点，但对大范围粘连松解不完全，可用于身体大部分部位，尤其是跟腱等不能过多损伤的部位（图 3-73）。

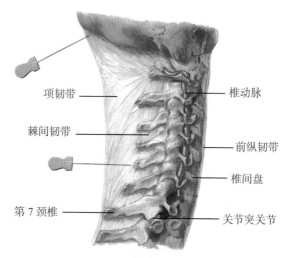

项韧带

棘间韧带

第 7 颈椎

椎动脉

前纵韧带

椎间盘

关节突关节

▲ 图 3-73　纵行疏通剥离法

(2) 横行剥离法：适用于粘连瘢痕发生在肌腱与骨面、韧带与骨面附着点或肌筋膜。针刀刀口线与肌肉、韧带或肌筋膜走向平行，快速刺入皮肤直达病变组织后，调转刀口线 90°，使其垂直于病变组织肌纤维、韧带方向，横行横向（沿刀口线方向）或横行纵向（平行于刀口线方向）切割病变软组织。此法是将粘连瘢痕组织进行横行疏通切开的基本剥离方法。该法松解范围较纵行疏通剥离大，松解比较彻底，但对肌纤维的创伤较大，也容易损伤神经和血管，可用于肌肉比较丰厚的部位，如臀部病变的治疗，一般和纵行疏通剥离法结合使用（图 3-74）。

(3) 横行铲剥法：适用于肌肉、韧带和骨面发生粘连时。刀口线和肌肉、韧带走向一致刺入患处，当刀口接触骨面时做与肌肉、韧带走行方向垂直的铲剥，将粘连在骨面上的肌肉、韧带从骨面上铲起，当觉得针下有松动感时即出针（图 3-75）。

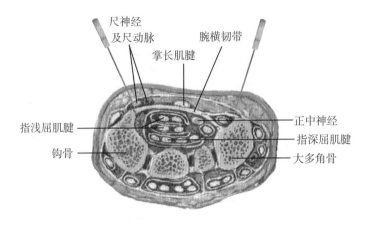

▲ 图 3-74　横行剥离法

尺神经及尺动脉

掌长肌腱

腕横韧带

指浅屈肌腱

钩骨

正中神经

指深屈肌腱

大多角骨

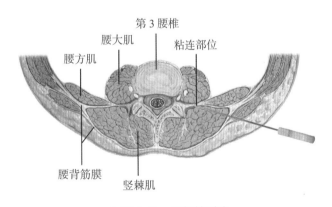

▲ 图 3-75　横行铲剥法

第 3 腰椎

腰大肌

粘连部位

腰方肌

腰背筋膜

竖棘肌

(4) 切开剥离法：当几种软组织（肌肉与韧带、韧带与韧带之间）因损伤互相粘连时，或因血肿机化后形成包块，或软组织变硬形成条索等，行针刀治疗时，将刀口线和肌肉、韧带走行方向一致刺入患处，刀刃达病变处时将粘连或瘢痕切开（图 3-76）。

(5) 切割肌纤维法：适用于肌纤维挛缩引起的疼痛和功能障碍。

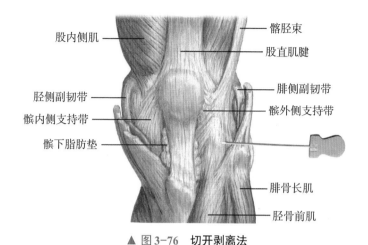

股内侧肌

髂胫束

股直肌腱

胫侧副韧带

腓侧副韧带

髌内侧支持带

髌外侧支持带

髌下脂肪垫

腓骨长肌

胫骨前肌

▲ 图 3-76　切开剥离法

刀口线与肌纤维走向平行，快速刺入皮肤，直达挛缩的肌纤维处，调整刀口线与肌纤维成 45°，切割少量肌纤维。此法可用于四肢腰背部肌肉纤维挛缩所引起的疼痛伴功能障碍的疾病（图 3-77）。

(6) 切开腱鞘减张法：适用于狭窄性腱鞘炎出现顽固性疼痛和关节活动功能障碍时，刀口线与肌腱走向平行，快速刺入皮肤，直达腱鞘硬结处，纵行切开部分狭窄的腱鞘，使受卡压及粘连的肌腱得以减张减压，滑液得以正常润滑（图 3-78）。

(7) 切开骨纤维管减压法：适用于神经在骨性纤维管处受卡压时。刀口线与神经走向平行，快速刺入皮肤后直达骨性纤维管，在神经的旁侧将骨性纤维管横韧带部分切开，解除局部的高张力，缓解疼痛。此法以不损伤神经血管为度（图 3-79）。

(8) 切开引流法：适用于滑液囊、关节囊等囊腔内有较多炎性积液并呈高张力状态引起的严重休息痛，或表皮囊肿。避开神经血管，快速刺入皮肤后到达有积液的囊腔，行十字切开，使液体在周围组

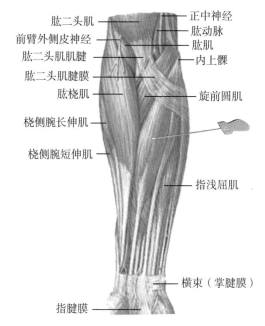

肱二头肌

前臂外侧皮神经

肱二头肌肌腱

肱二头肌腱膜

肱桡肌

桡侧腕长伸肌

桡侧腕短伸肌

正中神经

肱动脉

肱肌

内上髁

旋前圆肌

指浅屈肌

横束（掌腱膜）

指腱膜

▲ 图 3-77　切割肌纤维法

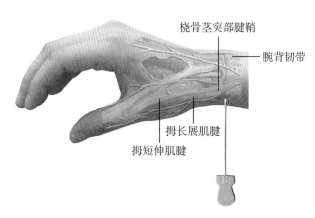

桡骨茎突部腱鞘

腕背韧带

拇长展肌腱

拇短伸肌腱

▲ 图 3-78　切开腱鞘减张法

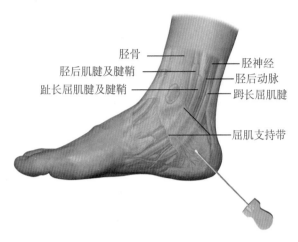

▲ 图3-79　切开骨纤维管减压法

织中吸收以达到治疗目的；或在囊肿表面行十字或井字切开，使囊液流出。此法多用于关节囊及关节表面囊肿的切开引流，如肩关节、膝关节滑囊、关节囊肿的治疗（图3-80）。

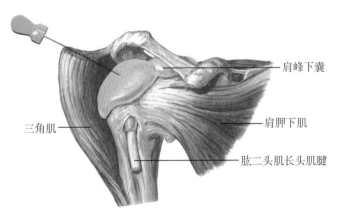

▲ 图3-80　切开引流法

(9) 切割挛缩延长法：适用于挛缩的肌肉、肌腱、韧带等软组织。刀口线与神经血管走向平行，快速刺入皮肤后，对挛缩组织进行切开或剥离，使短缩的组织放松和延长。可用于跟腱挛缩（图3–81）。

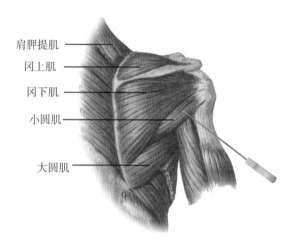

肩胛提肌

冈上肌

冈下肌

小圆肌

大圆肌

▲ 图 3-81　切割挛缩延长法

(10) 松解瘢痕法：瘢痕质地坚韧，若瘢痕在腱鞘壁或肌肉附着点处和肌腹处时，用针刀先沿软组织的纵轴切开数次，然后在切开处反复疏剥 2~3 次，刀下有柔韧感时，说明瘢痕已碎，出针（图3–82）。

(11) 铲磨削平法：骨刺长于关节边缘、关节周围，因附着在骨面的软组织损伤后挛缩、牵拉日久而发生的增生现象。治疗时，应将针刀刀口线与骨刺纵轴垂直，针体垂直骨面刺入，刀刃接触骨面后把附着在骨刺尖部紧张、挛缩的软组织切断，消除其拉应力，并把骨刺尖部的瘢痕组织铲掉使锐边磨平（图 3–83）。

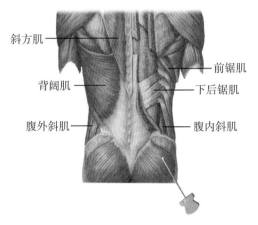

斜方肌

前锯肌

背阔肌

下后锯肌

腹外斜肌

腹内斜肌

▲ 图 3-82　松解瘢痕法

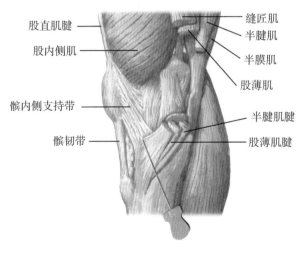

股直肌腱

缝匠肌

半腱肌

股内侧肌

半膜肌

股薄肌

髌内侧支持带

半腱肌腱

髌韧带

股薄肌腱

▲ 图 3-83　铲磨削平法

3. 钝性松解

(1) 纵行摆动松解法：适用于行疏通剥离法后需进一步减轻病灶周围肌痉挛或肌紧张状态时。刀口线和肌肉、韧带走向平行，沿刀口线方向摆动针柄，通过针体牵拉组织使之松解。此法对于不同层次的粘连具有较好的松解作用，但在粘连范围较大、程度较严重时松解不彻底，为纵行疏通剥离法的辅助方法，一般不单独使用。同时该法不易损伤神经、血管及肌纤维，适用于肌肉层次丰富的部位，如臀部、项部等（图 3-84）。

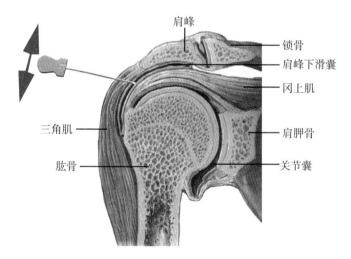

肩峰

锁骨

肩峰下滑囊

冈上肌

三角肌

肩胛骨

肱骨

关节囊

▲ 图 3-84　纵行摆动松解法

(2) 横行摆动松解法：适用于行疏通剥离法后需进一步减轻病灶周围肌痉挛或肌紧张状态时。针刀刀口线和肌肉、韧带走向平行，沿与刀口线垂直方向摆动针柄，通过针体牵拉组织使之松解。此法为横行疏通剥离法的辅助方法，松解程度较纵行摆动松解法彻底，与横行疏通剥离法合用，对于不同层次的粘连具有很好的松解作用，适用于肌肉层次比较多的部位，安全性大（图 3-85）。

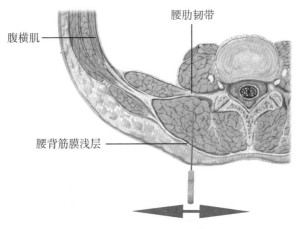

腰肋韧带

腹横肌

腰背筋膜浅层

▲ 图 3-85　横行摆动松解法

4. 扇形剥离法

适用于相邻组织平面之间发生大面积粘连瘢痕者。刀口线与肌肉韧带走向平行，快速刺入皮肤后，缓慢推进直达病变组织处，在相邻组织之间进行扇形切开摆动分离治疗。该法常用于两个相邻组织平面分离治疗，如肌肉与韧带粘连、韧带与韧带粘连或膝关节髌韧带与脂肪垫大片粘连处。该法操作幅度大，松解彻底，适用于肌肉肌腱粘连较严重的部位（图 3-86）。

（五）针刀操作的角度和深度

针刀操作的角度是针刀治疗过程中保证安全和取得疗效的关键，精准的针刀方向可以"刀至病所"，取得明显疗效而不伤及治疗局部

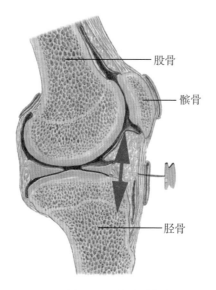

股骨

髌骨

胫骨

▲ 图 3-86　扇形剥离法

其他脏器及血管神经，针刀方向错了，安全性和疗效便成为一句空话。因此，在进行针刀治疗时一定要注意针刀操作的角度。

　　大部分针刀操作的角度要求垂直于皮面，也就是说针体与身体的纵轴或横轴成 90°，但部位不同、治疗目的不同、松解范围不同，其针刀操作的角度亦会发生变化。在治疗枕部枕骨上下项线之间及枕下三角区域时，患者俯卧位，术者坐于患者头部，针体与身体纵轴大于 90°，使针尖朝向头顶部，这样的方向保证了治疗过程中针体不会损失脊髓，而项部的治疗则要求针体与身体的纵轴成 30°～60°，使针尖朝向足部，因为颈椎的棘突总趋势成向下排列状，这样的角度保证操作时有棘突阻挡，不至于使针刀误入脊髓腔。胸腹部、背腰部及臀部大部分区域的针刀治疗一般要求与身体纵轴或横轴成 90°。在治疗肩胛提肌损伤时针尖朝向肩胛骨内侧角，针刀方向朝向外下，在俯卧位时针体与身体的纵轴和横轴成30°～60°；在冈上肌处则针尖朝向下，针体与身体的纵轴成30°～60°；在治疗冈下肌、大圆肌、小圆肌时，针尖朝向对侧，即针体与横轴方向成30°～60°。针刀松解喙突治疗肱二头肌短头时，左手按住喙突，针尖朝下外，不离喙突，即针体与身体横轴成30°～60°，肘关节针刀治疗时针尖一般垂直皮面或朝向外侧，治疗膝关节时针尖一般垂直于皮面。

在针刀治疗过程中，一般要求针刀必须到达治疗部位的骨面，但针刀进针的深度因患者体型、患处部位和治疗需要，其治疗深度要求不一，但总的来说应遵守针刀刀尖必须到达所要治疗的肌肉、肌腱和韧带的原则，否则达不到松解的目的。四肢部，尤其是上肢部，肌肉比较薄弱，此处针刀治疗宜浅，一般针刀到达骨面，进入机体几个毫米即可；胸部进针宁浅勿深，而且治疗时针尖一定要顶着肋骨骨面，以免进入胸腔；腰背部肌肉比较丰厚，一般进针稍深，2～4cm即可；臀部由于有比较粗大的肌肉覆盖，故进刀深度宜深，一般在3～6cm。

（六）出针刀法

出针刀法是治疗完毕后，将针拔出并覆盖无菌敷料的操作方法。出针时应先以左手持纱布按压住针孔周围皮肤，将针刀轻捷地直接垂直于皮肤向外拔出。其动作当仔细，随势提出，不能妄用强力，粗心大意。若拔针后，针孔偶有出血，可用消毒纱布或无菌干棉球在针孔处轻轻按压片刻即可。最后用创可贴或无菌敷料覆盖针孔。

第4章 针刀刀法的临床应用

一、分部针刀刀法

（一）头颈部针刀刀法

头颈部疾病一般采用带面洞的手术床，患者采用俯卧位，胸部垫枕，颈项部轻度屈曲，使枕部充分暴露，女性长发患者需用发卡把头发卡到头顶上以防头发遮挡视野。

1. 枕部治疗点

针刀刀法：一般定点在枕外隆凸旁开 1.5～4cm，浅层为斜方肌、头半棘肌，深层为头后小直肌、头后大直肌、头上斜肌的止点，在上述范围内常可触摸到压痛、结节、条索等阳性反应点。刀口线与人体纵轴平行，针体与颈部皮肤成 30°。刺向颅底的底枕鳞部，即项线的中内 2/3 部。快速刺入皮肤，进针深度因人而异，多可到骨面。松解时正常组织无声音或声音很小，纤维化程度较高时声音大。一般松解 2～3 次即可，如果针刀下有坚硬感且松解声音大时可松解5～10 次。

注意事项：颅底结构不是一致的，可因个体胖瘦、发育、颅底角度不同而不同，故进针刀角度和深度也不相同，初学者应谨慎进针刀。

2. 项部治疗点

针刀刀法：定点在第 2 颈椎棘突两侧，一般棘突两侧治疗点为正中线旁开 1.5~2cm。刀口线与肌纤维或韧带肌腱平行，垂直于皮肤快速进针，缓慢探索深入。探及韧性粘连时用力切割，有突破感或坚韧的粘连切开感。进入浅筋膜层后行各个方向撬拨松解，出针后尽量挤净针孔残余血液。

注意事项：第 2 颈椎棘突多有偏歪，针刀治疗时应根据棘突具体情况综合分析，第 2 颈椎棘突是力的交会点，棘突两侧是头后大直肌及头下斜肌的起点，棘突分叉部是颈半棘肌的附着点，该部位可治疗很多颈椎病及头、面、五官疾病乃至很多疑难病症。

（二）腹部针刀刀法（针刀治疗肠道手术造瘘口狭窄）

针刀刀法：瘘口及周围皮肤消毒后离开瘘口 2cm，根据狭窄情况环周或局部注射利多卡因麻醉后，食指伸入瘘口作为引导，用针刃朝外的侧开刃针刀，由麻醉进针处刺入，手指可感到针刀位置，分次进针，沿肠壁四周呈十字形切开；或根据情况分次进针切开 2~3 处；轻度仅狭窄处切开条索。针刀呈拉锯样运行，不可进入腹腔。直至狭窄完全松解，造瘘口可伸入二指，小肠造瘘一指即可。针刀刃宽 1~2mm，术后用纱布压迫止血，无须敷料包扎。

注意事项：由于针刀疗法是在非直视下进行的操作治疗，如果造瘘口局部解剖不熟悉，手法不当，容易造成损伤，因此医生必须做到熟悉解剖位置，以提高操作的准确性，提高疗效。注意无菌操作，针刀和手术部位均应严格消毒。合并造瘘口疝、造瘘口周急性炎症、患者有出凝血障碍者不宜用此治疗。

（三）背部针刀刀法

针刀刀法： 背部正中区域一般定点在胸椎棘突及棘突两侧的横突，在棘突部进刀，刀口线与身体纵轴平行，按照针刀进针的四步规程垂直于皮肤快速刺入，匀速推进至棘突，然后以棘突为中心行相应的针刀松解操作。在横突进针刀，刀口线亦与身体的纵轴平行快速刺入，匀速推进至横突后行相应的针刀松解操作，待刀下有松动感后出刀。如治疗肌间韧带或棘上韧带损伤，按上述方法针刀进入皮下后匀速推进至骨面，然后提起针刀至皮下，改变针刀方向，此时刀口线亦与身体纵轴保持一致，使针刀与身体纵轴约成 30° 刺入，到达硬韧的肌间韧带和棘上韧带时行纵行疏通剥离法，然后再提起针刀至皮下，使针刀与身体纵轴约成 150° 刺入，同前法进行松解，待刀下有松动感后出刀。肩胛骨区针刀操作时刀口线应与松解肌肉的走行一致，按针刀四步规程进刀，此处针刀操作一般强调刀口至骨面，如松解肩胛提肌，要求针刀达肩胛骨的内侧缘上角，松解大圆肌，针刀要到达肩胛骨的下角。

注意事项： 背部肌肉及软组织较其他部位浅薄，深部又为胸腔，因此一定要注意进针的深度，要根据患者的体型决定进针的深度，不要过于追求每次操作都到达骨面，有时因患者身体肥胖或解剖结构变异，可能很难找到横突，此时根据治疗目的针刀突破筋膜对相应的肌肉进行松解即可，没有必要寻找横突骨面。在棘突下进针松解脊上韧带和肌间韧带时亦不能过深，针刀进入棘上韧带和肌间韧带完成松解后即出刀，不可再进刀，如果再深入操作会损伤胸髓，造成严重后果。在肩胛骨上进针刀时应注意，有些患者肩胛骨下窝骨质较薄，用力进刀会刺破骨质到达胸部而产生气胸，因此针刀操作时要小心谨慎。

（四）腰部针刀刀法

针刀刀法：腰部正中区域的针刀定点和操作与背部相同，一般定点在腰椎棘突及棘突两侧的横突，有时根据治疗需要选择其他治疗点，如松解腰大肌时选腰大肌与髂嵴的交界点，在此处行针刀治疗时刀口线与身体纵轴平行快速刺入皮下，针刀倾斜，刀体与皮面成120°，匀速推进，至髂骨嵴骨面，行纵行疏通剥离。在治疗腰椎间盘突出症侧隐窝狭窄时，定点于病侧骨板间隙骨内缘体表投影点上，目的是松解侧隐窝处的黄韧带及小关节囊，在顶点处进刀，刀口线与身体纵轴平行，刀体与皮面垂直，快速刺入皮下，匀速推进至小关节骨面，刀锋应向外移动，寻找关节间隙，沿关节间隙切开小关节的关节囊。关节突关节囊松解后，沿骨面向内侧移动刀锋至关节突内侧骨缘，此时可沿关节突股内侧缘小心切开黄韧带3～5刀。

注意事项：同背部针刀治疗注意事项，此外尚需注意在治疗腰三横突综合征时，因腰三横突粗大，且横突向两边上翘，距后正中线较远，横突深面有肾脏，在此处治疗时一定注意进针不能太深，以免刺伤肾脏。在做侧隐窝松解时，难度较大，一定要精确定点，同时掌握好进刀角度，以免误伤血管神经。

（五）臀部针刀刀法

针刀刀法：臀部针刀定点一般选骶髂关节面附近痛点，骶脊肌下部附着区域、双侧髂翼及腰骶与骶髂关节面之间痛点区域、臀上皮神经及臀中皮神经支配区域痛点。主要松解臀大肌、臀中肌、臀小肌、梨状肌等肌肉，刀口线与该部位肌纤维或韧带肌腱平行，垂直于皮肤快速进针，匀速推进，探及韧性粘连时用力切割可有突破感及坚韧的粘连切开感，此处肌肉组织丰厚，针刀操作时应联合使用纵行疏通剥离法、横行疏通剥离法、纵行摆动松解法、横行摆动松解法等操作方法才能达到彻底松解的效果。

注意事项： 臀部肌肉丰厚，在此处进行针刀治疗，如果损伤血管，一般很难发现出血，因此若不及时处理可造成不良后果，故此处治疗结束后常规重压 5 分钟，或嘱患者将治疗部位向下，卧床 30 分钟，利用患者自身重力压迫止血。另外梨状肌上口有臀上神经、臀上动脉、臀上静脉穿出，梨状肌下口有坐骨神经、股后皮神经、臀下动脉、臀下静脉、阴部内动脉、阴部内静脉穿出，因此在梨状肌上口和下口治疗时一定要小心谨慎，以免损伤以上神经血管。

（六）四肢部针刀刀法

1. 肩部针刀刀法

针刀刀法： 肩部针刀治疗定点一般选喙突点、结节间沟、肩峰下滑囊、斜方肌在肩峰和肩胛冈的止点、小圆肌、大圆肌、冈上肌在肱骨的止点等。针刀的作用是松解相关肌肉及进行肩峰下滑囊的切开减张。在松解喙突点时针刀刀口线应与身体横轴平行，左手按住喙突，垂直皮面快速刺入，进入皮下后针刀向外不离喙突，也就是针刀与皮面成 60°～80° 进行松解，结节间沟进针时针刀与身体纵轴平行，针体与皮面垂直，行纵行疏通剥离法，针刀治疗小圆肌、大圆肌、冈上肌在肱骨的止点时，刀口线与身体横轴平行垂直进入，至骨面后稍推刀，行相应操作。行针刀肩峰下滑囊切开减张治疗时，刀口线与身体纵轴平行，针刀向内垂直于皮面快速刺入，至滑囊后切开数刀即可。

注意事项：针刀治疗喙突点时一定要用左手按住喙突，针尖朝下外不离喙突，以免刺入胸腔形成气胸。

2. 肘部针刀刀法

针刀刀法：肘部针刀治疗点一般选肱骨内上髁、肱骨外上髁、尺骨鹰嘴、肱二头肌止点等，根据治疗需要决定屈肘程度，一般刀口线与上肢纵轴平行，用左手大拇指固定治疗部位，针刀紧贴左手拇指垂直于皮面快速刺入，到达治疗部位后行纵行疏通剥离法。

注意事项：支配前臂的神经和血管均通过肘关节，而且集中在前面正中狭小的范围内，因此在此处治疗时一定要小心谨慎，左手固定好治疗部位，且只能行纵行疏通剥离法，切2~3刀即可，以免伤及周围神经血管，产生严重后果。肱骨内、外上髁较肘部其他部位安全，需要做较大范围松解时，刀口线必须与上肢平行，沿骨面可进行伸屈肌腱的松解，如肱骨内、外上髁炎的针刀治疗。另外尺神经通过尺神经沟的位置比较表浅，容易损伤，在做肱骨内上髁点针刀治疗时应注意。

3. 腕部针刀刀法

针刀刀法：腕部针刀治疗点多为腕关节局部痛点，重点为桡腕关节、腕骨间关节、第1腕掌关节，腕关节尺侧副韧带和腕关节桡侧副韧带等，刀口线与上肢纵轴方向平行，根据治疗点的解剖和病变特点确定刀体与皮面的角度，用左手大拇指固定治疗部位，针刀紧贴左手拇指垂直于皮面快速刺入，直达骨面或进入关节腔，稍退刀，行纵行疏通、横行剥离后出刀。

注意事项：支配手的神经、血管均通过腕关节，主要在前面，因此在腕关节前面做治疗时与肘关节治疗一样，除熟练掌握解剖结构和精确定点外，左手固定好治疗部位，以免损伤局部血管神经。腕部血管丰富且无大的肌肉，治疗容易出血，治疗时应选择直径为0.4cm 或 0.6cm 的小针刀，既可减轻疼痛，又可减少出血，治疗结束后要按压约 10 分钟。另外，腕部针刀治疗局部麻醉时，药量宜小。

4. 膝部针刀刀法

针刀刀法：膝部的针刀治疗主要分三个区，即前面，内、外侧面及后面。前面主要有髌骨下缘中点、内膝眼、外膝眼、髌上囊，内外侧面主要为内外侧副韧带及支持带的起止点，后面主要为腓肠肌的内、外侧头起点，股骨的内外侧髁等。前面和内、外侧面针刀治疗时，刀口线与身体纵轴平行，垂直于皮面快速刺入治疗，在治疗后面时，刀口线与身体纵轴平行，用左手大拇指固定治疗部位，针刀紧贴左手拇指垂直于皮面快速刺入，直达骨面或进入关节腔，稍退刀，行纵行疏通剥离法，待刀下有松动感后出刀。

注意事项：在膝关节针刀治疗时，前面及内外侧面安全性较好，后面腘窝区有腓总神经、腘动脉、膝中动脉等神经和血管通过，因此必须小心谨慎，左手固定好治疗部位，且只能行纵行疏通剥离法，切 2~3 刀即可，以免伤及周围神经血管，产生严重后果。

5. 踝部针刀刀法

针刀刀法：踝部针刀治疗点主要选择跗骨窦内、外口及局部压痛点，针刀治疗时，刀口线与身体纵轴平行，垂直与皮面，快速刺入，行相应操作方法后出刀。

注意事项：踝部针刀治疗相对安全，在局部痛点治疗时，应注意勿损伤足背动脉。另外在跗骨窦治疗时，针刀一定要进入窦口，在窦内切 2～3 刀，必要时挤压局部，将窦内渗出物挤出。

以上介绍了针刀在不同部位治疗时的一般操作方法及注意事项，因针刀主要通过松解粘连、解除挛缩、减压减张等作用机制达到缓解疼痛，改善功能的目的，病变部位一般在肌肉起止点、交叉点、肌腱的附着点，而以上部位多集中在关节附近，因此我们采用分部的方法来逐一论述。临床中我们应根据不同疾病、不同治疗目的，遵循安全有效的原则决定选择治疗的具体方法，这样才能最大限度保证安全和取得疗效。

二、针刀异常情况的处理及预防

（一）晕针

晕针是指在针刀治疗过程中或治疗后半小时左右，患者出现头昏、心慌、恶心、肢冷汗出、意识淡漠等症状的现象。是由于针刀的强烈刺激使迷走神经兴奋，导致周围血管扩张、心率减慢、血压下降，从而引起脑部一过性供血不足而出现的缺血反应。

晕针本身不会给机体带来器质性损害，如果在晕针出现早期及时采取应对措施，一般可避免发生严重的晕针现象。有人统计，在接受针刀治疗的患者中，晕针的发生率为 1%～3%，男女之比约为 1：1.9。

1. 发生原因

(1) 体质因素：有些患者属于过敏性体质，血管、神经功能不稳定，多有晕厥史或肌内注射后的类似晕针史，采用针刀治疗时很容易出现晕针现象。在饥饿、过度疲劳、大汗、泄泻、大出血后，患者正气明显不足，此时接受针刀治疗亦容易导致晕针。

(2) 精神因素：恐惧、精神过于紧张是不可忽视的原因，特别是对针刀不了解、怕针的患者。对针刀治疗过程中出现的正常针感和发出的响声，如针刀在骨面剥离的"嚓嚓"声，切割硬结的"咯吱咯吱"声，切割筋膜的"嘣嘣"声等，往往会使患者情绪紧张加剧。

(3) 体位因素：颈椎牵引状态下坐位针刀治疗时，晕针发生率较高。卧位治疗时晕针发生率较低。

(4) 刺激强度：在肩背部、四肢末端部位治疗时，针刀剥离刺激量大、针感强，易出现晕针。

(5) 环境因素：严冬酷暑、天气变化、气压明显降低时，针刀治疗易致晕针。

2. **临床表现**

(1) 轻者轻微头痛、头晕、上腹及全身不适、胸闷、泛恶、精神倦怠、打呵欠、站起时摇晃或有短暂意识丧失。

(2) 重度晕针：突然昏厥或摔倒，面色苍白，大汗淋漓，四肢厥冷，口唇乌紫，双目上视，大小便失禁，脉细微。

3. **处理方法**

(1) 立即停止治疗，将未起的针刀一并迅速拔出，创可贴保护针孔。

(2) 扶患者去枕平卧，抬高双下肢，松开衣带，盖上薄被，打开门窗。

(3) 轻者静卧片刻，或给予温开水送服即可恢复。重者在上述处理的基础上，点按或针刺水沟、合谷、内关穴。必要时温灸关元、气海，一般 2~3 分钟即可恢复。

(4) 如果上述处理仍不能使患者苏醒，可考虑吸氧或做人工呼吸、静脉推注 50% 葡萄糖 10ml 或采取其他急救措施。

4. 预防

(1) 初次接受针刀治疗的患者要提前做好解释工作，打消其顾虑。

(2) 选择舒适持久的体位，一般都可采取卧位治疗。

(3) 治疗前应询问病史，对有晕针史及伴有心脏病、高血压的患者，治疗时应格外注意。

(4) 选择治疗点要精、少，操作手法要稳、准、轻、巧。

(5) 患者在大饥、大饱、大醉、大渴、疲劳、过度紧张、大病初愈或天气恶劣时，暂不做针刀治疗。

(6) 对个别痛觉敏感部位，如手、足部、膝关节部，以及操作起来较复杂、较费时间的部位，可根据情况用利多卡因局麻。必要时也可配合全麻、硬膜外麻醉等。

(7) 对体质较弱、术中反应强烈、术后又感疲乏者，应让患者在候诊室休息 15~30 分钟，待恢复正常后再行离开，以防患者在外面突然晕倒而发生危险。

（二）断针

在针刀手术操作过程中，针刀突然折断没入皮下或深部组织里，是较常见的针刀意外之一。

1. 发生原因

(1) 针具质量不好，韧性较差。

(2) 针刀反复多次使用，在应力集中处也易发生疲劳性断裂。针刀操作中借用杠杆原理，以中指或无名指作支点，手指接触针刀处是针体受剪力最大的部位，也是用力过猛容易造成弯针的部位，所以也是断针易发部位，而该处多露在皮肤之外。

(3) 长期使用消毒液造成针身有腐蚀锈损，或因长期放置而发生氧化反应，致使针体生锈，或术后不及时清洁针具，针体上附有血迹而发生锈蚀，操作前又疏于检查。

(4) 患者精神过于紧张，肌肉强烈收缩，或针刀松解时针感过于强烈，患者不能耐受而突然大幅度改变体位。

(5) 发生滞针，针刀插入骨间隙或刺入较硬较大的变性软组织中，治疗部位肌肉紧张痉挛时，仍强行大幅度摆动针体或猛拔强抽。

2. 临床现象

针体折断，残端留在患者体内，或部分针体露在皮肤外面，或全部残端陷没在皮肤、肌肉之内。

3. 处理方法

(1) 术者一定要保持冷静，切勿惊慌失措。嘱患者不要紧张，切勿乱动或暂时不要告诉患者针断于体内。保持原来体位以免使针体残端向肌肉深层陷入。

(2) 若断端尚留在皮肤之外，应迅速用手指捏紧慢慢拔出。

(3) 若残端与皮肤相平或稍低，但仍能看到残端时，可用左手拇、食指下压针孔两侧皮肤，使断端突出皮外，继用手指或镊子夹持断端拔出体外。

(4) 针刀断端完全没入皮下，若断端下面是坚硬的骨面，可从针孔两侧用力下压，借骨面做底将断端顶出皮肤。若断端下面为软组织，可用手指将该部捏住将断端向上托出。

(5) 若针刀断在腰部，因肌肉较丰厚，深部又是肾脏，加压易造成断端移位而损伤内脏。若能确定断针位置，应迅速用左手绷紧皮肤，用2%利多卡因局部麻醉。手术刀切开0.5cm，用刀尖轻拨断端，断针多可自切口露出。若断针依然不外露可用小镊子探入皮下夹出。

(6) 若断针部分很短，埋入人体深部，在体表无法触及和感知，必须采用外科手术探查取出。手术宜就地进行，不宜搬动移位。必要时可借助X线照射定位。

4. **预防**

(1) 术前要认真检查针具有无锈蚀、裂纹，左手垫小纱布将一下针体，并捏住针体摆动一下试验其钢性和韧性。不合格的针刀坚决不用。

(2) 针前应嘱患者在针刀操作时绝不可随意改变体位，尽量采取舒适耐久的姿势。

(3) 针刀刺入深部或骨关节内治疗时，应避免用力过猛，若操作时阻力过大绝不可强力摆动，滞针、弯针时不可强行拔针。

(4) 医者应熟练手法，常练指力，掌握用针技巧，做到操作手法稳、准、轻、巧。

(5) 术后应立即仔细清洁针刀，洗去血污等，除去不合格针刀，一般情况下针刀使用两年应更新。

（三）出血

针刀刺入体内寻找病变部位，切割、剥离病变组织，而细小的毛细血管无处不在，出血是不可避免的。但刺破大血管或较大血管引起大出血或造成深部血肿的现象在基层临床中屡见不鲜，应引起临床工作者的高度重视。

1. 发生原因

(1) 对施术部位血管分布情况了解不够，或对血管分布情况的个体差异估计不足而盲目下针。

(2) 在血管比较丰富的地方施术，不按四步进针规程操作，也不问患者感受，强行操作，一味追求快。

(3) 血管本身病变，如动脉硬化使血管壁弹性下降，壁内因附着粥样硬化物而致肌层受到破坏，管壁变脆，受到意外突然的刺激时容易破裂。

(4) 血液本身病变，如有些患者血小板减少，出凝血时间延长，血管破裂后出血不易停止。凝血功能障碍的患者一旦出血，常规止血方法难以遏制。

(5) 某些肌肉丰厚处或深部血管刺破后不易发现，针刀术后又行手法治疗或在针孔处再行拔罐，造成血肿或较大量出血。

2. 临床表现

(1) 表浅处血管出血：针刀起出，针孔迅速涌出色泽鲜红的血液，多因刺中浅部较小动脉血管。若刺中浅部小静脉血管，针孔溢出的血液多是紫红色且发黑、发暗。部分血液不流出针孔而瘀积在皮下形成青色瘀斑，或局部肿胀，活动时疼痛。

(2) 肌层血管出血：针刀治疗刺伤四肢深层血管后多造成血肿。损伤较严重、血管较大者，出血量也会较大，使血肿非常明显，致局部神经、组织受压而引起症状，可表现为局部疼痛、麻木，活动受限。

(3) 胸腹部血管出血：如刺破胸腹部血管，血液可流入胸腹腔，引起胸闷、咳嗽、腹痛等，失血过多可引起休克。

(4) 椎管内出血：椎管内出血因压迫部位不同而表现为不同的脊髓节段压迫症状，严重者可致截瘫。若为颈椎上段损伤，可影响脑干血供，出现生命危险。

3. **处理方法**

(1) 表浅血管出血：用消毒干棉球压迫止血。手足、头面、后枕部等小血管丰富处，针刀松解后无论出血与否，都应常规按压针孔 1 分钟。若少量出血导致皮下青紫瘀斑者，可不必特殊处理，一般可自行消退。

(2) 较深部位血肿：局部肿胀疼痛明显或仍继续加重，可先做局部冷敷止血或肌内注射酚磺乙胺。24 小时后局部热敷、理疗、按摩、外搽活血化瘀药物等以加速瘀血消退和吸收。

(3) 重要脏器部位出血：椎管内、胸腹腔内出血较多或不易止血者，需立即进行外科手术。若出现休克，则先做抗休克治疗。若出现急腹症则对症处理。

4. **预防**

(1) 熟练掌握治疗局部精细、立体的解剖知识，弄清周围血管的确切位置及体表投影。

(2) 严格按照四步进针规程操作，施术过程密切观察患者反应。认真体会针下感觉，若针下有弹性阻力感，患者有身体抖动、避让反应，并诉针下刺痛，应将针刀稍提起略改变进针方向再行刺入。

(3) 术前应耐心询问病情，了解患者出凝血情况。若是女性应询问是否在月经期，平素月经量是否较多，有无血小板减少症、血友病等，必要时先做出凝血时间检验。

(4) 术中操作切忌粗暴，应中病则止。若手术部位在骨面，松解时针刀应避免离开骨面，更不可大幅度提插。值得说明的是针刀松解部位少量渗血有利于病变组织修复，既可营养被松解的病变组织，又可调节局部生理化学的平衡，还可改善局部血液循环状态等。

（四）周围神经损伤

临床治疗时针刀多在神经、血管周围进行操作，如对各种神经卡压综合征的治疗。少数情况针刀操作不规范，术中手法过于粗暴而出现神经损伤，大多数也只引起强烈的刺激反应，极少遗留后遗症。

1. 发生原因

(1) 解剖知识不全面，立体概念差，没有充分考虑人体生理变异。

(2) 手术部位采用局麻，特别是在肌肉丰厚处，如在腰、臀部治疗时针刀刺中神经干，患者没有避让反应或避让反应不明显而被忽视。

(3) 盲目追求快针、强刺激，采用重手法操作而致损伤。

(4) 针刀术后用手法矫形时过于粗暴，夹板固定太紧、时间太久，尤其是在全麻或腰麻情况下，针刀、手法操作易造成损伤，如关节强直的矫形。

2. 临床表现

(1) 在针刀进针、松解过程中，患者突然有触电感或出现沿外周神经向末梢或逆行向上放散的麻木感。若有损伤，多在术后 1 日左右出现异常反应。

(2) 轻者可无其他症状，较重者可同时伴有该神经支配区域内的麻木、疼痛、温度觉改变或功能障碍。

(3) 根据损伤的神经干不同，其临床表现也各有特点，主要有以下几种。

①正中神经损伤：桡侧三个半手指掌侧及背侧 1～2 节皮肤感觉障碍，前臂屈肌无力，桡侧三指不能屈曲，拇指对掌功能障碍，日久可出现大鱼际萎缩，握拳无力，拇指与小指不能对捏。

②桡神经损伤：第 1、2 掌骨背侧皮肤感觉减退或消失，桡神经支配区域肌肉无力，伸腕肌、伸指肌麻痹而致腕下垂，日久而出现前臂背侧肌肉萎缩；如果在桡神经沟以上损伤，则可使肱三头肌麻痹，出现主动伸直时关节障碍。双手举起，手掌向前，四指并拢伸直，拇指自然伸开，两手掌相比观察可见，患侧拇指处于内收位，不能主动外展和背伸。需认真检查，握拳试验、合掌分掌试验阳性。

③尺神经损伤：小指、环指指间关节屈曲，掌指关节伸直，形成"爪状"畸形，拇指不能内收，其余四指不能外展，骨间肌无力，小鱼际萎缩，手部尺侧一个半手指感觉障碍。拇指尖和食指尖不能相触成 O 形，握拳试验，夹指试验阳性。

④坐骨神经损伤：腓肠肌无力而使主动屈曲膝关节困难，小腿外侧、足部皮肤疼痛或感觉障碍，肌肉麻痹，出现垂足畸形；趾、踝关节屈伸活动障碍。

⑤腓总神经损伤：足不能主动背屈及外翻，自然状态表现为足下垂。行走困难，行走时需高抬脚，落下时足尖下垂先着地，足跟后着地，否则容易跌跤。小腿前外侧，足背部皮肤感觉障碍。

3. 处理方法

(1) 出现神经刺激损伤现象，应立即停止针刀操作。若患者疼痛、麻木明显，可局部先行以麻药、类固醇类药物、B 族维生素等配伍封闭。

(2) 24 小时后，给予热敷、理疗、口服中药，按照神经分布区行针灸治疗。

(3) 局部轻揉按摩，在医生指导下加强功能锻炼。

4. 预防

(1) 严格按照四步进针规程操作。病变部位较深者，治疗时宜摸索进针，若刺中条索状坚韧组织，患者有触电感沿神经分布路线放射时，应迅速提起针刀，稍移动针刀位置后再进针。

(2) 在神经干或其主要分支循行路线上治疗时，不宜局麻后针刀治疗，针刀术后也不宜向手术部位注射药物，如普鲁卡因、氢化可的松、酒精等，否则可能导致周围神经损害。

(3) 术前要检查针具是否带钩、毛糙、卷刃等，如发现有上述情况应立即更换。

(4) 术后手法治疗一定不要粗暴，特别是在腰麻或全麻下手法矫形，患者没有应有的避让反应，最易造成损伤。

(5) 针刀操作时忌大幅度提插，需注意的是，刺伤神经出现的反应与刺中经络引起的循经感传现象有着明显的区别，不可混淆。刺伤神经出现的反应是沿神经分布线路放射，有触电感。其传导速度异常迅速，并伴有麻木感。刺中经络或松解神经周围变性软组织时，患者的感觉则是酸胀、沉重感，其传导线路是沿经络线路，其传导速度缓慢，术后有舒适感。

（五）针刀引起创伤性气胸

针刀引起创伤性气胸是指针具刺穿了胸腔且伤及肺组织，气体积聚于胸腔，从而造成气胸，出现呼吸困难等现象。

1. 发生原因

主要是针刀刺入胸部、背部和锁骨附近的穴位过深，刺穿了胸膜甚至胸腔，且伤及肺组织，气体积聚于胸腔而造成气胸。

2. 临床表现

患者突感胸闷、胸痛、气短、心悸，严重者呼吸困难、发绀、冷汗、烦躁、恐惧，到一定程度会发生血压下降、休克等危象。检查患侧肋间隙变宽，胸廓饱满，叩诊鼓音，听诊肺呼吸音减弱或消失，气管可向健侧移位。若气窜至皮下，患侧胸部、颈部可出现握雪音，胸部 X 线可见肺组织被压缩现象。

3. 处理方法

一旦发生气胸，应立即出针刀，采取半卧位休息，要求患者心情平静，切勿恐惧而反转体位。一般漏气量少者，可自然吸收。同时要密切观察，随时对症处理，如给予镇咳消炎药物，以防止肺组织因咳嗽而扩大创孔，加重漏气和感染。对严重病例如呼吸困难、发绀、休克等应组织抢救，如胸腔排气、少量慢速输氧、抗休克等。

4. 预防

气胸并发症是比较严重的并发症，应小心预防。首先，必须了解胸壁解剖，肺在体表的投影，尤其是肺尖在体表的投影。不仅要了解正常的肺胸壁解剖，还应该了解异常状态下的解剖。如患者在精神紧张状态下屏住呼吸时，肺会膨胀，如同肺气肿，肺的投影将比正常时要扩大许多。若不注意这一情况，也会出现问题。其次，应该明确哪些部位可以行针刀操作，哪些部位不可以行针刀操作。

在针刀操作规范中，绝大多数的定点都在某一骨面上。如果在胸廓周围行针刀操作，其定点必须在肋骨面上、肩胛骨面上、胸骨、锁骨骨面上。若不在骨面上，便容易出现失误。也就是说，在胸廓上如果不能确定针刀下是骨面，就不允许进针，这样也就不会出现失误。出现失误时也不要惊慌，而应按气胸的各种情况进行果断处理。

（六）针刀引起内脏损伤

针刀引起内脏损伤是指针刀刺入内脏周围过深，针具刺入内脏引起内脏损伤，出现受损脏器反映的各种症状。

1. 发生原因

主要是术者缺乏解剖学知识，对施术部位和其周围脏器的解剖关系不熟悉，加之为追求效果针刀刺入过深而引起。

2. 临床表现

刺伤肝、脾时可引起内出血，患者可感到肝区或脾区疼痛，可向背部放射；若出血不止，腹腔内聚血过多，会出现腹痛、腹肌紧张，并有压痛及反跳痛等急腹症症状。刺伤心脏时，轻者可出现强烈的刺痛；重者有剧烈的撕裂痛，引起心外射血，立即导致休克、死亡。刺伤肾脏时，可出现腰痛、肾区叩击痛、血尿，严重时血压下降、休克。刺伤胆囊、膀胱、胃、肠等空腔脏器时，可引起局部疼痛、腹膜刺激征或急腹症。

3. 处理方法

损伤严重或出血明显者，应密切观察，注意病情变化，特别是要定时监测血压。对于休克、腹膜刺激征、腹腔内出血者，应立即采取相应措施，不失时机地进行抢救。

4. 预防

掌握重要脏器部位的解剖结构，明了躯干部施术部位的脏器组织。操作时注意凡有脏器组织、大血管、较粗的神经处都应改变针刀进针方向，避免深刺。同时注意体位，避免视角产生的谬误。肝、脾、胆囊肿大，心脏扩大的患者，胸、背、胁、腋的部位不宜深刺。

三、针刀的适应证、禁忌证和注意事项

（一）针刀的适应证

针刀医学的适应证范围比较广泛，经过大量的临床实践并对其疗效卓越、安全可靠的各种疾病进行规范性研究，形成了针刀医学庞大的治疗体系，涉及内、外、妇、儿科及诸多杂病。现就其比较成熟的适应证分述如下。

1. 慢性软组织损伤引起的四肢躯干顽固性疼痛

根据针刀医学的研究，慢性软组织损伤性疾病的主要病理变化是粘连、挛缩、瘢痕、堵塞，称之为慢性软组织损伤疾病的四大病理因素。慢性软组织损伤疾病中"粘连"这一病理概念可以从两个方面来认识：一是外伤性软组织粘连；二是病理性软组织粘连。

外伤性软组织粘连包括暴力外伤、累积性损伤、隐蔽性外伤、情绪性损伤及多种损伤方式所引起的软组织粘连。所谓隐蔽性外伤

就是有外伤但并不明显，在受伤时患者并无感觉，较长时间内也不产生病痛，发病时患者也不认为是外伤，医生也不容易发现。比如开玩笑时后背被击了一拳，当时无明显不适，或只觉轻微不适，很快就消失了，这种外伤在一定条件下也会引起软组织粘连，由这种外伤引起的软组织粘连就称之为隐蔽性外伤性软组织粘连。这一点很重要，在临床中最容易忽略。询问病史时，要注意该问题。情绪性损伤是以往了解较少的问题，一个人过悲、过喜、过怒、过激都会引起软组织损伤。情绪性损伤所导致的慢性软组织损伤性疾病的病理变化，同样是粘连、挛缩、瘢痕、堵塞。

病理性软组织损伤性疾病的粘连，诸如风湿、疽、痈、疖切开排脓及其他经切开手术治疗的疾病伤口愈合后，均可能引起软组织粘连。可能引起肌肉与骨、肌肉、韧带、神经、血管等粘连，使局部疼痛，功能受限。这些都可以用针刀来治疗。

外伤性和病理性软组织损伤性疾病引起的各种粘连，使人体的正常活动功能受到限制，并且粘连点均有顽固性疼痛。此种疼痛由于其特定的病理因素，一般的治疗很难见效，也无法将粘连松解，故功能障碍不能恢复，疼痛也就不能解除。

另外，粘连面积大，疗效差；粘连面积较小或只有一个点者，疗效最佳。

2. 部分骨刺（或骨质增生）

骨刺有的因关节本身压应力过高引起，有的因软组织拉应力过高引起。主要是肌肉和韧带紧张、挛缩引起，应用针刀可将紧张和挛缩的肌肉和韧带松解。在所有骨关节附近的肌肉和韧带附着点处的骨质增生（或骨刺）大多是软组织损伤引起的，针刀对此有很好的疗效。

压应力过高引起的骨刺，不是单用针刀就能治疗的，但是必须通过针刀的治疗使关节周围软组织的力学状态得到平衡，然后再通过手法使骨关节内的压应力恢复平衡，骨刺也就得到了根本性的治疗。针刀治疗为关节内部力学状态的平衡恢复创造了条件，继而手法才能取得效果。

3. 滑囊炎

人体的滑囊非常多，是肌肉和关节活动所需润滑液的供给器官。滑囊受到急慢性损伤之后，就会引起滑囊闭锁，囊内滑液排泄障碍造成滑囊膨胀，从而出现酸、胀、疼痛、运动障碍等症状。或由于过度膨胀而挤压周围的神经、血管，出现麻木、肌肉萎缩等症状。这种病变用常规的治疗方法难以奏效，应用针刀闭合性地将滑囊从深面十字切开，针刀术后用手指迅速将滑囊压扁，往往可立见成效。

4. 四肢躯干因损伤而引起的后遗症

四肢、躯干损伤经治疗急性症状已解除，超过 100 日者，尚残留功能障碍或肌肉萎缩，无其他引起骨断筋伤并发症时，均可用针刀来治疗，但有时需要配合其他疗法。若肌肉已没有再生能力，针刀治疗效果并不理想。

5. 骨化性肌炎初期（包括肌肉韧带钙化）

对于骨化性肌炎，针刀治疗适宜在骨化还没有完全僵硬之前，就是说在肌肉还有弹性的情况下才适合针刀治疗，不过疗程比较长，一般要 60 日左右。骨化性肌炎的病因和骨质增生一样，是肌肉和韧带拉应力过高引起，限制了人体的正常功能。

6. 腱鞘炎

针刀治疗各种腱鞘炎，尤其是狭窄性腱鞘炎、跗管综合征、腕管综合征等有特殊的疗效，但有时也必须配合药物治疗。

7. 肌肉和韧带积累性损伤

针刀治疗肌肉和韧带积累性损伤，对病损较久者疗效显著，对病损时间较短者疗效较差。

8. 外伤性肌痉挛和肌紧张（非脑源性）

外伤性肌痉挛和肌紧张在临床上表现极为复杂，有的单独构成一种疾病，有的夹杂在其他疾病中表现为一种症状，有的表现比较隐蔽。但只要弄清原因，应用针刀治疗均能取得立竿见影的效果。

9. 手术损伤后遗症

在四肢部，尤其是关节附近做切开手术时，容易造成腱鞘狭窄，筋膜、肌肉、韧带、关节囊挛缩，瘢痕粘连，导致功能障碍。针刀对此施行闭合性松解术有很理想的疗效。

10. 病理性损伤后遗症

病理性损伤指由于某种疾病导致软组织变性挛缩、瘢痕、粘连。如骨髓炎愈合后，类风湿关节炎导致的关节伸屈受限，软组织变性挛缩、瘢痕、粘连，针刀也有很好的疗效。特别是类风湿关节炎中晚期时这种变化导致的肢体畸形，其他疗法效果欠佳，而针刀就可以解决。

11. 骨干骨折畸形愈合

骨干骨折畸形愈合影响功能或肿胀不消、肌肉萎缩、麻木疼痛无法解除者，必须在愈合处折断，再行复位，重新固定，纠正畸形。通常要做切开手术，创伤大，软组织损伤重，容易造成肢体无力等后遗症。传统中医治法用三角木垫于畸形愈合处，将其强行折断，再复位治疗。此法易损伤软组织，更易将正常骨折断，造成新的骨折创伤。应用针刀闭合性折骨可完全避免上述方法的不足，准确无误地在需要折断的地方折断，又不损伤周围软组织，保证软组织形态的完整性，有利于功能的恢复。关节附近骨折及关节内骨折畸形愈合也可以应用针刀闭合性折骨，但成功率不到60%，所以不列为适应证。

12. 关节内骨折

针刀治疗关节内骨折具有特殊的疗效，可以避免关节功能障碍等后遗症。

13. 整形外科

针刀用于整形外科疗效也非常满意，如矫正部分五官不正、消除皱纹及矫正小儿 O 形腿、K 形腿、X 形腿及成人肢体畸形等。

14. 慢性内科疾病

针刀医学对部分慢性内科疾病的病因病理有了全新的认识，在这种新的病因病理的指导下，不仅对此类疾病能够从根本上治愈，而且速度很快，一般 1～2 次即可。如糖尿病、慢性支气管炎、功能性心脏病、浅表性胃炎、慢性胰腺炎、慢性结肠炎、慢性肾炎、慢性膀胱炎、前列腺炎、慢性盆腔炎等，疗效在 80% 以上。

15. 肛肠科疾病

针刀对肛肠科疾病的疗效也很确切，不需要外科手术，即可将内、外痔核消除。

16. 皮肤科

针刀疗法对部分皮肤病也有很好的疗效，其在部分皮肤病病因病理新观点的指导下进行治疗，疗效极为显著，如鸡眼、痤疮、慢性荨麻疹、白癜风、顽癣、牛皮癣等。

17. 部分妇科疾病

针刀医学对部分妇科病的病因病理进行了深入的研究，并且有了崭新的认识。在这些新观点的指导下，针刀治疗取得了很好的疗效，如痛经、乳腺小叶增生、卵巢囊肿、月经不调等。

18. 内分泌失调疾病和部分感染性疾病

对内分泌失调疾病和部分感染性疾病，针刀治疗已经取得了较好的疗效，现正在深入研究，有望有较大的突破。

19. 整形美容外科疾病

针刀疗法对部分整形美容外科疾病也有很好的疗效。

针刀疗法对以上 19 个方面的疾病都有相当好的疗效，对其中大部分疾病则有独特的疗效，随着时间的推移，在国内外学者的共同努力下，针刀医学还会有更大的发展，并广泛地应用在临床实践中。

（二）针刀的禁忌证

1. 一切严重内脏疾病的发作期。

2. 施术部位伴有感染、肌肉坏死者，或有红肿、灼热，或深部有脓肿者。

3. 施术部位有重要神经、血管或重要脏器而施术时无法避开者。

4. 患有血友病或有其他出血倾向者。

5. 体质极度虚弱者应在身体有所恢复后再施行针刀手术。

6. 血压较高，且情绪紧张者。

以上 6 种情况即使有针刀治疗的适应指征，也不可施行针刀手术。

（三）针刀的注意事项

1. 准确选择适应证，严格掌握禁忌证，这是取得较好疗效、避免失误的根本。

2. 刻苦学习解剖，深入了解和熟练掌握针刀施术处的解剖特点、动态改变，以及主要血管和神经的体表投影、体表标志和体内标志。在胸背部、锁骨上施术时应避免刺入胸膜腔；在颈部、腰部及四肢部施术时应注意不要损伤大血管、神经干及内脏器官。

3. 严格遵循无菌性操作，针刀是闭合性手术，虽然其创伤较小，但感染后也很难处理，因此要求所有物品必须达到高压灭菌的要求。

4. 防止晕针刀，其表现与针灸、注射等发生的晕厥现象相同，程度有轻有重，重者可有失语、惊厥，甚至有暂时性意识丧失。对此在术前应做好患者的思想工作，体弱、饮食睡眠不佳、过度疲劳、情绪不稳定的患者应推迟针刀术。预防晕针刀最重要的是选好体位，值得推崇的是卧位，不管是仰卧位、俯卧位、侧卧位，若有上述晕针刀的表现，也不会发生晕倒，而只需在此体位上稍加调整便可进行必要的处理，避免发生晕倒时手忙脚乱，贻误抢救时机。

5. 防止断针。金属同人一样也会疲劳，日久也会断裂。针刀操作时首先要用无菌敷料擦拭针柄，使针柄干燥无液体附着便于手指捏拿。然后擦拭针体和刃，观察针刀体是否平直，活动一下看体柄有否松动，擦刀刃时可感受刀刃是否已钝，有无镟刃。所有这一切仅在几秒之内完成，但只要形成习惯，便会减少许多麻烦。针刀操作时要用柔和的力做各种剥离，而不要强硬剥离，更不能耍弄花样，只能认真稳当，垂直拔出，一般是不会折断的。

若针刀折断也不必惊慌，首先判断针刀断于何处，距皮肤表面的距离有多少，能否试着压迫皮肤使断在皮内的针刀体露出皮外，继而用止血钳拔出。如果上法无效，可做 X 线定位，外科切开取出。

6. 注意术后出血，针刀再小也是刀，只要切破血管就会出血。一般来说只要认真定点，加压分离后再刺入，基本可以避开大血管；在软组织中深入时不可过猛，也不会有大的损伤；如果针刀真正到达体内标志的骨点、骨面后再做各种剥离手法，就会更少引起大出血，因为剥离的是粘连、瘢痕，切开的是韧带、肌腱、关节囊、滑囊等，这些组织血供均较少，大血管也不在此处。所以针刀做得越到位，越不易出现出血和血肿，相反，针刀在软组织中（皮下除外）剥离，则较易产生出血和血肿。

一般小血肿可自行吸收，肢体深部的大血肿、硬膜内外的血肿则要紧急处理，不得延误。针刀术后一定要严密观察肢体的感觉、运动等情况，门诊患者要观察 0.5～1 小时后才可回家。

第5章 头颈部软组织损伤

一、项韧带损伤

【概述】

项韧带损伤大多为长期低头工作引起的积累性损伤，急性外伤引起者较为少见（图 5-1 和图 5-2）。

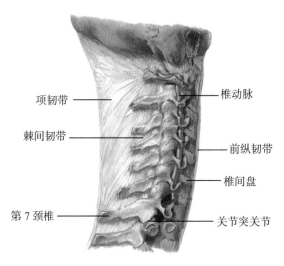

项韧带 —————— ———— 椎动脉

棘间韧带 —————— ———— 前纵韧带

———— 椎间盘

第 7 颈椎 —————— ———— 关节突关节

▲ 图 5-1 项韧带侧面观

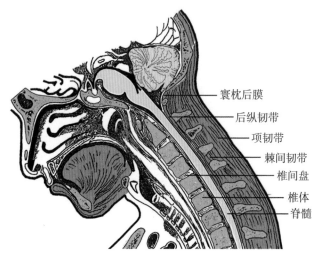

寰枕后膜

后纵韧带

项韧带

棘间韧带

椎间盘

椎体

脊髓

▲ 图 5-2　项韧带矢状面

【局部解剖】

项韧带起于颈椎棘突，止于枕外隆凸和枕外嵴，为三角形的弹力纤维膜，两侧有头夹肌、颈夹肌等多块肌肉附着。其主要作用为控制颈部过度前屈、头的左右旋转。在其他肌肉作用下，颈部后伸时项韧带被牵拉，极易受劳损，X 线可见项韧带上有钙化点。

【临床表现】

低头时间过长，颈后部有酸、胀、痛感，严重者不能抬头，影响睡眠。

【诊断】

1. 颈项部疼痛不适。

2. 长期低头工作或高枕睡眠，或有颈部过度前屈、扭转的外伤史。

3. 项韧带分布区或附着处有压痛点。

4.过度前屈或后伸可引起颈项部疼痛加剧。

【治疗】

嘱患者颈部前屈，找好压痛点。如压痛点在颈部棘突处，针刀刀口线与颈椎棘突顶线平行，针体和颈部平面成 90° 刺入，直至颈椎棘突。在项韧带行切开剥离 1～2 刀，然后横行铲剥 2 下。若压痛点在枕骨隆凸下缘，针刀刀口方向不变，针体和枕骨下缘平面垂直刺入（否则针刀将刺入寰椎附近或寰枕关节，造成脊髓损伤），先切开剥离，再横行铲剥 2 次（图 5-3）。若疼痛仍存在，5 日后重复上述操作。

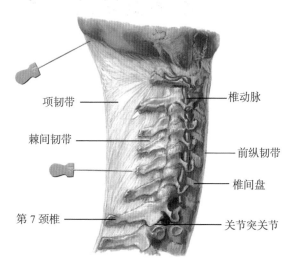

项韧带

棘间韧带

第 7 颈椎

椎动脉

前纵韧带

椎间盘

关节突关节

▲ 图 5-3　项韧带手术位置

针刀术后嘱患者正坐，医生站于患侧，右肘关节屈曲并托住患者下颌，随颈部活动在压痛点上施按揉法，用力不可过大，以免造成新的损伤。最后提拿两侧肩部，并反复揉搓患者肩部至前臂部位。

二、帽状腱膜挛缩

【概述】

头部浅表性外伤或皮肤感染性疾病（如疖等）均可累及帽状腱膜造成损伤，组织修复过程中损伤处腱膜与周围组织粘连，进而纤维化形成瘢痕并挛缩，通行于其中的血管神经将受牵拉压迫，且挛缩造成局部体液流通不畅、代谢产物堆积、局部张力增加，刺激局部敏感神经末梢，引起神经刺激症状。帽状腱膜挛缩是头部浅表性损伤在组织修复过程中帽状腱膜发生的瘢痕化挛缩，可引起头痛、头晕等多种头部不适症状。

患者头部不适、紧箍感，多为顶枕部胀痛发麻，甚者放射至颞部，持续性钝痛，受风寒或推动挛缩处时疼痛加重。挛缩严重者可压迫相应部位的血管、神经，出现头晕等症状。

【局部解剖】

1. 帽状腱膜

被检查者坐位，医者用手拇指按压头皮，出现酸胀感。帽状腱膜紧邻头部皮下，由致密结缔组织与脂肪组织构成，覆盖于颅骨顶部，与颅顶肌一起形成后起枕部、前达眉弓的一层连续性纤维肌膜，向前包绕枕额肌两额部并于两肌腹之间有窄短延伸，向后位于枕额肌枕部两肌腹之间，附着于枕骨枕外隆凸和上项线（图 5-4）。

2. 上项线

在枕外隆凸两侧有两对弓状线，上一对不明显，为最上项线；下一对较明显，即上项线。因此，在触及枕外隆凸后，自枕外隆凸向乳突基底部方向触摸，所触及的横行骨嵴即为上项线（图 5-5）。

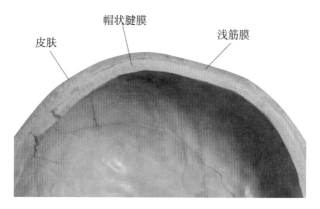

皮肤　　帽状腱膜　　浅筋膜

▲ 图 5-4　帽状腱膜

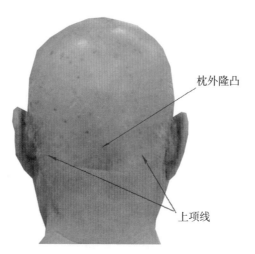

枕外隆凸

上项线

▲ 图 5-5　上项线

　　上项线在枕外隆凸两旁，向乳突基部伸展弯曲的横行骨嵴有胸锁乳突肌和斜方肌附着，同时有枕动脉、枕静脉分支，枕大神经分支。与上项线平行，其下 1cm 左右有斜向外下的弓状线，为下项线，有头后大直肌、小直肌附着（图 5-6）。

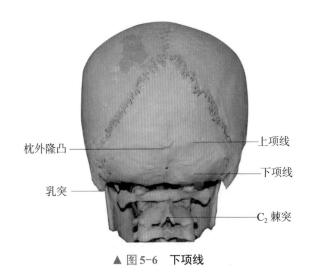

枕外隆凸

上项线

下项线

乳突

C_2 棘突

▲ 图 5-6　下项线

【临床表现】

多为顶枕部胀痛发麻，甚至放射至颞部，呈持续性钝痛。

【诊断】

1. 头部浅表有外伤史或感染性疾病发作史，如疖、毛囊炎等均可引起帽状腱膜挛缩。

2. 疼痛，多为顶枕部胀痛发麻，甚至放射至颞部，呈持续性钝痛。

3. 病损处有压痛点，推动病损或受寒时痛感加剧，可为刺痛。

【治疗】

1. **体位**

坐位。

2. **体表标志**

(1) 枕外隆凸：沿颈后正中线枕骨下凹陷向上推至第一个骨性突

起，即为枕外隆凸（图 5-7）。

(2) 上项线：在触及枕外隆凸后，自枕外隆凸向乳突基底部方向触摸，所触及的横行骨嵴即为上项线。

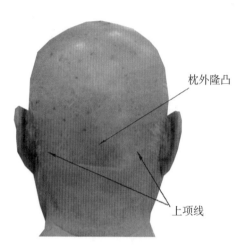

枕外隆凸

上项线

▲ 图 5-7　枕外隆凸

3. 定点

用手触压头皮，一般可寻找到 3～4 个条索、结节状物，定 3～4 点。在后枕部枕外隆凸旁开 2～3cm，止点损伤则定于肩胛骨内上角及其相对应肋骨面的压痛点，一般只定 1 点。

4. 操作

(1) 帽状腱膜点：在额顶部寻找条索、结节状物，针刀刀体与进针处颅骨骨面垂直，刀口线与帽状腱膜纤维走行方向一致，刺入皮肤达病变之后，纵行疏通，横行剥离 2～3 刀，松解条索、结节点（图 5-8）。

(2) 上项线点：以后枕部枕外隆凸旁开 2～3cm 处作为进针刀点，

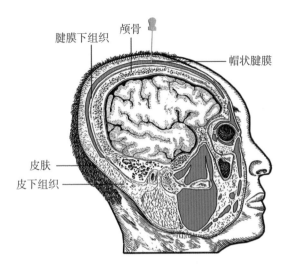

腱膜下组织　颅骨

帽状腱膜

皮肤

皮下组织

▲ 图 5-8　帽状腱膜点

刀口线与人体纵轴一致，针刀体向脚侧倾斜 90°，针刀经皮肤、皮下组织直达骨面，先纵疏横剥 3 刀，范围 0.5cm，然后调转刀口 90°，针刀在枕骨面上铲剥 3 刀，范围 0.5cm（图 5-9）。

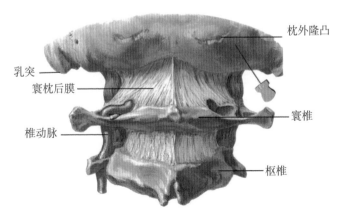

枕外隆凸

乳突

寰枕后膜

椎动脉

寰椎

枢椎

▲ 图 5-9　上项线点

5. **注意事项**

针刀术后48～78小时，用拇指在帽状腱膜挛缩处做揉、按、弹、拨等手法，枕部挛缩重点在枕骨上项线处进行操作。因头部施术容易出血，出针刀后用棉球或无菌纱布压迫针孔2～3分钟，使局部充分止血。止血后各治疗点用棉球或无菌纱布压迫针孔，创可贴覆盖针眼。要求24小时内施术部位勿沾水，以免发生感染。

三、肩胛提肌损伤

【概述】

肩胛提肌损伤为临床常见病，多由突然性动作造成损伤，常被误诊为颈椎病、肩周炎、背痛等，以致疾病久治不愈，针刀疗法有良好疗效。肩胛提肌损伤急性发作时肩胛骨内上角或颈部上段横突周围出现疼痛、拒按，经休息或自我制动后缓解，转为慢性后迁延难愈。查体见肩胛骨内上角及$C_{1\sim4}$横突压痛，严重者可引起患侧抬肩畸形。肩胛骨迅速上提并向上内旋转，肩胛提肌突然收缩；肩胛骨因受到多块不同方向肌的制约，多数情况下又不可能达到同步配合，所以常导致肩胛提肌急性损伤。在该肌腹及起止点的高应力点处，常有肌纤维和肌腱的部分撕裂，可产生少量出血、渗出、水肿等。患处自我限制活动后，症状有所缓解；随后局部粘连、结痂，步入慢性期。亦有慢性积累性损伤者，如常年编织毛衣者，腋下经常夹持织针，使肩胛长时间上提造成肩胛提肌积累性损伤。该损伤亦可产生与急性损伤相同的病理过程，只是程度不同罢了。绝大部分患者的病理改变是肩胛提肌在止点附近的肋骨面上的粘连。

【局部解剖】

1. 肩胛提肌

被检查者坐位，嘱被检查者肩部向后做侧屈头部和上提肩胛骨动作，在胸锁乳突肌之后斜方肌之前可触及肩胛提肌收缩（图 5-10）。

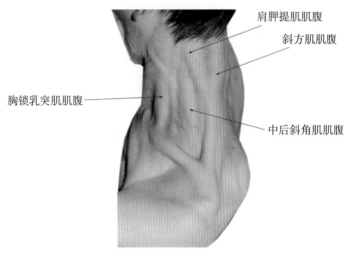

　　　　　　　　　　　　　　　肩胛提肌肌腹

　　　　　　　　　　　　　　　斜方肌肌腹

胸锁乳突肌肌腹

　　　　　　　　　　　　　　　中后斜角肌肌腹

▲ 图 5-10　肩胛提肌

肩胛提肌起自 $C_{1\sim4}$ 横突的后结节，止于肩胛骨脊柱缘内侧角。肌肉主要走行在胸锁乳突肌和斜方肌之间，上部位于胸锁乳突肌深侧，下部位于斜方肌的深面，为一对带状长肌。$C_{1\sim4}$ 横突处有椎动脉通过，周围有耳后动脉、静脉分支，布有枕小神经分支（图 5-11）。

2. 肩胛骨上角

被检查者坐位或直立位，医生用左手控制患者肩部近侧端并向后推，肩胛骨脊柱缘上方会出现一骨性突起，即肩胛骨上角（图 5-12）。

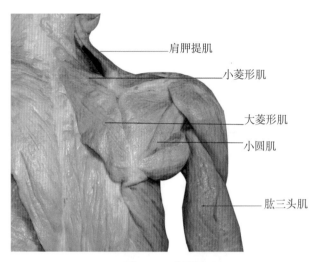

肩胛提肌

小菱形肌

大菱形肌

小圆肌

肱三头肌

▲ 图 5-11　肩胛提肌

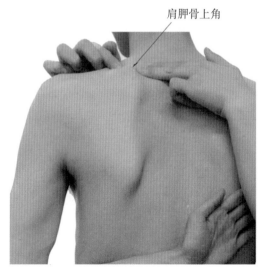

肩胛骨上角

▲ 图 5-12　肩胛骨上角

　　肩胛骨为三角形扁骨，位于背部胸廓外上方，高度介于第 2～7 肋之间，有两个面、三个角和三个缘。肩胛骨上角与外侧角相对又称内角，平对第 2 肋，为肩胛提肌止点处，同时有冈上肌等肌肉附着（图 5-13）。

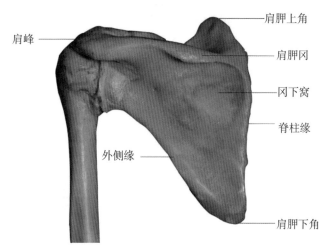

肩峰

肩胛上角

肩胛冈

冈下窝

脊柱缘

外侧缘

肩胛下角

▲ 图 5-13　肩胛骨上角

3. 颈椎横突

　　被检查者取坐位，嘱被检查者头转向对侧，医者于乳突与下颌角连线中点水平的胸锁乳突肌前缘处即可触及寰椎横突；于下颌角下方胸锁乳突肌前缘处可触及枢椎横突，与寰椎横突不同，枢椎横突更不明显；于舌骨角水平线与胸锁乳突肌后缘交界处可触及第 3 颈椎横突；于甲状软骨近上缘水平线与胸锁乳突肌后缘交界处可触及第 4 颈椎横突；于甲状软骨水平线与胸锁乳突肌后缘交界处可触及第 5 颈椎横突；于环状软骨水平线与胸锁乳突肌后缘交界处可触及第 6 颈椎横突；第 7 颈椎横突位于第 6 颈椎横突之下，$C_{3\sim7}$ 横突均位于胸锁乳突肌和斜方肌之间（图 5–14）。

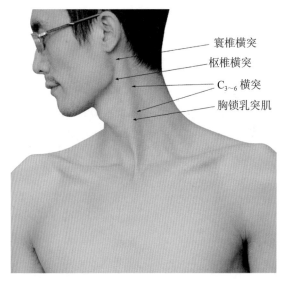

▲ 图 5–14　颈椎横突

颈椎横突是椎弓根移行部向两侧伸出的突起，上述各横突间距平均为 1.5cm。椎动脉一般由第 6 颈椎横突孔进入，向上通过各颈椎椎横突孔，经寰椎后弓的椎动脉沟入颅。横突有两根，终于前后结节，有众多肌肉附着。前根为横突孔前侧部分，自椎体侧面发出，横突前根和前结节是肋骨退化的遗迹，亦称肋突，在第 7 颈椎较肥大成为颈肋，因此第 7 颈椎横突孔较小，只有部分小静脉通过。横突前结节主要有头长肌、颈长肌、前斜角肌附着；横突后结节为真正的横突，主要有中斜角肌、后斜角肌、肩胛提肌、颈夹肌附着（图5–15）。

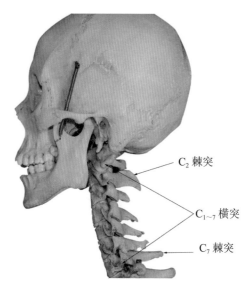

C_2 棘突

$C_{1\sim7}$ 横突

C_7 棘突

▲ 图 5-15　颈椎横突

【临床表现】

表现为肩胛骨内上角、肩胛提肌抵止前的肋骨面上，或 $C_{1\sim4}$ 横突后结节部疼痛，急性期伴有肿胀、拒按，睡眠时翻身困难；慢性期疼痛有所减轻，扪之有条索和摩擦感。

【诊断】

1. 有突发性急性损伤史或慢性积累性劳损史。

2. 疼痛表现在肩胛骨内上角、肩胛提肌抵止前的肋骨面上，或 $C_{1\sim4}$ 横突后结节部。急性期伴有肿胀、拒按，睡眠时翻身困难；慢性期疼痛有所减轻，扪之有条索和摩擦感。

3. 在肩胛提肌的起止点和肌腹上可有不同程度的压痛，尤以肩胛骨内上角最为多见。

4. 平时可见患者有抬肩畸形，患者常抖动肩膀以缓解肩部不适之感。

5.功能障碍，上肢后伸令肩胛骨上提或内旋时，可引起疼痛加剧或不能完成此动作。令患者头屈向患侧，面部转向同侧，同时抬肩，检查者站于对侧，双手扳头以抵抗头的侧屈。此时可在胸锁乳突肌和斜方肌之间看到肩胛提肌收缩，并感疼痛加重。

【治疗】

1.体位

俯卧位，上胸部垫薄枕，头部伸出治疗床，颈部微前屈状。

2.体表标志

(1) 第2颈椎棘突：沿颈后正中线枕骨下凹陷向下推至第一个骨性突起，即为第2颈椎棘突（图5-16）。

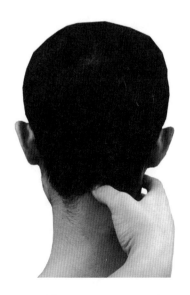

▲ 图 5-16　第 2 颈椎棘突

(2) 第 1 颈椎横突：颈椎中第 1 颈椎横突最长，较瘦者在乳突直下一横指处可清楚扪及该骨突（图 5–17）。

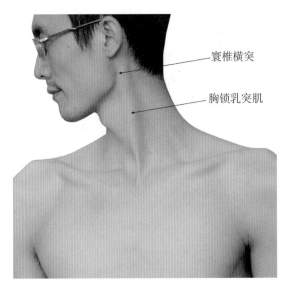

寰椎横突

胸锁乳突肌

▲ 图 5-17　第 1 颈椎横突

(3) 肩胛骨内上角：当臂置于体侧时，先触摸肩胛冈，沿肩胛冈向内侧可触及肩胛骨内缘，再向上可扪及肩胛骨内上角（图 5–18）。

3. 定点

(1) 颈椎横突后结节点：于 $C_{1\sim4}$ 横突外侧端压痛点，即横突后结节上，可定 1～4 点。于 $C_{1\sim4}$ 棘间旁开 25～30mm 处可定 1～4 点。

(2) 肩胛骨内上角和对应的肋骨面点：止点损伤定于肩胛骨内上角及其相对应的肋骨面的压痛点上，一般只定 1 点。

(3) 肌腹压痛点：肩胛提肌肌腹与头夹肌交叉点处发生损伤并粘连时，在肩胛提肌颈根部肌腹上有硬结或条索状物，且有压痛，可

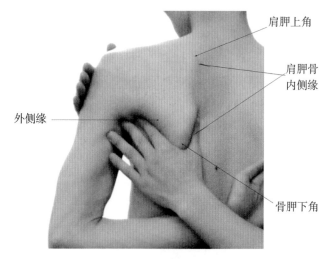

肩胛上角

肩胛骨
内侧缘

外侧缘

骨胛下角

▲ 图5-18　肩胛骨内上角

定1点。

4. 操作

(1) 颈椎横突后结节侧面点：以手指摸清横突后结节并压住，刀口线与颈长轴一致，刀体与皮面垂直。快速刺入皮肤，匀速推进，直达颈椎横突后结节骨面，行纵行疏通、横行剥离。若肌腱较紧张，可将刀锋移至后结节外下缘，调转刀口线45°沿骨面铲剥1～2刀，刀下有松动感后出刀（图5-19）。

(2) 颈椎横突后结节背面点：刀口线与颈椎棘突顺列平行，刀体与内侧皮面的夹角达100°，快速刺入皮肤，匀速推进针刀。刀锋达到关节突关节骨面上，然后调整刀锋至后结节外侧骨面，再稍深入达横突后结节边缘，沿骨面做纵行疏通、横行剥离，始终保持针刀在横突尖部后结节外侧缘的骨面上活动。若肌腱较紧张，可将刀锋

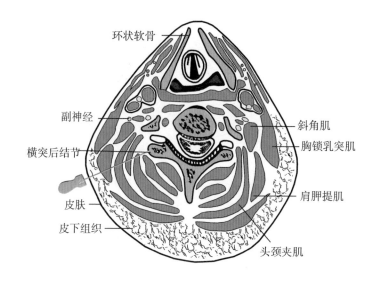

环状软骨

副神经

横突后结节

皮肤

皮下组织

斜角肌

胸锁乳突肌

肩胛提肌

头颈夹肌

▲ 图 5-19　颈椎横突后结节侧面点

移至后结节外下缘，调转刀口线 45° 沿骨面铲剥 1～2 刀，刀下有松动感后出刀（图 5-20）。

(3) 肩胛骨内上角肋骨面点：刀口线与肩胛提肌肌纤维走向平行，刀体与背部皮面垂直刺入，匀速推进，深达肋骨面。在进刀至一定深度尚未到达骨面时，以"纵行疏通"的方式探寻肋骨，若在疏通时遇有骨组织阻挡，说明刀锋已深至肋间隙，应提起锋刀至肋骨面上；如未遇骨阻挡，则在试探中推进，直到寻得肋骨面为止。在肋骨面上，先纵行疏通，然后横行剥离骨面上的粘连。针刀在肋骨面上有松动感后提起刀锋至皮下，刀口线仍与肌纤维平行，将刀体倾斜与肩胛骨平面成 130°，与肩胛间区背部皮面成 50°，使刀锋达肩胛骨内上角边缘骨面上，做纵行疏通、横行剥离。然后调转刀口线与肌纤维垂直，在肩胛骨内上角边缘骨面上，做铲切剥离 1～2 刀

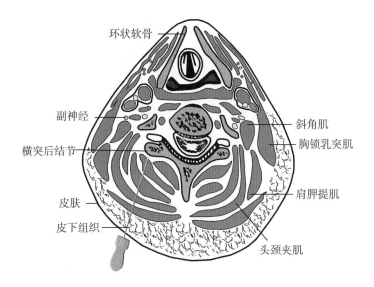

环状软骨

副神经

横突后结节

皮肤

皮下组织

斜角肌

胸锁乳突肌

肩胛提肌

头颈夹肌

▲ 图5-20 颈椎横突后结节背面点

即可（图5-21）。

(4) 肌腹粘连点：刀口线与躯干纵轴下段成15°（与肌纤维平行），刀体与外侧面成60°，快速刺入皮肤10~15mm，通过皮肤和皮下组织，遇有结节、条索状物，或有酸胀感时，行纵行疏通、横行剥离2~3刀即可。

5. 手法

患者端坐位，嘱患者抬肩，医生双手压肩部，反复数次。再让患者患侧肩关节前屈、肘关节屈曲各90°放于胸前，医生站于背侧，同患侧手扶肩，另一手越过患者对侧肩上拉患者患侧手，进行对抗牵引。用力牵拉1~2次，然后让患者抬肩、屈肘扩胸，活动数次即可。

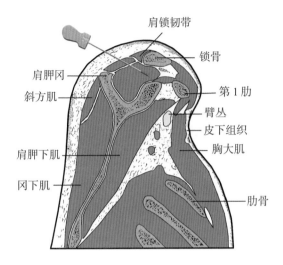

肩锁韧带

锁骨

肩胛冈

斜方肌

第 1 肋

臂丛

皮下组织

肩胛下肌

胸大肌

冈下肌

肋骨

▲ 图 5-21　肩胛骨内上角肋骨面点

6. 注意事项

(1) 在治疗肩胛提肌起点损伤时，刀锋必须在颈椎横突后结节边缘骨面上活动。当针刀穿过皮肤后，要摸索进刀，以免刺入其他部位，造成神经、血管损伤。

(2) 在治疗肩胛提肌止点损伤时，针刀必须在肋骨面上活动。因为肋骨面粘连是肩胛提肌损伤最重要的病理改变。不可深入肋间活动，尤其是肥胖患者，肋骨距皮面较深，更要谨慎，以免造成气胸。

(3) 在肌腹与头夹肌交叉点粘连处施术时，针刀必须指向脊柱方向。细心体会针刀通过皮肤、皮下组织，进入肌层后的针感，在触及硬结、条索或有酸胀感后，即行疏通、剥离，不能刺入过深，以免造成意外损伤。

(4) 治疗后各治疗点用棉球或无菌纱布压迫针孔，创可贴覆盖针眼，要求 24 小时内施术部位勿沾水，以免发生感染。

四、头夹肌损伤

【概述】

头夹肌损伤是临床中常见的疾病，主要症状为头项僵硬、疼痛、沉重感，有时可牵及眼眶痛，常在第 7 颈椎棘突处或枕骨上项线单侧或双侧有压痛，气候变化时症状加重。因本病常在第 7 颈椎棘突周围形成一个圆形隆起，俗称扁担疙瘩，长期挑扁担的人容易患此病，故又称"扁担肩"。常规疗法疗效欠佳，但针刀治疗效果较好。头颈部的活动以第 1 胸椎为支点，而第 1 胸椎本身活动幅度较小。头颈部在频繁大幅度地活动时，第 7 颈椎棘突成为应力的中心，因此头夹肌第 7 颈椎附着处极易受损。头夹肌的附着处损伤后，头颈部其他肌肉活动可影响头夹肌的修复。即使肌腱处在制动状态，肌腹仍会在其他肌肉的活动下不停地运动，因此头夹肌损伤后，其修复和损伤同时进行，以致损伤点的瘢痕组织越来越厚。

【局部解剖】

头夹肌

被检查者坐位或俯卧低头位，医生用左手固定头部，右手以第 7 颈椎为中心触摸第 3 颈椎直至第 3 胸椎棘突，再以枕外隆凸为中心，向外下触摸枕骨上项线和乳突。

夹肌位于项部，被斜方肌、菱形肌、上后锯肌和胸锁乳突肌掩盖，其形状为一不规则的三角形扁肌，属于背深层肌特殊分化出来的一部分，依其部位不同可分为头夹肌和颈夹肌。头夹肌为夹肌上部大部分的肌束，起自第 3 颈椎到第 3 胸椎棘突，肌纤维斜向外上方，止于上项线外侧端及乳突后缘，和枕额肌后部共同在上项线外侧端交织附着，与枕额肌一前一后共同连接帽状腱膜。浅层有斜方肌附着，深层为头半棘肌，周围有枕动脉、枕静脉分支，布有枕大神经分支。头夹肌的表层有斜方肌，深层有竖脊肌，是使头部后仰的主要肌肉之一。头夹肌单侧收缩使头转向同侧，双侧收缩使头后仰（图 5-22）。

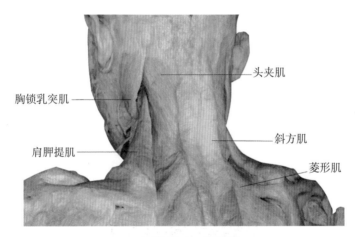

胸锁乳突肌

肩胛提肌

头夹肌

斜方肌

菱形肌

▲ 图 5-22　头夹肌

【临床表现】

患侧枕骨缘的上项线或第 7 颈椎棘突处疼痛。热敷可使颈项部松弛，但附着处疼痛始终存在，气候变化时不适感加重。

【诊断】

1. 有外伤史或慢性积累性劳损史。

2. 患侧枕骨缘的上项线或第 7 颈椎棘突处疼痛。热敷可使颈项部松弛，但附着处疼痛始终存在，气候变化时不适感加重。

3. 第 7 颈椎棘突处，或枕骨上项线单侧或双侧有压痛。

4. 转头或仰头受限，颈项部有僵硬感。用手掌压住颈后部，将颈部下压使其低头，再令患者努力抬头伸颈，可使疼痛加剧。

【治疗】

1. **体位**

俯卧位，上胸部垫薄枕，头部伸出治疗床，颈部微前屈状。

2. **体表标志**

(1) 第 2 颈椎棘突：沿颈后正中线枕骨下凹陷向下推至第一个骨性突起，即为第 2 颈椎棘突（图 5-23）。

(2) 第 7 颈椎棘突：从项部正中向下扪触，颈胸交界处最隆起的骨凸即为第 7 颈椎（图 5-24）。

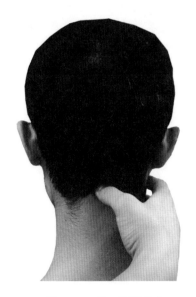

▲ 图 5-23　第 2 颈椎棘突

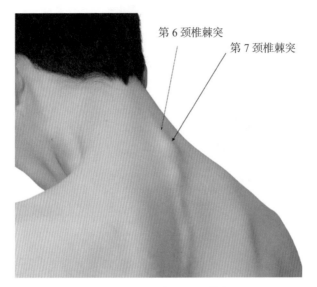

第 6 颈椎棘突

第 7 颈椎棘突

▲ 图 5-24　第 7 颈椎棘突

(3) 枕外隆凸：枕外隆凸是枕部最明显的骨凸（图 5-25）。

(4) 枕骨上项线：在触及枕外隆凸后，自枕外隆凸向乳突基底部方向触摸，所触及的横行骨峰即为上项线。

(5) 颞骨乳突：枕外隆凸与乳突在同一条上项线弧线上，枕外隆突位于正中，而乳突位于弧形上项线两端的下方。

3. 定点

(1) 枕骨上项线点：单侧或双侧压痛处可定 1～3 点，松解头夹肌止点部。

(2) C_3～T_3 棘突压痛点：在 C_3～T_3 棘突的压痛处可定 1～3 点，松解头夹肌起始点部。

(3) 项韧带两侧头夹肌附着点：在项韧带两侧的压痛处可定

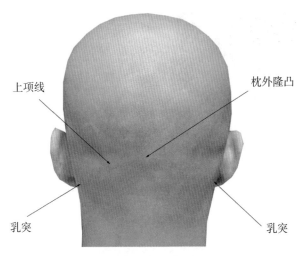

上项线

枕外隆凸

乳突

乳突

▲ 图 5-25　枕外隆凸

1～3 点。

4. 操作

(1) 针刀松解头夹肌起点触压到肌肉起点的压痛点，即 $C_3 \sim T_3$ 棘突处，刀口线与人体纵轴一致，针刀体与皮肤成 90° 刺入，达肌肉起点的颈椎棘突顶点及两侧，不可超过棘突根部，以免损伤神经或脊髓。紧贴棘突顶点及两侧纵疏横剥 3 刀，范围为 0.5cm（图 5-26）。

(2) 针刀松解头夹肌止点，在患侧压痛点处进针刀，即上项线外侧端及乳突后缘处，针刀体与枕骨面成 90° 刺入，进针刀时应注意避开神经和血管，达骨面后纵疏横剥 3 刀，范围为 0.5cm（图 5-27）。

(3) 松解头夹肌起点与止点后症状仍然存在者，需做头夹肌行经路线中的针刀松解，一般松解 2 刀。刀口线与肌纤维方向一致，针刀体与皮肤成 90° 刺入，达肌肉时有韧性感，纵疏横剥 3 刀，范围为 0.5cm（图 5-28）。

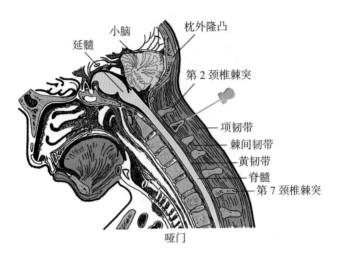

▲ 图 5-26　$C_3 \sim T_3$ 棘突处

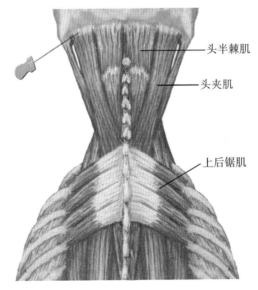

▲ 图 5-27　上项线外侧端及乳突后缘处

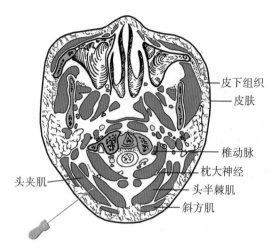

皮下组织
皮肤
椎动脉
枕大神经
头夹肌
头半棘肌
斜方肌

▲ 图5-28　头夹肌行经路线中的针刀松解

5. 手法

用手掌压住患侧颈后部，将颈部转向对侧，用力下压数次即可。

6. 注意事项

(1) 在治疗头夹肌起点损伤时，刀锋必须在颈椎和胸椎骨面上活动。针刀穿过皮肤后应摸索进刀，不可盲目操作，以免刺入其他部位，造成神经、血管损伤。

(2) 治疗后各治疗点用棉球或无菌纱布压迫针孔，创可贴覆盖针眼，要求24小时内施术部位勿沾水，以免发生感染。

五、头半棘肌损伤

【概述】

头半棘肌损伤是项背部慢性疼痛的主要原因，因肌肉位于项背部肌肉深层，损伤时常常不易发现，针刀治疗此病效果较好。头颈部是人体活动幅度最大、最频繁的部位，枕项部肌肉损伤后会处于修复和继续损伤的状态，损伤组织重复着变性、渗出、机化、增生、粘连、结痂的病理过程。枕项部产生肌痉挛、肌结节、肌条索等改变。头半棘肌位于颈项部肌肉深层，损伤后更易产生慢性积累性损伤，同时枕大神经和第 3 枕神经通过该肌肉，肌肉的水肿、粘连和瘢痕会卡压两条神经，引发临床症状。

【局部解剖】

头半棘肌

瘦人项部两条纵行的凸隆，即为头半棘肌的体表投影。头半棘肌是人体项背部的主要肌肉之一，属于颈部深层肌肉，是横突棘肌之一。横突棘肌由浅而深分为三层：浅层肌束最长，跨越 4～6 个椎骨，其纤维方向较直，称半棘肌；中层肌束较短、较斜，越过 2～4 个椎骨，称多裂肌；深层肌束最短、最斜，位于上下两个椎骨之间，或越过 1 个椎骨，称回旋肌。

浅层半棘肌又可分为胸半棘肌、颈半棘肌和头半棘肌三部。头半棘肌位于头夹肌和颈夹肌的深侧，颈最长肌和头最长肌的内侧。该肌起自 $C_{6\sim7}$ 横突尖端及 $C_{4\sim6}$ 关节突，部分起自 $C_7\sim T_1$ 棘突，向上汇集，形成宽阔肌腹，止于枕骨上下项线间的内侧部，周围有枕动脉、枕静脉分支，布有枕大神经分支、第 3 枕神经。头半棘肌的作用是使头伸直并使面部稍转向对侧（图 5-29）。

【临床表现】

头半棘肌损伤时，后枕部、颈部及背部出现较广泛的疼痛，颈部伸直时疼痛加重，颈项部及背部可有紧张、紧束感。若病程较长，患者情绪紧张，多伴有失眠、焦虑等症状。

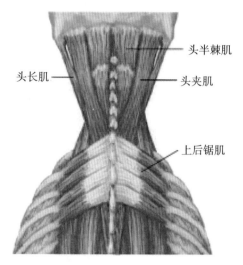

头半棘肌

头长肌

头夹肌

上后锯肌

▲ 图5-29　头半棘肌

【诊断】

1. 有外伤史或慢性积累性劳损史。

2. 头半棘肌损伤时，后枕部、颈部及背部出现较广泛的疼痛，颈部伸直时疼痛加重，颈项部及背部可有紧张、紧束感。

3. 后枕部、颈部及背部出现较广泛的压痛。

4. 功能障碍，颈部伸直时疼痛加重。

【治疗】

1. **体位**

俯卧位，患者头部探出床头，稍低头，使术野开阔。

2. **体表标志**

(1) 第2颈椎棘突：沿颈后正中线枕骨下凹陷向下推至第一个骨性突起，即为第2颈椎棘突（图5-30）。

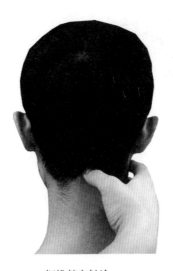

枢椎棘突触诊

▲ 图 5-30　第 2 颈椎棘突

(2) 第 7 颈椎棘突：从项部正中向下扪触，颈胸交界处最隆起的骨凸即为第 7 颈椎（图 5-31）。

(3) 枕外隆凸：枕外隆凸是枕部最明显的骨凸（图 5-32）。

(4) 枕骨上项线：在触及枕外隆凸后，自枕外隆凸向乳突基底部方向触摸，所触及的横行骨嵴即为上项线。

(5) 颞骨乳突：枕外隆突与乳突在同一条上项线弧线上，枕外隆突位于正中，而乳突位于弧形上项线两端的下方。

3. 定点

(1) 枕骨上项线点：单侧或双侧压痛处可定 1～3 点，松解椎枕肌起始部。

(2) 项沟两侧压痛点：在项沟两侧隆起部的痛性结节、条索等可

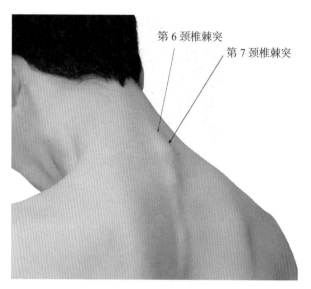

第 6 颈椎棘突

第 7 颈椎棘突

▲ 图 5-31　第 7 颈椎棘突

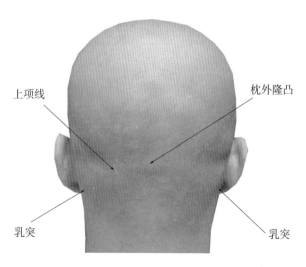

上项线

枕外隆凸

乳突

乳突

▲ 图 5-32　枕外隆凸

定多点，松解头半棘肌。

(3) 头半棘肌胸椎横突起点处的压痛点：在 T_6 横突起点上寻找压痛点，可定 1～3 点。

4. 操作

(1) 针刀松解枕骨上、下项线间点，刀口线与身体纵轴平行，刀体与枕部骨面切线位垂直刺入至骨面。先纵行疏通，再横行剥离 2～3 下，出刀（图 5-33）。

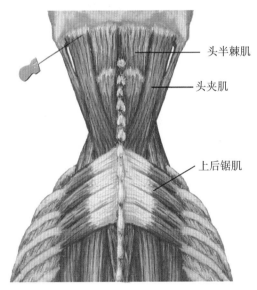

头半棘肌

头夹肌

上后锯肌

▲ 图 5-33　枕骨上项线点

(2) 针刀松解项沟两侧隆起结节条索点，此处损伤较常见。刀口线与颈椎顺列平行，刀体与皮面垂直，扪清痛性结节并固定，刺入针刀直达硬节处。进入硬结处时，手下有阻滞感。再提起刀锋，切开结节与条索，刀下有松动感后出刀（图 5-34）。

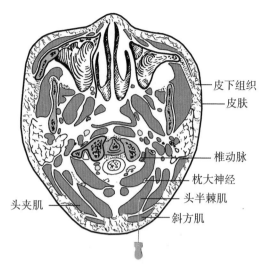

皮下组织
皮肤
椎动脉
枕大神经
头半棘肌
斜方肌
头夹肌

▲ 图 5-34　项沟两侧压痛点

(3) 针刀松解头半棘肌起点，在 T_6 横突起点以上寻找压痛点，刀口线与身体纵轴平行，刀体与皮肤垂直，针刀经皮肤、皮下组织到达相应胸椎横突骨面，在横突骨面上切割 2～3 刀（图 5-35）。

5. 手法

患者俯卧位，助手站于患者侧方，双手固定两肩上部，医者一手托住患者下颌部，另一前臂屈肘 90° 压于枕部，让患者尽量屈曲颈部并放松肌肉，与此同时助手与医者同时向相反方向牵拉并屈曲颈部 2～3 次即可。

6. 注意事项

(1) 在枕骨上项线处进针刀，避开血管和神经（枕大神经与枕动脉）的投影区，以免损伤。

(2) 在项沟两侧做针刀，需注意针刀的深度，不可将针刀刺入椎

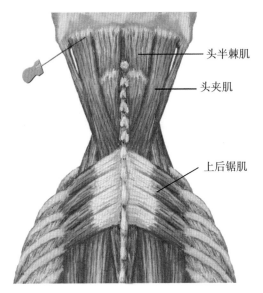

头半棘肌

头夹肌

上后锯肌

▲ 图 5-35　头半棘肌胸椎横突起点处的压痛点

间隙。项部针刀手术最深不可超过颈椎外侧关节柱骨平面。

(3) 治疗后用棉球或无菌纱布压迫针孔，创可贴覆盖针眼，要求 24 小时内施术部位勿沾水，以免发生感染。

六、胸锁乳突肌肌腱炎

【概述】

胸锁乳突肌肌腱炎为胸锁乳突肌慢性积累性损伤的急性发作，属于落枕的一种，长期反复发作的落枕可能与颈椎病有关。经常做扭转颈部活动的人，或经常突然转头，或睡眠姿势不良，颈部扭转斜置于枕上等，使胸锁乳突肌反复牵拉损伤，影响该肌的血供和代谢。睡眠姿势不良，再加上颈部保暖不好，使该肌受到寒冷刺激，使血供更差，局部渗出物不能及时被代谢清除，致使代谢废物堆积形成水肿，刺激神经末梢而骤然发病。胸锁乳突肌是形成痉挛性斜颈最重要的颈肌之一，当该肌出现各种病理性收缩时，均可出现斜颈。

【局部解剖】

1. 胸锁乳突肌

被检查者取坐位，头用力向一侧倾斜，医者用手推挡其同侧下颌使面部转向对侧，该侧胸锁乳突肌即隆起，其起止点及前后缘均十分明显，为颈部分区的界线（图5-36）。

胸锁乳突肌位于颈部两侧皮下，是一对强有力的肌肉，为颈部众多肌肉中最大最粗的一条，负责头颈各方向的运动，同时也是颈部重要的肌性标志。该肌左右各一条，从耳后乳突斜向前下附着于

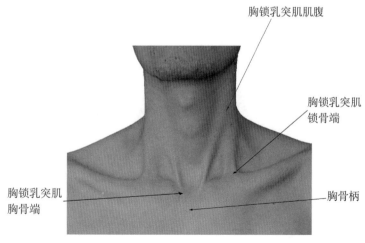

▲ 图 5-36 胸锁乳突肌

胸锁乳突肌肌腹

胸锁乳突肌锁骨端

胸锁乳突肌胸骨端

胸骨柄

颈根部胸骨及锁骨内侧端处。在胸锁乳突肌的浅面可见颈外静脉充盈于皮下。在胸锁乳突肌的深面及内侧有颈动脉鞘，鞘内有颈总动脉和颈内动脉（内侧）、颈内静脉（外侧）、迷走神经（后方），从胸锁乳突肌前缘向后扪之可清楚触到其搏动。胸锁乳突肌受副神经、颈神经前支（$C_{2\sim3}$）支配，一侧收缩使头转向对侧，两侧收缩使头后仰，还可提胸廓、协助深吸气等（图 5-37）。

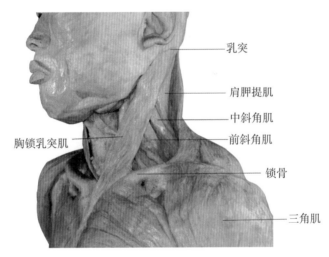

乳突

肩胛提肌

中斜角肌

前斜角肌

胸锁乳突肌

锁骨

三角肌

▲ 图 5-37　胸锁乳突肌

2. 胸骨柄

被检查者取坐位或仰卧位，胸骨柄即为胸前正中线上颈静脉切迹与胸骨角之间的骨块，外形略呈六角形（图 5-38）。

胸骨柄是胸骨上部最宽厚的部分，上缘游离为颈静脉切迹，下缘与胸骨体结合形成胸骨角；外上方有锁骨切迹，并与锁骨构成胸锁关节；外下方有第 1 肋骨切迹，与第 1 肋软骨形成胸肋软骨结合（图 5-39）。

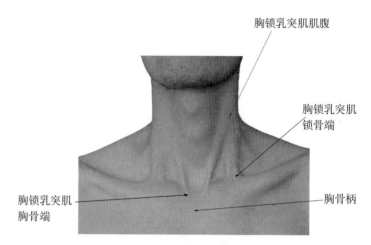

胸锁乳突肌肌腹

胸锁乳突肌
锁骨端

胸锁乳突肌
胸骨端

胸骨柄

▲ 图 5-38　胸骨柄

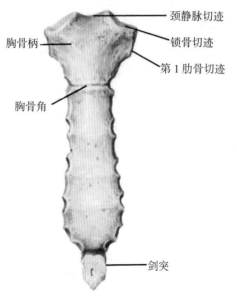

颈静脉切迹

胸骨柄

锁骨切迹

第 1 肋骨切迹

胸骨角

剑突

▲ 图 5-39　胸骨柄解剖图

3. 锁骨胸骨端

被检查者取坐位或仰卧位，医者自锁骨中部明显的骨干部分向内侧触摸，可触及明显突出的锁骨胸骨端，锁骨内侧端与胸骨柄的锁骨切迹相接形成胸锁关节，因此锁骨内侧端又称为锁骨胸骨端（图5-40和图5-41）。

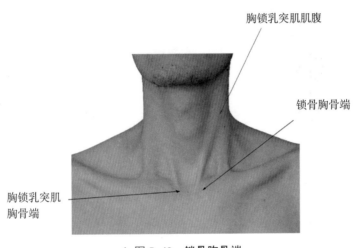

胸锁乳突肌肌腹

锁骨胸骨端

胸锁乳突肌
胸骨端

▲ 图5-40　锁骨胸骨端

4. 乳突

被检查者坐位或俯卧位，在耳垂后方可触及一圆丘状骨性隆起。若将头旋向对侧时，可明显地见到胸锁乳突肌终止于该处。乳突为位于耳垂后方的圆丘状骨性隆起，是颞骨乳突部的一部分（图5-42和图5-43）。

【临床表现】

晨起后突然感觉颈后部、肩背部疼痛不适，以单侧为多。重者颈肩部疼痛严重，不敢活动，颈部僵直；轻者，颈部活动受限，尤

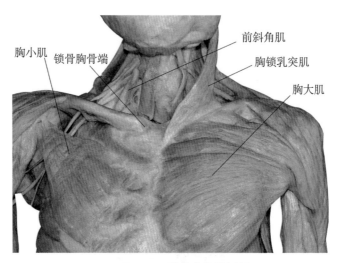

胸小肌　锁骨胸骨端　前斜角肌　胸锁乳突肌　胸大肌

▲ 图 5-41　锁骨胸骨端解剖

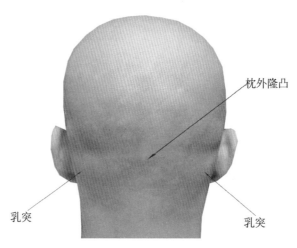

枕外隆凸　乳突　乳突

▲ 图 5-42　乳突

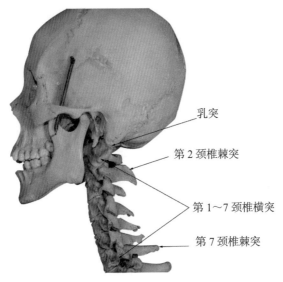

乳突

第 2 颈椎棘突

第 1～7 颈椎横突

第 7 颈椎棘突

▲ 图 5-43 乳突解剖

以旋转受限为重；转头时躯干随之旋转。重者脊柱屈伸受限，颈项强直，头偏向患侧。

【诊断】

1. 一般无外伤史，可有突然受风寒史、长时间转头工作或其他慢性劳损史。

2. 急性发作者，晨起后突然感觉颈后部、肩背部疼痛不适，以单侧为多。重者颈肩部疼痛严重，不敢活动，颈部僵直；轻者颈部活动受限，尤以旋转受限为重，转头时，躯干随之旋转。重者脊柱屈伸受限，颈项强直，头偏向患侧。

3. 慢性损伤者，有经常转头、抬头或突然过度旋转头部的劳损史。颈部活动受限，颈部僵硬，旋转不灵活，颈部呈后仰状态，向健侧转头受限，或头前屈明显受限。被动转头或颈部做过伸活动时，引起胸锁乳突肌疼痛或痉挛。胸锁乳突肌附着点或肌腹有明显压痛点，累及副神经者斜方肌可有放射痛和压痛。

【治疗】

1. **体位**

患者仰卧位，患侧肩部垫起，头转向对侧并稍后仰，使术野开阔、胸锁乳突肌充分暴露。

2. **体表标志**

(1) 颞骨乳突：枕外隆凸与乳突在同一条上项线弧线上，枕外隆凸位于正中，而乳突位于弧形上项线两端的下方（图5-44）。

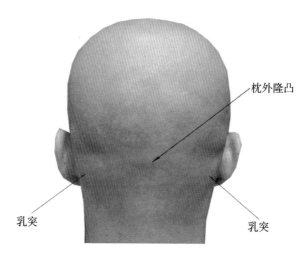

枕外隆凸

乳突

乳突

▲ 图 5-44　**颞骨乳突**

(2) 颈静脉切迹：胸骨柄上端中间的凹陷部。

(3) 锁骨切迹：颈静脉切迹两侧凹陷部，与锁骨相关联的部分，称之为锁骨切迹。

3. 定点

(1) 乳突点：乳突下缘与上项线外端之间的压痛点上。

(2) 胸骨端点：胸骨体患侧外上端，颈静脉切迹凹陷的两侧高起处。

(3) 锁骨端点：锁骨胸骨端，即锁骨切迹的外侧。

4. 操作

嘱患者向患侧相反方向转头，医生随患者旋转时加大旋转力度，有时可听到清脆的响声，做一次即可。

(1) 乳突点：刀口线与胸锁乳突肌肌纤维平行，刀体与下方皮面约成 45°。快速刺入皮肤，直达骨面。然后，稍立起刀体，沿乳突下缘深入刀锋，穿过胸锁乳突肌肌腱，行纵行疏通，横行剥离。如果肌腱张力过大，可调转刀口线 90°，横行切开肌腱 1~2 刀（图 5-45）。

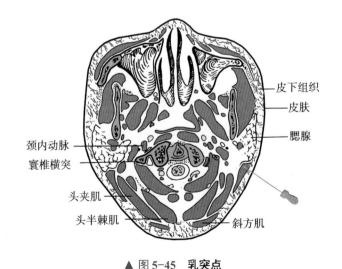

皮下组织
皮肤
腮腺
颈内动脉
寰椎横突
头夹肌
头半棘肌
斜方肌

▲ 图 5-45 乳突点

(2) 胸骨端点：刀口线与胸锁乳突肌肌纤维平行，刀体与皮面约成 90° 刺入，直达骨面。调整刀锋达胸骨上端骨面，使刀锋穿过肌腱，行纵行疏通，横行剥离。必要时，可调转刀口线 90°，切开肌腱 1～2 刀（图 5-46）。

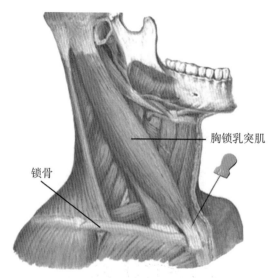

胸锁乳突肌

锁骨

▲ 图 5-46 胸骨端点

(3) 锁骨端点：刀口线与胸锁乳突肌肌纤维平行，刀体与皮面垂直刺入达锁骨上面调整刀锋到锁骨上缘，并紧贴骨缘深入，穿过肌腱，做纵行疏通、横行剥离。如肌腱十分紧张，可调转刀口线 90° 切开肌腱 1～2 刀（图 5-47）。

5. **手法**

嘱患者向患侧相反方向转头，医生随患者旋转时加大旋转力度，有时可听到清脆的响声，做 1 次即可。

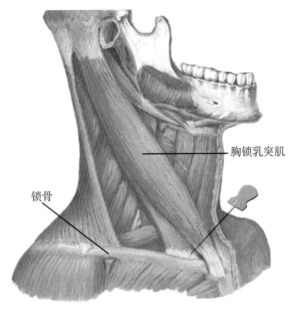

胸锁乳突肌

锁骨

▲ 图 5-47 锁骨端点

6. 注意事项

(1) 在乳突、上项线进刀时，刀体应与骨面切线位垂直，直达乳突与肌腱的交界处。

(2) 在胸骨、锁骨端进刀时，一要准，对准骨面；二要稳，将进刀点皮肤固定，紧贴固定指端进刀，不可上下滑动。调整刀锋到胸骨、锁骨上缘时，一定要紧贴骨缘试探性深入，控制刀锋的深度，只沿骨缘铲切即可，以免刺入锁骨上窝或肋间隙，造成不良后果。

(3) 治疗后用棉球或无菌纱布压迫针孔，创可贴覆盖针眼，要求24 小时内勿沾水，以免发生感染。

七、落枕

【概述】

落枕，是指由于颈部肌肉、韧带急性损伤，引起颈部疼痛、僵硬、活动受限，晨起时以颈部肌肉痉挛、强直、酸胀、疼痛以致转动失灵为主要症状。轻者4～5天可自愈，重者疼痛严重并向头部及上肢部放射，迁延数周不愈。主要病因为：①肌肉扭伤，如夜间睡眠姿势不良，头颈长时间处于过度偏转的位置，引起颈椎小关节紊乱，时间较长即可发生静力性损伤。②睡眠时枕头不合适，过高、过低或过硬，使头颈处于过伸或过屈状态。③感受风寒，如睡眠时受寒，使颈背部气血凝滞，筋络痹阻，引起局部疼痛不适，动作明显受限。

【局部解剖】

1. 胸锁乳突肌

被检查者坐位，头用力向一侧倾斜，检查者用手推挡其同侧下颌，使面部转向对侧，该侧胸锁乳突肌即隆起，其起止点及前后缘均十分明显，为颈部分区的界线（图5-48）。

胸锁乳突肌位于颈部两侧皮下，是一对强有力的肌肉，是颈部众多肌肉中最大最粗的一条，负责头颈各方向的运动，同时也是颈部重要的肌性标志。该肌左右各一条，从耳后乳突斜向前下附着于颈根部胸骨与锁骨内侧端。在胸锁乳突肌的浅面可见颈外静脉充盈于皮下，胸锁乳突肌的深面及内侧有颈动脉鞘，鞘内有颈总动脉和颈内动脉（内侧）、颈内静脉（外侧）、迷走神经（后方），在胸锁乳

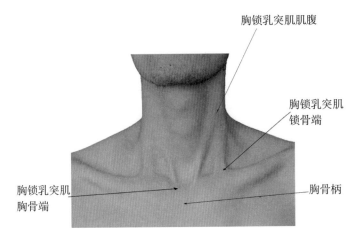

胸锁乳突肌肌腹

胸锁乳突肌
锁骨端

胸锁乳突肌
胸骨端

胸骨柄

▲ 图 5-48　胸锁乳突肌

突肌前缘向后扪之可清楚触到其搏动。胸锁乳突肌受副神经、颈神经前支（$C_{2\sim3}$）支配，一侧收缩使头转向对侧，两侧收缩使头后仰，还可提胸廓、协助深吸气等（图 5-49）。

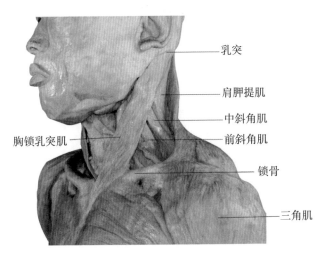

乳突

肩胛提肌

中斜角肌

前斜角肌

胸锁乳突肌

锁骨

三角肌

▲ 图 5-49　胸锁乳突肌解剖

2. 斜方肌

被检查者取侧卧位，检查者立于其对面。检查者一手用较大的力作用于被检查者的头外侧部，另一手放在肩部，要求被检查者上提肩部并使头部向同侧侧屈与被检查者的作用力对抗，在颈部外侧即显现出斜方肌上部纤维。

被检查者侧卧，两肩关节屈曲 90°，检查者用力作用于被检查者肘部上方的臂外侧面，并要求被检查者水平外展肩部，抵抗检查者的压力，在上背部即显现出斜方肌中部纤维。

被检查者侧卧，肩、肘关节均屈曲 90°，检查者一手下压其肘部上方的臂外侧面，要求被检查者水平外展肩部，另一手拇、食指即可从外侧捏住被检查者的斜方肌下部纤维（图 5-50）。

斜方肌是项部和背上部的最浅层肌肉，自项胸部正中线向肩峰伸展呈三角形，底朝向脊柱，尖在肩峰，两侧斜方肌合在一起时形

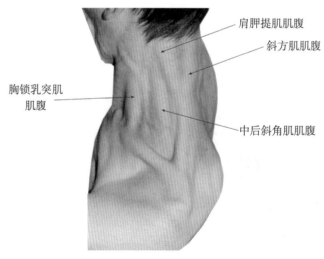

肩胛提肌肌腹

斜方肌肌腹

胸锁乳突肌肌腹

中后斜角肌肌腹

▲ 图 5-50　斜方肌

如斜方，故得此名。

　　该肌从上而下以腱膜起自上项线内 1/3 部、枕外隆凸、项韧带全长、第 7 颈椎棘突、全部胸椎棘突及棘上韧带。上部肌束向外下方止于锁骨外 1/3，中部肌束向外止于肩峰内侧缘和肩胛冈外侧，下部肌束向外上止于肩胛冈内侧。斜方肌受副神经、颈神经前支（$C_{3\sim4}$）支配，由颈横动脉供应营养，分为浅支和深支，常见为浅支，供应斜方肌上、中部或上、中、下部，深支供应中、下部，静脉主要借劲外静脉和锁骨下静脉回流。

　　斜方肌的作用是使肩胛骨向脊柱靠拢，上部肌束可提肩胛骨，与肩胛提肌和菱形肌等共同担负着肩胛部和上肢的重量。下部肌束可降肩胛骨（图 5-51）。

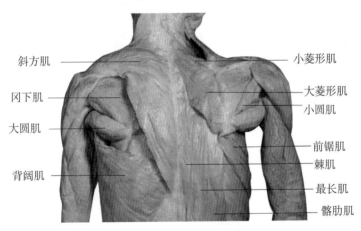

斜方肌　　　　　　　　　　　　　　　小菱形肌

冈下肌　　　　　　　　　　　　　　　大菱形肌
　　　　　　　　　　　　　　　　　　小圆肌
大圆肌
　　　　　　　　　　　　　　　　　　前锯肌
　　　　　　　　　　　　　　　　　　棘肌
背阔肌　　　　　　　　　　　　　　　最长肌
　　　　　　　　　　　　　　　　　　髂肋肌

▲ 图 5-51　斜方肌解剖

3. 肩胛提肌

　　被检查者取坐位，嘱被检查者肩部向后做侧屈头部和上提肩胛骨动作，在胸锁乳突肌之后斜方肌之前可触及肩胛提肌收缩。

肩胛提肌起自 $C_{1\sim4}$ 横突后结节，止于肩胛骨脊柱缘内侧角。肌肉主要走行在胸锁乳突肌和斜方肌之间，上部位于胸锁乳突肌深侧，下部位于斜方肌的深面，为一对带状长肌。$C_{1\sim4}$ 横突处有椎动脉通过，周围有耳后动脉、耳后静脉分支，布有枕小神经分支（图 5-52）。

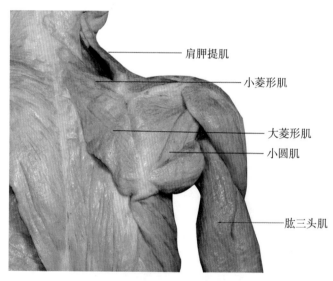

肩胛提肌

小菱形肌

大菱形肌

小圆肌

肱三头肌

▲ 图 5-52　肩胛提肌

【临床表现】

颈部疼痛，动则痛甚。晨起突感颈后部、肩背部疼痛不适，以单侧为多。重者颈肩部疼痛严重，不敢活动，颈部僵直。颈项相对固定在某一体位，某些患者用一手扶持颈项部以减少颈部活动，缓解症状。

【诊断】

1. 一般无外伤史，可有睡眠姿势不良或颈椎病史。

2.颈部疼痛，动则痛甚。晨起突感颈后部、肩背部疼痛不适，以单侧为多。重者颈肩部疼痛严重，不敢活动，颈部僵直。颈项相对固定在某一体位，某些患者用一手扶持颈项部以减少颈部活动，缓解症状。

3.颈部活动明显受限，如左右旋转、左右侧弯、前屈与后伸等活动。尤以旋转受限为重，转头时躯干随之旋转。重者脊柱屈伸受限，颈项强直，头偏向患侧。

【治疗】

1.**体位**

俯卧位，患者头部探出床头，稍低头，使术野开阔。

2.**体表标志**

(1) 颞骨乳突：枕外隆凸与乳突在同一条上项线弧线上，枕外隆凸位于正中，而乳突位于弧形上项线两端的下方（图 5-53）。

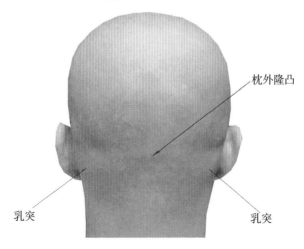

乳突   枕外隆凸   乳突

▲ 图5-53 **颞骨乳突**

(2) 肩胛骨内上角：当臂置于体侧时，先触摸肩胛冈，沿肩胛冈向内侧可触到肩胛骨内缘，再向上即能扪及肩胛骨内上角(图 5-54)。

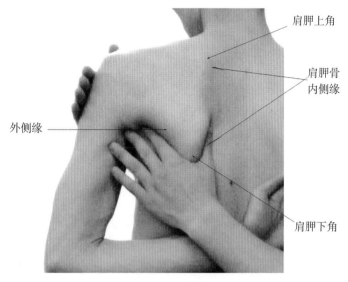

▲ 图 5-54 **肩胛骨内上角**

(3) 第 7 颈椎棘突：从项部正中向下扪触，颈胸交界处最隆起的骨凸即为第 7 颈椎（图 5-55）。

3. 定点

(1) 乳突点：乳突下缘与上项线外端之间的压痛点上。

(2) 第 7 颈椎棘突点：定点于第 7 颈椎棘突下硬结点。

(3) 斜方肌点：斜方肌上束、中束、下束各定 1～2 点。

4. 操作

(1) 乳突点：刀口线与胸锁乳突肌肌纤维平行，刀体与下方皮面

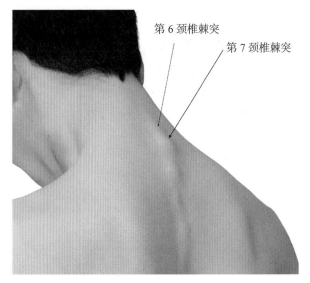

第 6 颈椎棘突

第 7 颈椎棘突

▲ 图 5-55　第 7 颈椎棘突

约成 45°，快速刺入皮肤直达骨面，然后稍立起刀体，沿乳突下缘深入刀锋，穿过胸锁乳突肌肌腱，行纵行疏通、横行剥离。若肌腱张力过大，可调转刀口线 90°，横行切开肌腱 1～2 刀（图 5-56）。

（2）第 7 颈椎棘突点：针刀松解第 7 颈椎棘突处，刀口线与人体纵轴一致，针刀体与皮肤成 90° 刺入，达肌肉起点的颈椎棘突顶点及两侧，不可超过棘突根部，以免损伤神经或脊髓。紧贴棘突顶点及两侧纵疏横剥 2～3 刀，然后调转刀口线 90°，沿第 7 颈椎棘突下铲剥 2～3 刀，范围为 0.5cm（图 5-57）。

（3）斜方肌点：寻找斜方肌上、中、下三束的压痛点和硬结，施术时刀口线与斜方肌肌纤维方向一致，针刀经皮肤、皮下组织、筋膜，达斜方肌肌束后纵行横拨 2～3 刀，如有硬结应切开（图 5-58）。

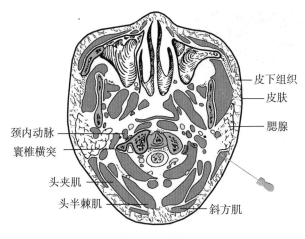

皮下组织
皮肤
腮腺
颈内动脉
寰椎横突
头夹肌
头半棘肌
斜方肌

▲ 图5-56　乳突点

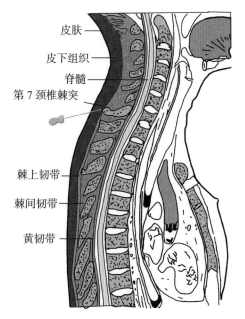

皮肤
皮下组织
脊髓
第7颈椎棘突
棘上韧带
棘间韧带
黄韧带

▲ 图5-57　第7颈椎棘突点

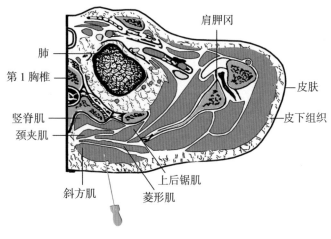

肩胛冈

肺

第1胸椎

竖脊肌

颈夹肌

斜方肌

上后锯肌

菱形肌

皮肤

皮下组织

▲ 图5-58 斜方肌点

5. 手法

嘱患者做颈部主动伸直和屈曲动作3～5次。

6. 注意事项

(1) 乳突、上项线进刀时刀体应与骨面的切线位垂直，直达乳突与肌腱的交界处。

(2) 治疗后用棉球或无菌纱布压迫针孔，创可贴覆盖针眼，要求24小时内勿沾水以免发生感染。

八、先天性斜颈

【概述】

先天性斜颈，是指一侧胸锁乳突肌发生纤维性挛缩后形成的畸形。一般认为发病原因是一侧胸锁乳突肌在难产时受伤发生出血、机化，以致纤维变性后引起该肌挛缩。

【局部解剖】

胸锁乳突肌位于颈阔肌的深面，起点有两个头，即胸骨头和锁骨头，分别起于胸骨柄前面和锁骨的胸骨端，两头汇合后肌纤维斜向后外上，止于颞骨乳突和上项线。一侧收缩使头向同侧倾斜，面部转向对侧；两侧同时收缩可使头后仰或向前。该肌主要受副神经支配。

【临床表现】

婴儿出生后在一侧胸锁乳突肌内可摸到梭形肿块，质硬而较固定。3～4个月后，肿块逐渐消失而发生挛缩，出现斜颈（亦有部分患儿由于病情较轻，不发生显著挛缩，亦无畸形出现）。到1周岁左右，斜颈畸形更为明显，头部向一侧倾斜，下颌转向健侧。若勉强将头摆正可见胸锁乳突肌紧张而突出于皮下，形如硬索。在发育过程中脸部逐渐不对称，健侧饱满，患侧短小，颈椎侧凸，头部运动受限制。若不及时治疗畸形可随年龄的增长而加重。

针刀医学认为，不管何种原因引起，胸锁乳突肌挛缩是其根本原因，针刀疗法可取得较好效果。

【诊断】

1. 头颈倾向患侧，而脸转向对侧并后仰。

2. 新生儿胸锁乳突肌挛缩可触及梭形纤维肿块，肿块可在胸内自行消退，胸锁乳突肌变短并挛缩。随年龄增长上述畸形加重，且邻近器官产生继发畸形。

3. 头面五官不对称，如双眼不在同一水平，甚至大小不等，患侧颅骨发育扁平而小，颈胸椎出现代偿侧弯，双肩不平等。

4. 先天性肌性斜颈诊断并不困难，但应与其他原因所致的斜颈相鉴别：如应注意排除骨关节疾病或损伤所致的斜颈；通过 X 线片排除先天性颈椎畸形、颈椎半脱位、高肩胛症、颈椎外伤、结核、类风湿关节炎等；亦应排除肌炎、淋巴结炎、眼病引起的斜颈，某些神经性疾病和痉挛性斜颈及姿势异常等引起的斜颈等。

【治疗】

针刀治疗根据患儿年龄、病程及临床表现等不同情况，其治疗方法有所不同（图 5-59）。

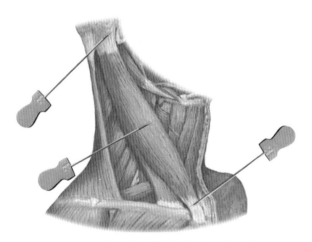

▲ 图 5-59　小儿先天性斜颈针刀治疗示意图

1. 对起点的治疗，令患儿取患侧在上的侧卧位，在起点处及有压痛、硬结、条索处定若干点，针刀在起点处深达骨面后，使刀口线与肌纤维垂直，上下切割数刀，出针刀、止血，用创可贴封贴针刀孔后，用手压迫针刀孔 2～3 分钟。在有条索、硬结、压痛处使刀口线与肌纤维平行，纵行切开条索和硬结，先纵行剥离，再横行剥离 2～3 刀出针，压迫针孔片刻，贴上创可贴。

2. 对肌腹部的治疗，肌腹部挛缩性病变主要位于下段，此段无较大神经血管通过，故行针刀治疗较安全。令患儿取患侧在上的侧卧位，在胸锁乳突肌下段的条索、硬结处取数点（一般3～4点），用手将肌腹捏起，针体与体表成15°～20°斜行刺入，刀口线与肌纤维平行，用通透剥离法，注意切勿垂直刺入，以防误伤颈部大血管。

3. 对止点的治疗，令患儿取患侧在上的侧卧位，在止点处的痛点及硬结或条索处定2～3点，刀口线与肌纤维平行刺入，深达乳突骨面，用纵行切开剥离法。

4. 若患儿未得到及时治疗，病情可随年龄增长而加重。因此在治疗时，就需分别对不同年龄采取相应的辅助治疗措施。6月龄以内的患儿一般不用针刀治疗，仅用轻柔的手法加姿势矫正；5岁以内的患儿行针刀治疗需配合麻醉镇痛；而5岁以上的患儿随年龄增长，胸锁乳突肌的挛缩及缺血性肌纤维变性加重，针刀治疗的次数会增加，同时需对颈胸椎的侧弯畸形进行矫正。

第6章　上肢部软组织损伤

一、肩周炎

【概述】

肩周炎多见于年老者，以女性为多见，青壮年男性较少见，发病较慢。关于其发病机制争论较多，有人认为该病是由肩部肌群解剖位置发生微细变化引起，并总结出 6 个痛点；有人认为该病是肩部软组织退行性变，又受寒湿侵入，引起肩关节的关节囊和关节周围广泛的慢性无菌性炎症，软组织广泛粘连，限制了肩关节的活动。因此有"冻结肩""凝肩"之称。

【局部解剖】

肩关节周围的肌肉较多，分两层。前面有肱二头肌，其长头在肱骨结节间沟内穿过，止于关节盂上缘，其短头止于喙突。肩胛下肌止于肱骨小结节，其上有冈上肌止于肱骨大结节最上面的小面，后上方有冈下肌止于肱骨大结节中部的小面，后方有小圆肌止于肱骨大结节最下面的平面。冈上肌肌腱和肩峰之间有肩峰下滑液囊，关节囊与三角肌之间有三角肌下滑液囊。外层是三角肌，起自锁骨外 1/3 前缘、肩峰尖与其外侧缘及肩胛冈嵴，包绕肩关节的上、前、后和外面。向下收缩变窄成肌腱，止于肱骨三角肌粗隆。冈上肌、冈下肌、小圆肌与肩胛下肌共同组成腱帽（图 6-1 和图 6-2）。

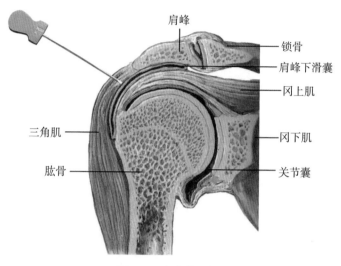

肩峰

锁骨

肩峰下滑囊

冈上肌

三角肌

冈下肌

肱骨

关节囊

▲ 图 6-1　肩关节冠状切面

【临床表现】

肩部疼痛，不能梳头，严重者肩关节的任何活动都受限制，穿衣困难。部分夜间疼痛加重，影响睡眠。肩关节周围压痛，喙肱肌和肱二头肌短头附着点喙突处、冈上肌抵止端、肩峰下、冈下肌和小圆肌的抵止端压痛较明显。

【诊断】

1. 患者多为 40 岁以上，女性多见。

2. 肩部疼痛，一般时间较长，且为渐进性。

3. 多无外伤史（有外伤史者多为肩部肌肉陈旧性损伤）。

4. 肩部活动时出现明显的肌肉痉挛，以外展、后伸时为重。

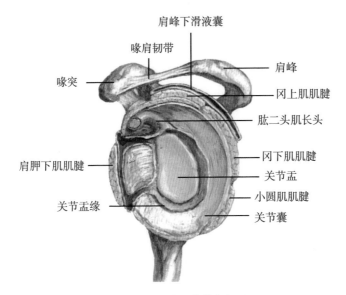

肩峰下滑液囊

喙肩韧带

喙突

肩峰

冈上肌肌腱

肱二头肌长头

肩胛下肌肌腱

冈下肌肌腱

关节盂

关节盂缘

小圆肌肌腱

关节囊

▲ 图 6-2 肩关节横断切面

【治疗】

用针刀在喙突处喙肱肌和肱二头肌短头附着点、冈上肌抵止端、肩峰下滑囊、冈下肌和小圆肌的抵止端，分别行切开剥离或纵行疏通剥离，在肩峰下滑囊行通透剥离。若肩关节周围尚有其他明显压痛点，可以在该压痛点上行适当的针刀手术，炎性渗出严重者应用泼尼松龙 25mg 和普鲁卡因 120mg 在关节周围封闭 1 次，术后热醋熏洗患肩，并服中药局方五积散加制乳香、制没药、炒薏苡仁等。5日后若未愈，再进行 1 次针刀治疗，一般 1～5 次即可治愈。

针刀术后让患者仰卧，患肢外展，医者站于患侧，助手托扶患肢，并嘱患者充分放松。医者一手将三角肌推向背侧，另一手拇指沿胸大肌剥离肱骨上的附着点，将胸大肌、胸小肌分开，然后再将胸大肌（即腋窝前缘）向肩峰方向推压。再令患者俯卧，助手仍托患肢，医者一手将三角肌推向胸侧，另一手拇指分拨冈上肌、冈下肌、大圆肌、小圆肌在肱骨大结节处的止腱，务必将各条肌腱分拨开。此时患肢外展上举可增加 30°～50°，医生双手托扶患肢，嘱患者尽量外展上举患肢，当达到最大限度不能再上举时，医者双手猛地向上一弹，推弹速度必须快（约 0.5 秒），待患者反应过来时手法已结束。若患者预先知道，因其怕痛而使肩部紧张，可能推弹不上去且容易损伤正常组织。肩周炎患者经上述针刀和手法治疗，当时即可上举 160° 左右。

　　推弹手法是将肩关节关节囊粘连处进行松解，是无损伤疗法，所有手法均不损伤软组织，针刀是将严重粘连点剥离松解，手法即是将散在于三角肌深面的筋膜与冈上肌、冈下肌、胸大肌、大圆肌、小圆肌在肩部的止腱粘连处进行松解，最后的弹压手法则松解最后的粘连区（关节囊内粘连）。

二、冈上肌损伤

【概述】

　　冈上肌损伤较常发生，摔跤、抬重物，或其他体力劳动均可成为病因，损伤部位大多在此肌起点，也可发生于肌腱处和肌腹部。若损伤在止点肱骨大结节处三角肌深面，常被误诊为肩周炎；若损伤在肌腹，常被笼统诊断为肩痛，中医常用祛风散寒药来治疗；若损伤在冈上窝起点，常被诊为背痛。冈上肌受肩胛上神经支配，肩胛上神经来自臂丛神经的锁骨上支，受 $C_{5\sim6}$ 脊神经支配，所以 $C_{5\sim6}$ 脊神经受压迫，也可导致冈上肌疼痛不适。

以上原因可导致冈上肌损伤在诊断时产生混乱，当然更谈不上正确的治疗。即使有明确的诊断，由于瘢痕粘连较重，一般的治疗方法也很难奏效。

【局部解剖】

冈上肌起自冈上窝，止于肱骨大结节，可使臂外展（图 6-3 和图 6-4）。

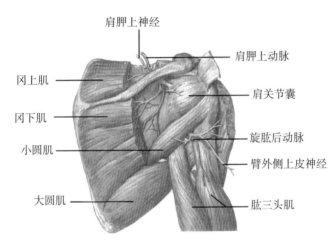

肩胛上神经

肩胛上动脉

冈上肌

肩关节囊

冈下肌

小圆肌

旋肱后动脉

臂外侧上皮神经

大圆肌

肱三头肌

▲ 图 6-3 肩部背侧肌群解剖图

【临床表现】

冈上肌肌腱断裂时有剧烈疼痛，肩关节外展受限（仅能达到 70°）。急慢性损伤均有此特点，慢性期呈持续性疼痛，受凉可加重，甚至影响睡眠。

【诊断】

1. 有外伤史。

2. 在冈上肌两头肌腱或肌腹处有压痛。

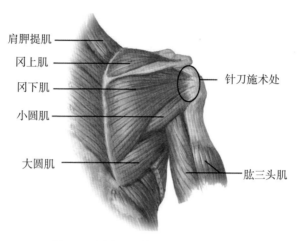

肩胛提肌

冈上肌

冈下肌

小圆肌

大圆肌

针刀施术处

肱三头肌

▲ 图6-4　冈上肌、冈下肌、小圆肌解剖图

3. 患者自主外展患侧上肢可使疼痛加剧。

【鉴别诊断】

1. 冈上肌肌炎

冈上肌肌炎的疼痛和压痛虽都在冈上肌，但无外伤史，且常有受寒受湿的病史。自主外展患侧上肢，冈上肌部位有弥散性疼痛，不如冈上肌损伤痛点明确。

2. 肩周炎

肩周炎的发病年龄一般在50岁左右，而冈上肌损伤无此规律，可发生于成人的任何年龄。肩周炎多无外伤史，且肩部痛点多不止一个，而冈上肌损伤在肩部的痛点仅存在于肱骨大结节处。肩周炎患者关节活动受限，冈上肌损伤的患者肩关节功能无任何影响。

3. 神经根型颈椎病

(1) 神经根型颈椎病痛且多有麻木，并向上肢放射，可达手指。

冈上肌损伤仅痛至肩部，很少有麻木。

(2) 冈上肌损伤在冈上肌走行区有明显痛点，在颈椎棘突旁多无压痛点。神经根型颈椎病在冈上肌走行区痛点不明确，患者主诉颈椎棘突旁、从颈至肩、从肩至臂区域疼痛，呈块状或线状分布。

(3) 冈上肌有明显的外伤史，神经根型颈椎病多无明显的外伤史。

【治疗】

适用于陈旧性冈上肌损伤。损伤超过 1 个月即为陈旧性，时间越久治疗效果越明显。

方法一：患侧上肢外展 90°，选取冈上肌止点肱骨大结节（肩关节外侧缘的后上方）压痛点处，将刀口线和冈上肌纵轴平行刺入至骨面，针体与上肢成 135°。先纵行剥离，再横行剥离。若病变在冈上窝，患者取坐位，稍弯腰，上肢自然下垂放于大腿上，针刀体与背平面成 90°，刀口线和冈上肌纤维走向平行刺入至骨面，先纵行剥离，再横行剥离。若痛点面积较大，刀锋可提至皮下，将针体与背平面成 45°，沿肌纤维垂直方向移动 0.5cm，再刺至骨面。先纵行剥离，再横行剥离，出针。压迫针孔片刻，创可贴外敷，无菌纱布覆盖，胶布条粘贴。针刀术后，患者正坐位，在肩关节下垂并稍内收的姿势下，稍外展肩关节，医者一手托肘上部，一手在冈上肌处用大拇指按压 1～2 次，并过度内收患侧上肢 1 次，以牵拉冈上肌。

方法二：患者正坐位，医者立于患者患侧与患者并排，面向前。医者以左手前臂自后侧插于患者腋下，右手持患者手腕，两手做对抗牵引。牵引时将前臂向前旋转，徐徐下落。医者两膝分开屈曲，将患侧腕部夹于两膝之间。同时医生用插于腋下的左前臂将患者上臂向外侧牵拉，使肱骨大结节突出。右手拇指掌面压于肱骨大结节前下方，用力向后上部按揉、弹拨冈上肌肌腱。在此同时两腿松开夹住的手腕，医者两手握住患者手腕向上拔伸，分别向前、后活动其肩关节2～3次。

急性期疼痛的患者，治疗时手法宜轻柔缓和，待疼痛缓解后再按上法治疗。治疗后应嘱患者主动进行肩关节功能锻炼。

三、冈下肌损伤

【概述】

冈下肌损伤较常见，且损伤多在起点。慢性期疼痛较剧烈，患者常诉在肩胛下有钻心样疼痛，一般治疗无效，止痛药也只能缓解片刻。针刀对该病有明显的疗效。

【局部解剖】

冈下肌起于冈下窝，止于肱骨大结节，可使上臂内收、外旋。此肌受肩胛上神经的支配，肩胛上神经终止于冈下窝。

【临床表现】

损伤初期在冈下窝及肱骨大结节处多有明显胀痛，若冈下肌起始部损伤，冈下窝处常有钻心样疼痛。上肢活动受限，不小心活动患侧上肢有时会引起冈下肌痉挛性疼痛。慢性冈下窝有疼痛感和麻木感，有时局部皮肤感觉减退。

【诊断】

1. 有外伤史。

2. 冈下窝和肱骨大结节处疼痛且有压痛。

3. 患者上肢自主内收、外旋可使疼痛加剧，或根本不能完成此动作。

【治疗】

1. 冈下窝疼痛

患者取坐位弯腰，两肘撑于两膝上，在冈下窝取 2～3 个进针刀点，刀口线与冈下肌肌纤维平行，针体与肩胛骨平面成 90° 刺入，达骨面后先纵行剥离，后横行剥离。若粘连严重，可行切开剥离；粘连面积较大，行通透剥离。

2. 肱骨大结节的冈下肌止点处疼痛

患者取坐位背微屈，两肘部自然放于胸前桌上，在肩部后上方压痛点处取两个进针点，两点沿肌纤维走向纵行排列，一点在肌腱上，一点在冈下肌腱下滑囊，两点距离不超过 1cm，刀口线与冈下肌纤维走向平行，针体和上臂背面成 135°。上点先纵行剥离，后横行剥离，下点行切开剥离。

3. 单纯肌腱部损伤

若为单纯肌腱部损伤，冈下肌腱下滑囊未损伤，压痛点局限，下点可不取。

针刀术后一手握住患侧手腕向对侧偏下方用力牵拉，另一手用力下压患侧冈下肌。

四、菱形肌损伤

【概述】

菱形肌损伤以青壮年多见，过去多称为背痛，属于背痛的一种。

【局部解剖】

大菱形肌、小菱形肌在肩胛提肌的下方。小菱形肌呈窄带状，

起自 $C_{6\sim7}$ 棘突，附着于肩胛骨脊柱缘上部，在大菱形肌上方，与大菱形肌之间隔以较薄的蜂窝组织层。大菱形肌较薄且扁阔，呈菱形，起自 $T_{1\sim4}$ 棘突，向外下几乎附着于肩胛骨脊柱缘的全长。大菱形肌、小菱形肌可使肩胛骨内收和内旋，并上提肩胛骨使之接近中线（图6-5）。

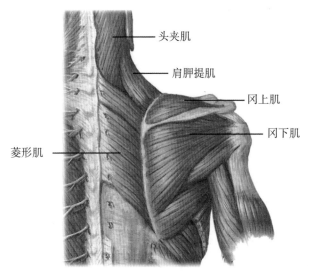

▲ 图6-5　菱形肌解剖图

【临床表现】

该病在菱形肌急性损伤症状缓和较长时间后才发病（这也是腰背四肢各处因软组织粘连而引起的顽固性痛点的一个共同特征）。急性发作时上背脊柱和肩胛骨缘之间有一突出的痛点，局部肿胀，背上如负重物，有沉重感，严重者不能入睡，翻身困难。走路时患侧肩部下降，患侧不敢持物，不能自由活动。

【诊断】

1. 有菱形肌损伤史。

2. 患侧上肢被动向前上方举起可使疼痛加剧。

3. 痛点和压痛点在第 5 胸椎和肩胛下端的连线以上，大多数靠近肩胛骨内侧缘。

【治疗】

患者取坐位，患侧上肢自然放于胸前，略偏向健侧，找准痛点，沿肋骨在菱形肌上行横行剥离治疗，针刀不可刺入肋间，以防刺伤肋间神经或穿透胸膜。

肿胀严重者可在术毕用 25mg 泼尼松龙加 120mg 普鲁卡因在患处封闭，局部无肿胀者可不必封闭，5 日后不愈，再重复上述操作，一般不超过 3 次即可治愈。

针刀术后患者取俯卧位，在患侧菱形肌实施推拿，以活血止痛，解除肌紧张，然后在压痛点处推拿。

五、三角肌滑囊炎

【概述】

外伤和劳损均可导致三角肌滑囊炎，肩周炎也可累及三角肌滑膜囊，临床也常将三角肌滑囊炎误诊为肩周炎。因该滑膜囊位于三角肌深面，痛点较深，患者主诉含糊，触诊不清楚，所以有时也被误诊为肩峰下滑囊炎。三角肌滑液囊分泌的滑液主要供给三角肌下面、冈上肌表面的冈上肌筋膜，以及冈下肌和小圆肌表面的冈下肌筋膜和小圆肌筋膜。使三角肌和下边肌肉的肌腱部不会因摩擦而受损。一旦三角肌滑囊因外伤而劳损发生病变。这些肌肉和筋膜都将失去润滑，肩部就会出现严重不适感。三角肌滑囊炎过去常被误诊而忽视，即使诊断明确也缺乏有效的治疗措施。泼尼松龙封闭仅能取得暂时的疗效。

【局部解剖】

三角肌滑膜囊位于三角肌和肩关节之间，有时可与肩峰下滑膜囊相通（图6-6）。

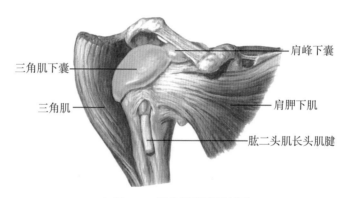

▲ 图6-6　三角肌滑囊解剖图

【临床表现】

肩部酸痛不适，上肢上举、外展困难。慢性期患者活动上肢时，肩部有摩擦音和弹响声。

【诊断】

1. 有外伤史和劳损史。

2. 肩峰下滑囊下缘、肩关节下缘有摩擦音或弹响声。

3. 肩关节下缘三角肌中上部有轻度高起，皮肤发亮。

4. 患侧上肢主动外展上举时，肩部疼痛加重，或患者拒绝做此动作。

【治疗】

患者端坐，患侧下肢自然下垂，前臂放丁同侧大腿上，于肩关节外侧下缘明显高起处进针。刀口线和三角肌纤维走向平行刺入 2cm 左右，不能到达骨面，在冈上肌、冈下肌腱膜缘纵行切开 2～3 点，出针。盖上无菌小纱布块，指压针孔，使其高起平复或稍凹陷。

针刀术后，用手指垂直下压滑膜囊，以排出囊内的滑液。

六、肱二头肌短头肌腱炎

【概述】

肱二头肌为上肢屈肌腱，因上肢做伸屈和前臂前后旋转活动最多，故肱二头肌短头肌腱炎发病率很高，易被误诊为肩周炎。用泼尼松龙封闭虽可见效，但多不巩固。

【局部解剖】

肱二头肌呈梭形，起端有两个头，长头以长腱起自肩胛骨盂上结节，通过肩关节囊经结节间下降；肱二头肌短头起自肩胛骨喙突尖部，喙肱肌外上方，在肱骨下 1/3 处与肱二头肌长头肌腹融合，并以腱止于桡骨粗隆。主要功能是屈肘，当前臂处于旋前位时能使其旋后，此外还能协助屈上臂（图 6-7）。

【临床表现】

患者多有肩部急慢性损伤史，表现为肩部喙突处疼痛，也可蔓延到全肩部疼痛，肩关节外展后伸活动时疼痛加剧，内收、内旋位时疼痛可以缓解。随着疼痛的发展，肩关节逐渐僵硬，肩臂上举、外展、后伸及旋后摸背功能受限。

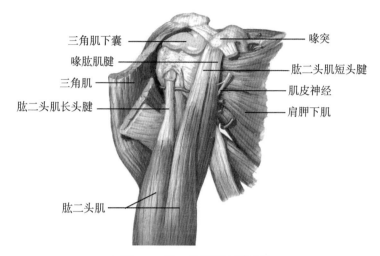

三角肌下囊
喙肱肌腱
三角肌
肱二头肌长头腱

喙突
肱二头肌短头腱
肌皮神经
肩胛下肌

肱二头肌

▲ 图6-7　肱二头肌短头解剖图

【诊断】

1. 肩部有急慢性损伤史。

2. 在喙突处有明显疼痛和压痛。

3. 上肢后伸、摸背和上举受限。

4. 注意和肩周炎及肩部其他软组织损伤疾病相鉴别。

【治疗】

患者仰卧位，患侧上肢与躯干成30°。以痛点（多在喙突）为进针刀点，刀口线与肱二头肌短头走向平行刺入，深达骨面。先纵行剥离，再横行剥离，若瘢痕较重，可切开剥离2刀。

针刀术后，将肘关节屈曲，肩关节外展、后伸、略外旋，在肱二头肌短头肌腱拉紧的情况下，用另一手拇指在喙突部用弹拨理筋法，然后在局部按压5分钟，再摇动肩关节。治疗后应鼓励患者进行肩关节功能锻炼。

七、肱二头肌长头肌腱炎

【概述】

肱二头肌长头肌腱炎发病缓慢，多为摩擦劳损所致，且迁延难愈，可影响患侧上肢提物和外展。过去常因非手术疗法难以奏效，而手术治疗易将肱二头肌长头肌腱于结节间沟处切断，其远端与肱二头肌短头缝合，以此来解除肱二头肌长头在结节间沟内的摩擦，使症状消失。但手术后患肢较手术前无力。

【局部解剖】

肱二头肌长头附着于肩胛骨的盂上粗隆，有一个狭长的腱，被腱鞘包绕，经过肩关节与肱骨结节间沟下行。上肢活动时长头腱在鞘内上下滑动（图 6-8）。

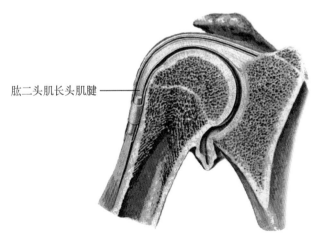

肱二头肌长头肌腱

▲ 图 6-8 肱二头肌长头解剖图

【临床表现】

患病初期患肢活动时，在肩前内下方约肩峰下 3cm 处，即肱骨结节间沟处，有隐痛不适感。随病程的延长，症状逐渐加剧，疼痛明显，上肢活动受限，患肢携物、外展、内旋时症状加剧，有时局部尚有轻度肿胀。

【诊断】

1. 有劳损史或外伤史。

2. 在肩前偏内下方约 3cm 处有疼痛或压痛。

3. 自主屈曲肘关节后，上臂外旋、内旋时疼痛加剧。

4. 排除其他疾病。

【治疗】

以压痛点为进针刀点，刀口线方向和肱二头肌长头方向平行，针体与进针刀点平面垂直刺入直达骨面，先纵行剥离，再横行剥离。若有韧性结节，行切开剥离。

针刀术后用推、按、擦法作用于肩前部肱二头肌长腱处，或于局部轻轻弹拨。令患者屈曲肘关节，医者握患肢腕上部将患肢拉至伸直位，作对抗牵拉。

八、肱骨外上髁炎

【概述】

肱骨外上髁炎，是指由无菌性炎症引起的肱骨外上髁及其附近的疼痛综合征，为临床常见病、多发病。推拿疗法、针灸疗法、中药（祛寒散结，活血通络，舒筋消肿，止痛等）、封闭疗法（3周为1个疗程）和长臂夹板或石膏托固定（3～4周）等疗效欠佳。

近年来有人采用手术疗法将肱骨外上髁处的腕伸肌腱切断，并加以手术剥离，提高了治愈率。针刀疗法总结了前人的经验，大大简化了治疗方法，对该病的病理有了新的认识，并取得了较好的效果。

【局部解剖】

肱骨下端外侧的隆起为肱骨外上髁，桡侧腕屈肌和伸肌总腱起自于此（图6-9）。

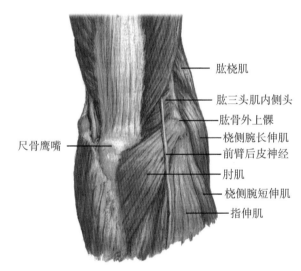

尺骨鹰嘴

肱桡肌
肱三头肌内侧头
肱骨外上髁
桡侧腕长伸肌
前臂后皮神经
肘肌
桡侧腕短伸肌
指伸肌

▲ 图6-9　肱骨外上髁周围肌肉组织解剖

【临床表现】

一般起病缓慢，因急性损伤而发病者较为少见。发病后痛及前肩和前臂，局部有时会出现轻度肿胀，活动前臂后疼痛加重，不能做握拳、旋转前臂动作，握物无力，严重者握在手中的东西会自行掉落。

【诊断】

1. 一般无明显外伤史，但常见于有经常使用前臂工作的劳损史。

2. 肘关节活动正常，但旋转活动受限，肱骨外上髁处压痛明显。

3. 旋臂屈腕试验阳性。

【治疗】

将肘关节屈曲 90° 平放于治疗桌上，肱骨外上髁常规消毒后，使针刀刀口线与伸腕肌纤维走向平行，针体与桌面垂直刺入，至肱骨外上髁，先纵行疏通剥离法后，再用切开剥离法，直至锐边刮平，然后将针体与桌面成 45°，用横形铲剥法，使刀口紧贴骨面剥开骨突周围软组织粘连，再疏通伸腕肌、伸指总肌、旋后肌肌腱，出针。压迫针孔片刻，待不出血为止。也可当即用 25mg 泼尼松龙和 120mg 普鲁卡因在肱骨外上髁周围封闭 1 次，疗效更佳。若无明显炎性肿胀渗出，则不必打封闭。5 日后若未愈，再治疗 1 次，一般 1 次可治愈，最多不超过 3 次。

针刀术后，患者正坐，医者坐于患者患侧，右手持腕使患者右前臂旋后位，左手用屈曲的拇指端压于肱骨外上髁前方，其他四指放于肘关节内侧，医者以右手逐渐屈曲患者肘关节至最大限度，左手拇指用力按压患者肱骨外上髁前方，然后再伸直肘关节，同时医者左手拇指推至患肢桡骨头前面，沿桡骨头前外缘向后弹拨腕伸肌起点，术后患者有桡侧 3 指麻木感及疼痛减轻的现象。

弹拨方法有很多，亦可将患肢前臂旋后、屈肘安置桌上，肘下垫以软物。医者以双手食指和中指将肱桡肌与伸腕肌向外扳，然后嘱患者将患肢前臂旋前，用拇指向外方推邻近桡侧腕长伸肌和桡侧腕短伸肌，反复数次。

九、肱桡关节滑囊炎

【概述】

肱桡关节滑囊炎多由劳损造成滑膜囊闭锁，多缠绵难愈，常被误诊为肱骨外上髁炎或肱桡关节病，临床针刺、理疗、封闭都很难见效，针刀治疗该病有较满意的疗效。

【局部解剖】

肱桡关节滑囊即肱二头肌桡骨囊，位于肱二头肌止腱和桡骨粗隆前面之间，在肱桡肌深面的内侧面、旋前圆肌的外侧面下缘、桡侧腕长伸肌的内侧面（图 6-10）。

【临床表现】

肘关节酸胀不适，夜间或休息时加重，变动体位也不能缓解，常影响睡眠。

【诊断】

1. 在肘关节横纹，肱二头肌肌腱与肱桡肌之间、肱骨外上髁前内侧和桡骨小头的内侧有压痛点。

2. 上肢伸直，在肘关节掌侧、桡骨粗隆处有明显压痛。

3. 肘关节功能正常。

【治疗】

患肢伸直平放于治疗台上，按压桡骨粗隆寻找压痛点作为进针刀点。医者左手拇指在桡骨粗隆处将肱桡肌扳向外侧，并沿肱桡肌内侧缘深掐下去，刀口线沿左手拇指指甲平面刺入皮下，即到肱桡关节滑囊，继续进针刀达骨面，切开剥离 2~3 刀即可出针，然后用无菌纱布覆盖针孔。医者左手拇指按压针孔，右手过度伸、屈患者

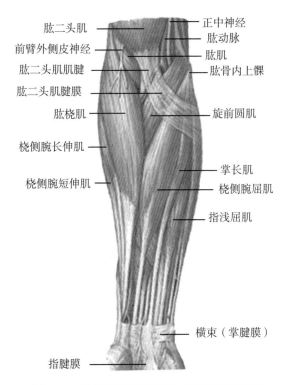

肱二头肌
前臂外侧皮神经
肱二头肌肌腱
肱二头肌腱膜
肱桡肌
桡侧腕长伸肌
桡侧腕短伸肌

正中神经
肱动脉
肱肌
肱骨内上髁
旋前圆肌
掌长肌
桡侧腕屈肌
指浅屈肌
横束（掌腱膜）
指腱膜

▲ 图 6-10　肱桡关节滑囊在肱二头肌肌腱的深面

肘关节 1~2 下，治疗结束。

针刀治疗术后用力下压滑囊，以排出囊内滑液。

十、肱骨内上髁炎

【概述】

肱骨内上髁炎常由损伤或劳损引起，表现为肱骨内上髁及其周围软组织疼痛。

【局部解剖】

屈肌总腱和旋前圆肌附于肱骨内上髁，在肱骨内上髁后内侧浅沟内，有尺神经通过（图6-11）。

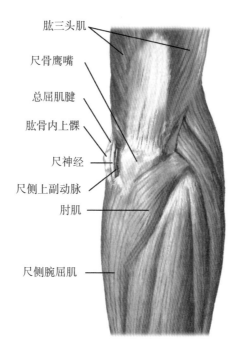

肱三头肌

尺骨鹰嘴

总屈肌腱

肱骨内上髁

尺神经

尺侧上副动脉

肘肌

尺侧腕屈肌

▲ 图 6-11　肱骨内上髁周围的肌肉组织解剖

【临床表现】

肘内侧疼痛，时轻时重。急性发作时患肢肘关节屈曲、前臂旋前时疼痛加重，使肘关节活动受限，严重影响日常生活。

【诊断】

1. 多见于青壮年，有肘部损伤或肘部慢性劳损史。

2. 肱骨内上髁处有疼痛及压痛，有时可在肱骨内上髁处触及黄豆大小的硬性结节。

3.肘关节屈曲和前臂用力旋前时，疼痛加剧。

【治疗】

肘关节内侧压痛点即为进针刀点，使刀口线与屈肌肌腱走向平行，针体与进针点处骨平面垂直刺入，注意勿伤及尺神经，达骨面后先纵行剥离，再横行剥离，若有瘢痕结节可行切开剥离。

该病治疗手法与肱骨外上踝炎相似，只是部位在肱骨内上髁处。

十一、腕管综合征

【概述】

腕管综合征，又称正中神经挤压征，腕部劳损或损伤引起腕管狭窄，出现顽固性临床症状，如手掌顽麻，腕部疼痛，腕关节和手指伸屈受限，以往多采取针灸、电疗、中药熏洗等疗法，均难以奏效。外科常采用腕横韧带切开松解术，但易导致粘连和腕关节无力。

【局部解剖】

腕管是由腕骨沟和腕横韧带共同组成的骨性纤维性隧道，由前臂深筋膜、腕横韧带和大小鱼际肌间腱膜三部分组成。腕横韧带起自舟状骨结节和多角骨桡侧突起，止于豌豆骨和钩骨钩尺侧。在其浅面由近端前臂筋膜、掌长肌和掌部远端筋膜组成。腕管内有指浅屈肌、指深屈肌、拇长屈肌等9条肌腱和正中神经通过。每条肌腱都有腱旁系膜包绕，以保障血液供应和滑动功能（图6-12）。

【临床表现】

腕关节掌侧酸、胀、痛、僵硬，手掌麻木，腕关节和手指屈伸受限。

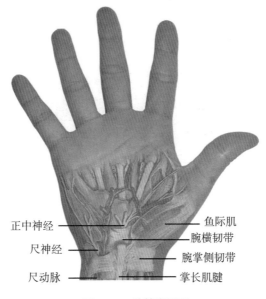

正中神经 —————————— 鱼际肌

尺神经 —————————— 腕横韧带

————————— 腕掌侧韧带

尺动脉 —————————— 掌长肌腱

▲ 图 6-12 腕管掌面观

【诊断】

1. 腕部有损伤史。

2. 腕部掌侧稍偏尺侧有压痛，腕关节僵硬。

3. 腕关节背屈时局部疼痛和手掌麻木加剧。

【治疗】

手腕平放于治疗台上，腕关节置于脉枕上。让患者用力握拳屈腕，在腕部掌侧可有 3 条纵行皮下的隆起，中间为掌长肌腱，桡侧为桡侧腕屈肌腱，尺侧为尺侧腕屈肌腱。在远侧腕横纹尺侧腕屈肌腱的内侧缘定一进针刀点，沿尺侧腕屈肌内侧缘向远端移 2.5cm 左右再定一点，在远侧腕横纹上的桡侧腕屈肌腱的内侧缘定一点，再沿桡侧腕屈肌腱向远端移动 2.5cm 左右，再定一点（图 6-13）。在此

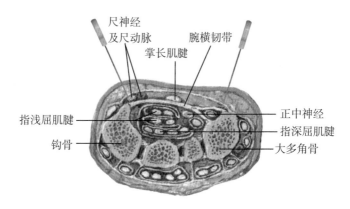

尺神经
及尺动脉
掌长肌腱
腕横韧带
指浅屈肌腱
钩骨
正中神经
指深屈肌腱
大多角骨

▲ 图 6-13　腕管综合征针刀进刀

4 点上分别进针刀，刀口线与肌腱走向平行，针体和腕平面成 90°，沿两侧屈肌腱内侧缘刺入 0.5cm 左右，应避开尺、桡动静脉和神经，将腕横韧带分别切开 2～3mm。与此同时将针刀沿屈肌腱内侧缘向中间平推数下，以剥离腕屈肌腱和腕横韧带间的粘连，避免损伤正中神经，出针。

　　针刀术后患者正坐，前臂于旋前位，手背朝上。医生双手握患者掌部，右手在桡侧，左手在尺侧，拇指平放于腕关节背侧，拇指指端按于腕关节背侧，在拔伸情况下摇晃关节，然后将手腕在拇指按压下背伸至最大限度，随即屈曲，并左右各旋转 2～3 次。

十二、尺骨鹰嘴滑囊炎

【概述】

　　尺骨鹰嘴滑囊炎，又称肘后滑囊炎，多发于矿工，故又称"矿工肘"。患肢功能严重受限，伸屈活动时肘后疼痛尤甚，用常规手法、药物治疗很难奏效。以往多用手术治疗，局部麻醉下进行手术切除，多会影响患者肘关节的伸屈运动。

【局部解剖】

尺骨鹰嘴滑囊由 3 个滑液囊组成：①鹰嘴皮下囊，位于尺骨鹰嘴和皮肤之间，最为表浅；②鹰嘴腱内囊，位于肱三头肌肌腱内；③肱三头肌腱下囊，位于肱三头肌和尺骨鹰嘴之间，鹰嘴腱内囊的深部。

【临床表现】

患侧肘关节背面胀痛，局部肿胀。肘关节呈半曲状态，伸肘时疼痛加剧。

【诊断】

1. 有外伤史或劳损史。

2. 肘关节背面疼痛，伸屈受限。

3. 可在肘关节背面扪及囊样肿物，质软，有轻度移动感、波动感，压痛轻微。

4. 注意与肱三头肌肌腱炎、尺骨鹰嘴骨折相鉴别。肱三头肌肌腱炎疼痛在肘关节背面，但无膨胀波动感，无囊样肿物，肱三头肌对抗阻力时疼痛加剧；尺骨鹰嘴骨折有明显外伤史，疼痛剧烈，压痛明显，可触及骨擦音，结合 X 线片可确诊。

【治疗】

患肢屈曲 45°，若痛点在肘关节背面皮下稍偏远侧者为鹰嘴皮下囊，以痛点为进针刀点，使针体与尺骨背面进针刀点的骨平面垂直，刀口线与肱三头肌走向平行刺入，达骨平面，切勿刺入肘关节囊，以免损伤尺神经，纵行切开 2～3 刀，再横行剥离后出针，覆盖好无菌纱布块后以拇指指腹按压进针点片刻，并将患肢过伸、过屈 1～2

次即可。

若痛点在鹰嘴尖部的关节间隙处，即为鹰嘴腱内囊或肱三头肌腱下囊，前者较浅，后者较深。在痛点处进针，使针体与进针处皮肤平面约成90°，略向近侧倾斜刺入，刀口线和肱三头肌走向平行，达鹰嘴尖部骨平面，较浅者不要达骨面，切勿刺入肘关节囊，以免损伤尺神经，行切开剥离2~3刀后出针，覆盖好无菌纱布块，以拇指指腹按压进针点片刻，并将患肢过伸、过屈1~2次即可。术后用力垂直下压滑囊，以排出囊内液体。

十三、腕背伸肌腱鞘炎

【概述】

腕后区的6个骨性纤维管道就是腕背伸肌腱鞘，均可发生腱鞘炎，但以拇长展肌腱鞘、拇短伸肌腱鞘、指总伸肌腱鞘和食指固有伸肌腱鞘炎为多见。

【局部解剖】

腕背侧韧带由增厚的深筋膜组成，两侧附着于桡骨、尺骨及腕骨，从韧带的深面发出5个筋膜间隔，止于桡骨和尺骨下端背侧面的骨面上，将腕后区分成6个骨性纤维管道，来自前臂的12条肌腱，分别为6个滑膜鞘所包绕，经过这6个管道到达手背和手指（图6-14）。

腕背各个管道中从桡侧到尺侧通过的肌腱依次为：①拇长展肌腱与拇短伸肌腱；②桡侧腕长伸肌和桡侧腕短伸肌腱；③拇长伸肌腱；④指总伸肌腱和食指固有伸肌腱；⑤小指固有伸肌腱；⑥尺侧腕伸肌腱。

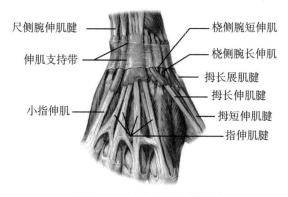

尺侧腕伸肌腱 —— 桡侧腕短伸肌

伸肌支持带 —— 桡侧腕长伸肌

—— 拇长展肌腱

—— 拇长伸肌腱

小指伸肌 —— 拇短伸肌腱

—— 指伸肌腱

▲ 图 6-14 腕背伸肌腱鞘解剖

【临床表现】

腕背侧某一部位酸、胀、痛，手掌背伸时局部受限，或在腕背侧有一黄豆大小的硬结。

【诊断】

1. 腕部有劳损或损伤史。

2. 腕背侧酸、胀、痛。

3. 腕背侧某一部位有明显压痛点，或有呈条状的肿胀和硬结。

4. 主动背伸腕关节受限。

5. 部分患者腕部皮下有明显肿胀。

根据上述腕背侧伸肌腱从桡侧到尺侧依次排列，即可知为哪一条腱鞘病变。根据腱鞘的走行方向即肌腱的走行方向，可进行治疗。

【治疗】

腕部掌面朝下平放于治疗台上，腕下放一脉枕，使腕部处于掌屈位。以最明显的压痛点或肿胀、硬结点为进针刀点，使刀口线与肌腱走向平行，针体与腕平面成 90° 刺入至骨面，先纵行剥离，再横行剥离，若有硬结可行切开剥离。针刀术后握住患侧手指进行牵拉。

第7章　背腰部软组织损伤

一、腰部棘上韧带损伤

【概述】

腰部棘上韧带损伤比较常见，脊柱弯曲或突然外伤可损伤棘上韧带。新伤者用恰当的手法治疗，效果甚佳；陈旧性的慢性损伤，针刀治疗效果也较理想。

【局部解剖】

棘上韧带为一狭长韧带，起于第7颈椎棘突，向下沿棘突尖部止于骶正中嵴，该韧带可限制脊柱过度前屈，附着于除上6个颈椎以外的所有椎体的棘突（图7-1）。

【临床表现】

腰椎棘突上有痛点和压痛点，且都在棘突顶部的上下缘，其痛点浅在皮下。

【诊断】

1. 腰背部有损伤史和劳损史。

2. 腰棘突疼痛，弯腰时可加重。

3. 在病变棘突处可触及硬结局部钝厚和压痛。

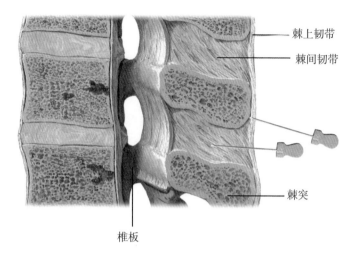

棘上韧带

棘间韧带

棘突

椎板

▲ 图 7-1　棘上韧带、棘间韧带解剖位置和针刀手术位置

4. 拾物试验阳性。

5. X 线检查无异常。

【治疗】

患者俯卧位，于离压痛点最近的棘突顶上进针刀，刀口线与脊柱纵轴平行，针体和背面成 90°，达棘突顶部骨面。将针体倾斜，若痛点在进针点棘突上缘，使针体和下段脊柱成 45°；若痛点在进针点棘突下缘，使针体与上段脊柱成 45° 再斜刺约 4mm，先纵行剥离，然后沿脊柱纵轴使针体向相反方向移动 90°，使其与上段脊柱或下段脊柱成 45°，刀锋正对棘突的上下角，在棘突顶部上下角的骨面上行纵行疏剥，再在骨面上横行剥离 1～2 下，如果刀下遇有韧性硬结，则纵行切开，出针。

针刀术后，腰部过度屈曲 1～2 次即可。

二、棘间韧带损伤

【概述】

棘间韧带对脊柱扭转起保护作用，在脊柱发生突然过度扭转时易损伤，临床上易和棘上韧带损伤相混淆。

【局部解剖】

棘间韧带位于相邻两个椎骨的棘突之间，在棘上韧带的深部，前方与黄韧带延续，向后与棘上韧带移行。除腰骶部的棘间韧带较发达外，其他部位均较薄弱。

【临床表现】

脊柱棘突间有深在性胀痛，患者不敢做脊柱旋转动作，卧床时多取脊柱伸直位侧卧，行走时脊柱呈僵硬态。

【诊断】

1. 有脊柱扭转性外伤史。

2. 棘突间有深在性胀痛，但压痛不明显。

3. 脊柱微屈被动扭转脊柱，引起疼痛加剧。

【治疗】

患者取俯卧位，脊柱微屈。在患者自诉疼痛的棘突间隙进针刀，刀口线与脊柱纵轴平行，针体与进针刀平面垂直刺入 1cm 左右，当刀下有坚韧感且患者诉有酸胀感时即为病变部位，先纵行剥离 1～2 下，再将针体倾斜与脊柱纵轴成 30°，在上一椎骨棘突下缘和下一椎骨棘突上缘沿棘突矢状面纵行剥离各 2～3 下，出针，采用手法按揉松解。

三、腰肋韧带损伤

【概述】

腰肋韧带常因腰部频繁屈伸运动而劳损，或因腰部突然大重量负荷而损伤，常被诊断为腰背筋膜炎而得不到针对性的治疗。

【局部解剖】

腰背筋膜为腰部的深筋膜，分三层：浅层较厚，位于背阔肌和下后锯肌的深侧面，髂嵴肌表面，向上与颈部深筋膜连续，向下附着于髂嵴和骶外侧；中层位于髂嵴肌与腰方肌之间，呈腱膜状，白色有光泽，在髂嵴肌外侧缘与浅层筋膜相合构成腹肌起始的腱膜；中层筋膜上部明显增厚的部分为腰肋韧带，此韧带上止于十二肋背侧下缘，下附于髂嵴，内侧附于腰椎横突。此韧带腰部两侧各有 1 条，对维持人类的直立姿势有重要作用。腰背筋膜损伤中最多见的是腰肋韧带损伤（图 7-2 和图 7-3）。

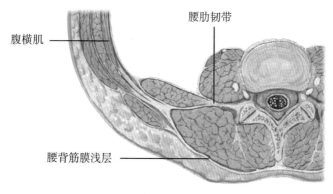

腰肋韧带

腹横肌

腰背筋膜浅层

▲ 图 7-2　腰背筋膜浅层

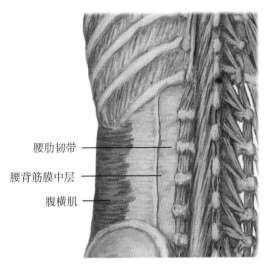

腰肋韧带

腰背筋膜中层

腹横肌

▲ 图7-3　腰肋韧带

【临床表现】

腰背疼痛，腰部活动受限，呈僵硬态。若双侧损伤患者行走呈鸭形步态，腰部喜暖怕凉。行走时常用双手扶持腰部，严重者步履艰难。不能自穿鞋袜，腰部不敢前屈。

【诊断】

1. 有劳损或外伤史。

2. 在第5腰椎横突外侧缘髂嵴处或第12肋下缘第1腰椎横突外侧有疼痛和压痛。

3. 拾物试验阳性。

【治疗】

患者取俯卧位，以髂嵴或第12肋压痛点为进针刀点。若压痛点在第12肋，则取第12肋压痛点上缘处，刀口线与腰椎纵轴成15°，与进针刀处平面垂直刺入，达骨面，然后将刀口移至第12肋下刺入

1～2mm，沿刀口线纵行剥离2～3下，刀口线方向不变，将针体向下倾斜和肋平面成150°，在第12肋下缘骨面上先纵行剥离1～2下，再横行剥离1～2下，出针。

若压痛点在髂嵴，刀口线与腰椎纵轴成15°，针体和髂骨面成90°刺入，达骨面，然后将针体倾斜与髂骨成60°，刀口线方向不变，刺入髂骨嵴上缘约3mm，先纵行剥离2～3下，然后再将针体倾斜，刀口线方向不变，使其与髂骨成150°，在髂嵴上缘骨面上纵行剥离2～3下，再横行剥离2～3下，出针。针刀术后，过度弯腰1～2次即可。

四、第三腰椎横突综合征

【概述】

第三腰椎横突综合征为临床上较常见，也是较难治愈的腰痛病之一，一般治疗方法难于见效。针刀疗法对该病病理进行了新的探讨和认识，故在治疗上取得了立竿见影的效果。

【局部解剖】

第三腰椎横突有众多大小不等的肌肉附着，相邻横突之间有横突间肌，横突尖端与棘突间有横突棘肌，横突前侧有腰大肌及腰方肌，横突背侧有骶棘肌，腰背筋膜中层附于横突尖。在腰椎所有横突中，第三腰椎横突最长，活动幅度也大，受到的拉力也最大，故损伤机会也较多。

【临床表现】

腰部中段单侧或双侧疼痛，腰背强直，不能弯腰、久坐、久立，严重者行走困难，站立时常以双手扶持腰部，通过休息和各种治疗可缓解。一旦腰部过多活动，疼痛又加重，严重者生活不能自理，在床上翻身都感到困难；较轻者不能弯腰工作，不能长时间站立工作，有时也受气候影响而加重。

【诊断】

1. 有外伤或劳损史。

2. 在第 3 腰椎横突尖部单侧或双侧有敏感的压痛点。

3. 屈躯试验阳性。

【治疗】

该病在发作期和缓解期均可用针刀治疗，第 3 腰椎横突尖部（即压痛点处）常规消毒后，刀口线与人体纵轴线平行刺入，针刀刀口接触骨面时用横行剥离法，感觉肌肉和骨尖之间有松动感即可出针，以棉球压迫针孔片刻。炎症严重者用 25mg 泼尼松龙和 20mg 普鲁卡因在剥离处进行封闭。一般 1 次治疗即可痊愈，若尚存余痛，5 日后再重复操作 1 次，最多不超过 3 次（图 7-4）。如果是横突后板损伤，

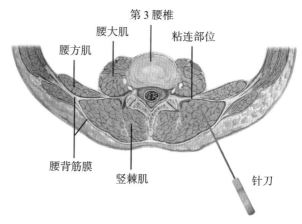

▲ 图 7-4　第三腰椎横突综合征针刀手术进刀

应用平刃针刀在后板铲切。

针刀术后患者立于墙边，双足跟抵墙，医者一手托住患侧腹部令其弯腰，另一手压住患者背部。当患者弯腰至最大限度时，突然用力压背部 1 次，然后让患者腰部过伸。

五、骶棘肌下段损伤

【概述】

骶棘肌下段损伤大多被笼统诊断为腰肌劳损，以往对腰肌劳损的病因病理的认识较笼统，也无较好的治疗方法。针刀医学重新认识了该病病因和病理，并取得了满意疗效。

【局部解剖】

骶棘肌为腰部强有力的脊柱竖肌，起自骶骨背部和髂骨后部，其纤维向上分为 3 列，外侧列止于肋骨，称为髂肋肌；中间列附于横突，向上达颞骨乳突，称最长肌；内侧列附于棘突，称棘肌。骶棘肌可使脊柱后伸，受颈、胸及腰部脊神经后支支配。

骶棘肌下段是指骶棘肌腰骶部分，骶棘肌下段损伤最常见的部位是腰椎横突、骶骨甲背面及髂骨后部（图 7-5）。

【临床表现】

腰骶部疼痛，弯腰困难，不能久坐和久立，不能持续做脊柱微屈体位的工作。患者喜欢用手或桌子的一角顶压腰骶部疼痛部位。严重者上下床均感困难，生活不能自理。

【诊断】

1. 腰骶部有劳损史或暴力损伤史。

2. 骶骨甲或髂骨背部骶棘肌附着点处疼痛，且有压痛。

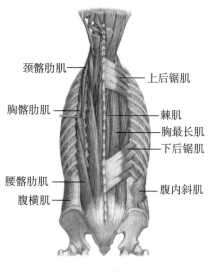

颈髂肋肌 — — 上后锯肌

胸髂肋肌 — — 棘肌
— 胸最长肌
— 下后锯肌

腰髂肋肌 —
腹横肌 — — 腹内斜肌

▲ 图 7-5 骶棘肌背面

3.腰椎横突尖部或棘突下缘有疼痛和压痛（第三腰椎横突除外，因第三腰椎横突尖部损伤最常见，已单独列叙述，但第三腰椎横突综合征也属于骶棘肌下段损伤的范围）。

4.拾物试验阳性。

5.患者主动弯腰可使疼痛明显加剧。

【治疗】

患者取俯卧，肌肉放松。若骶髂部有压痛，以压痛点为进针刀点，刀口线和骶棘肌纵轴平行，刺达骨面，先纵行剥离，再横行剥离，出针。

若腰椎横突部有压痛，以有压痛的腰椎横突尖部为进针刀点，刀口线和骶棘肌纵轴平行刺达横突尖部骨面，先纵行剥离1～2下，再横行剥离，刀锋达横突顶端沿横突顶端骨面下剥，将肌肉和筋膜横突尖部骨平面和横突顶端骨面上铲剥下来。若横突尖部骨面上有韧性结节，可施以纵行切开，出针。

若腰椎棘突下缘有痛点，以痛点为进针刀点，沿棘突顶端骨面下缘进针刀，达棘突顶端平面下约 0.5cm，先纵行剥离 1～2 下，再将针体沿脊柱纵轴倾斜，使与下段脊柱纵轴成 30°，在棘突下骨面上先纵行剥离，再横行剥离。出针。

针刀术后，腰部过度屈曲 1～2 次。

六、下后锯肌损伤

【概述】

下后锯肌损伤常见于剧烈运动，突然转身、弯腰，或遇到其他不协调的活动，使呼吸节律突然被打乱所致。损伤后表现为肋部疼痛，呼吸受限，俗称"岔气"。对于新鲜损伤者手法治疗效果极佳，陈旧性损伤宜用针刀治疗，效果较好。

【局部解剖】

下后锯肌起自 T_{11}～L_2 棘突，止于第 8 肋至第 12 肋的外侧面，可下降肋骨帮助呼气，受肋间神经支配（图 7-6 和图 7-7）。

第 12 肋骨与脊柱的夹角，称为肋脊角，正常时约为 70°。下后锯肌与脊柱下段和肋骨的夹角分别约为 120° 和 90°，所以下后锯肌沿肌肉纵轴收缩可使肋骨下降，胸廓收缩，胸腔变小，故呼气受限。正常情况下，下后锯肌随呼吸有规则地持续收缩和舒张。

【临床表现】

急性损伤时肋部疼痛，剧烈者不敢深呼吸，强迫性气短，上半身向患侧侧弯后伸。卧床时不敢翻身，慢性期患侧肋外侧部疼痛。

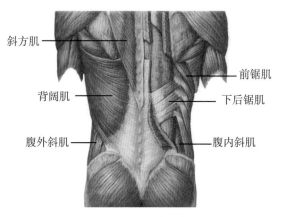

斜方肌

前锯肌

背阔肌

下后锯肌

腹外斜肌

腹内斜肌

▲ 图 7-6　下后锯肌解剖

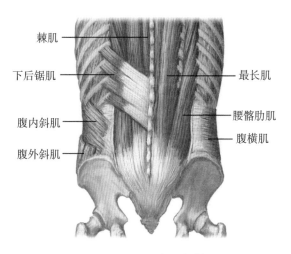

棘肌

下后锯肌

最长肌

腹内斜肌

腰髂肋肌

腹横肌

腹外斜肌

▲ 图 7-7　下后锯肌解剖

肌腱撕裂型疼痛点多在下后锯肌止点，下四条肋骨的外侧部，慢性期疼痛时发时止，不敢做肺活量大的工作和运动。屈曲卷折移位型慢性期痛点多在下后锯肌中段的 4 条肌束带上，若起初未得到正确治疗症状多较严重，正常呼吸活动均受到影响，只是时重时轻，严重时呼吸均感困难，出现强迫性气短，痛点处常可触及索状肿物。

【诊断】

1. 有突发性肋外侧疼痛的病史。

2. 在 T_{11}～L_2、第 8～12 肋的外侧面区域内有疼痛和明显压痛。

3. 呼气时疼痛明显加重。

【治疗】

患者侧卧位，患侧在上，上肢放于胸前。肌腱撕裂型痛点在下后锯肌止点，第 8～12 肋外侧，在压痛点最靠近肋骨面上进针刀，刀口线与患处肋骨成 90° 刺达肋骨面，贴肋骨面和肋骨上下缘沿肌纤维纵轴，先纵行剥离后横行剥离，出针。屈曲卷折移位型痛点在下后锯肌中段，在压痛点处进针刀刺达肋骨面，刀口线和下后锯肌纵轴平行刺入，先纵行剥离，再横行剥离，将肌肉从肋骨面上铲起，遇有肿胀硬结时将其纵行切开，出针。针孔上覆盖好无菌小纱布，然后医生用拇指推顶下后锯肌罹患肌束带，使肌束带恢复。

针刀术后，患者正坐，患侧在右，医者以右前臂自前向后插于腋下，以右前臂向上提拉（即拔伸）肩部，将移位的关节和痉挛的肌肉理顺。随后嘱患者用力吸气，医生以左手掌根叩击右胸背侧患处 1 次。再令患者深呼吸，则疼痛即可消失。

第8章 下肢部软组织损伤

一、梨状肌损伤

【概述】

梨状肌损伤是指梨状肌因外伤、劳损或解剖变异等原因引起梨状肌水肿、肥厚、粘连及挛缩，压迫坐骨神经及营养血管所致的一系列症状，是坐骨神经痛的常见原因之一。针刀术治疗效果较佳。

【局部解剖】

梨状肌呈三角形，位居臀深层，起于骶骨盆面 $S_{2\sim4}$ 孔旁，沿小骨盆壁向外下行，通过坐骨大孔将该孔分为上下两孔，最终以腱止于股骨大转子上缘的后部。其作用是使髋关节外旋，该肌受 $S_{1\sim2}$ 骶神经支配。在梨状肌下孔有臀上神经和臀上动、静脉通过，在梨状肌下孔有臀下神经、坐骨神经、阴部神经、股后皮神经，以及臀下动、静脉及阴部内动脉通过。其中坐骨神经由 $L_4 \sim S_3$ 脊神经前支组成，沿骨盆后壁下行，多数自梨状肌下孔穿出，为正常型。但变异类型可自梨状肌中穿出，或分成两支，一支穿出梨状肌下孔，另一支穿梨状肌或从梨状肌上孔通过，这些变异易导致梨状肌综合征。

髂后上棘与尾骨尖连线，在该线上从髂后上棘下 2cm 处与股骨大转子连线为梨状肌体表投影。

【临床表现】

本病主要表现为通过梨状肌上下孔的神经、血管及梨状肌本身损害的症状，常有过度内外旋、外展病史，出现坐骨神经痛或臀部的疼痛，其中最突出的是干性坐骨神经痛。初期多为臀部钝痛、刺痛并伴有紧困酸张感，且疼痛常向大腿后侧、小腿后外侧及足背或足外缘放射，走路或其他体力劳动时加剧，此外疼痛尚可伴下腹部及会阴部感觉异常。

【诊断】

1. 外伤史及劳损史。

2. 下肢后外侧疼痛，小腿后外侧及足底麻木。

3. 梨状肌投影区有压痛，并向股后、小腿后外侧、足底放射。

4. 双足并拢，患肢主动外旋抗阻力疼痛加重（梨状肌紧张试验阳性）。

5. 直腿抬高试验 60° 以内疼痛明显，超过 60° 后疼痛反而减轻，经此可区别于腰椎间盘突出症。

【鉴别诊断】

1. **腰椎间盘突出症**　腰椎间盘突出症病变部位在腰部，腰部活动受限，直腿抬高试验阳性，抬腿越高症状越重。与大腿内、外旋位置无关，梨状肌紧张试验阴性。梨状肌综合征疼痛主要在臀部，下肢旋转运动时加剧，并沿坐骨神经向下放射。CT、MRI 可以得到证实。

2. **骶髂关节损伤或半脱位**　多呈歪臀跛行，压痛在骶髂关节，两侧髂后上棘不对称，单腿负重试验阳性等可以区别。

【治疗】

患者俯卧，取髂后上棘、尾骨连线中点与大转子连线中内 1/3 点作为进针刀点。常规消毒后进针刀，刀口线与坐骨神经走向平行，针刀体与皮肤表面垂直。刺入后探索进针，当针刀通过臀大肌达到梨状肌时，可能出现空虚的感觉，如果该肌粘连变性会有硬韧酸胀感，同时会有麻串感，若麻串感强烈并沿坐骨神经下传，提示针刀已触及神经干，需提起针刀向外侧移动 5mm，再进针刀，出现酸胀感时则为病变处。先排切 2～3 刀，横行剥离 1 次，再纵行疏通 1 次即可出针。

针刀术后患者仰卧，屈髋屈膝 90°，术者用手压住患者膝部外侧，让患者做外旋抗阻力动作 2 次。

二、臀中肌损伤

【概述】

臀中肌损伤有急、慢性两种。急性损伤者局部肿痛显著，无复杂的临床症状，极少数病例因损伤较重内出血太多，影响附近的神经和血管，出现臀部麻木、发凉等症状。慢性者，肿胀不显著，但出现的症状较为复杂，除局部疼痛麻木外，还常常引起坐骨神经疼痛，行走受限。波及梨状肌时诊断更为困难。慢性臀中肌损伤的发病率在骨伤科疾病中较高，常被误诊为梨状肌损伤或笼统诊断为坐骨神经痛，有明确诊断者也较难治愈。

【局部解剖】

臀部的中层肌肉由上往下分别为：臀中肌、梨状肌、闭孔内肌、股方肌。臀中肌起于髂骨翼外侧、臀下线或臀后线之间，止于股骨大粗隆尖部的外侧面，作用是外展大腿，并协助前屈内旋、后伸外旋。臀中肌本身受臀上皮神经支配。梨状肌与臀中肌相邻，起于坐骨大切迹及骶骨的前面，止于大粗隆的上缘（即大粗隆尖部），其与臀中肌紧密相邻。又因梨状肌由坐骨大孔穿出，将坐骨大孔分为梨状肌上下孔，此二孔是盆内神经，为血管通往臀部及下肢的必经之门户，所以臀中肌病变后必然要波及梨状肌及与其紧密相连的神经血管。

臀中肌损伤的临床表现较为复杂，其症状与损伤的解剖位置紧密相关（图 8-1）。

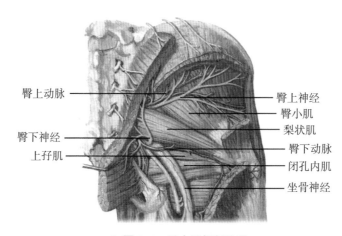

臀上动脉　　　　　　　　　　　　臀上神经
　　　　　　　　　　　　　　　　臀小肌
　　　　　　　　　　　　　　　　梨状肌
臀下神经　　　　　　　　　　　　臀下动脉
上孖肌　　　　　　　　　　　　　闭孔内肌
　　　　　　　　　　　　　　　　坐骨神经

▲ 图 8-1　臀中肌解剖位置

【临床表现】

臀中肌损伤可根据损伤范围和病理变化分为 3 型，即单纯型、臀梨综合型与混合型。

1. 单纯型　臀中肌本身受损，并未波及其他软组织，所以只在臀中肌本身有 1～2 个单纯的压痛点，多不引起牵涉痛。患者疼痛较局限，下肢有轻微疼痛和麻木感。

2. **臀梨综合型** 臀中肌本身有痛点，压痛波及梨状肌，做梨状肌牵拉试验，引起臀中肌疼痛加重，梨状肌上有压痛点，但都较轻微，且疼痛范围不清楚，或有下肢疼痛。

3. **混合型** 臀中肌本身有痛点和压痛，梨状肌也有疼痛和压痛。按压臀中肌和梨状肌都可引起下肢沿坐骨神经干的牵涉性疼痛、麻木。患者主诉行走、站立时下肢有痛麻感或发凉等。

【诊断】

1. 有损伤史。

2. 臀中肌附着区有疼痛和压痛，梨状肌无压痛，患侧下肢或有轻微痛麻感；患侧下肢主动外展时疼痛加剧，为臀中肌损伤单纯型。

3. 臀中肌附着区有疼痛和压痛，位置偏于下侧，且梨状肌表面投影区也有疼痛和压痛（臀裂上端和患侧髂后上棘连线中点与同侧股骨大粗隆连线，即为梨状肌的表面投影），痛点和臀中肌上的痛点相邻，且两痛点模糊不清，连成一片，做梨状肌牵拉试验引起疼痛加剧，下肢麻木感不明显，即为臀中肌损伤的臀梨综合型。

4. 臀中肌附着区有疼痛和压痛，并牵涉下肢沿坐骨神经干痛麻不适。梨状肌表面投影区有疼痛，并可引起下肢沿坐骨神经干痛麻感加剧。患者行走和站立时均感下肢疼痛不适，此为臀中肌损伤混合型。

【治疗】

患者侧卧位，患侧在上，健侧在下，健侧腿伸直，患侧膝关节屈曲。

1. **单纯型** 单纯型的损伤点大多在臀中肌的起点。压痛点即为进针刀点，刀口线和臀中肌纤维走行平行，针体和髂骨面垂直刺入，深达骨面，先纵行剥离，再横行剥离。

2. **臀梨综合型**　先在臀中肌痛点处进行针刀手术，方法同单纯型。另外以梨状肌压痛点为进针刀点，刀口线方向和梨状肌走行方向平行，针体和臀部平面垂直，深达梨状肌肌腹，沿梨状肌纵轴先纵行剥离，然后切开剥离 1～2 下，出针。

3. **混合型**　第一步治疗同臀梨综合型，然后在臀中肌和梨状肌压痛点连线的中点进针刀，刀口线方向与臀中肌纤维方向平行刺入，深达骨面，纵行剥离 2～3 下出针。然后行梨状肌牵拉试验。

针刀术后患者仰卧位，患侧下肢屈髋屈膝，医者将手压在膝关节髌骨下缘，向对侧肩关节猛压一下即可。

三、慢性腰臀部肌肉损伤

【概述】

慢性腰臀部肌肉损伤，实际上就是几组肌肉联合损伤导致出现顽固性的腰腿痛。过去对该病无有效的治疗措施，大松解术对此有一定疗效，但因损伤较大，后遗症较多，存在一定争议。

该病病情复杂，症状严重，痛苦极大，使患者处于痛苦不堪的半瘫痪状态。通过对该病病因病理进行深入细致的研究，应用针刀对各肌肉的病变处进行针对性的闭合性手术治疗，既达到了松解的目的，又不损伤正常组织，避免了后遗症，且疗效极快，有效率可达到 100%，治愈率达 90% 以上。

该病损伤的肌肉常见的有三组：腰组，包括腰大肌、腰方肌；

臀组，包括臀中肌、梨状肌、股方肌、闭孔内、闭孔外肌、上下孖肌；股组，包括半腱肌、半膜肌、股二头肌。腰臀组的肌肉位于中深层，为慢性腰臀部肌肉损伤最常见的病变部位。

【局部解剖】

（一）腰组

1. 腰大肌　位于腰椎的前面腹侧，起自第 12 胸椎及全部腰椎侧面的横突根部，其纤维走向下外方，经腹股沟韧带的深面，止于股骨小粗隆。此肌的作用是屈髋及外旋髋关节，其神经供应来自 $L_{2\sim4}$（图 8-2）。覆盖于腰大肌之前的筋膜称腰筋膜，其内缘止于脊柱，外缘与腰方肌筋膜连续。

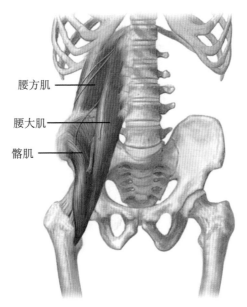

腰方肌

腰大肌

髂肌

▲ 图 8-2　腰大肌、腰方肌解剖

2. **腰方肌**　呈扁方形，位于末肋与髂嵴之间，起于髂腰韧带、髂骨嵴后部，其止点为第 12 肋内侧 1/2 的下缘，C_{12}～L_4 横突尖部。该肌受来自 C_{12}～L_3 神经支配，其作用是当一侧收缩时可使腰椎侧屈，两侧收缩可使第 12 肋降低（图 8-3）。

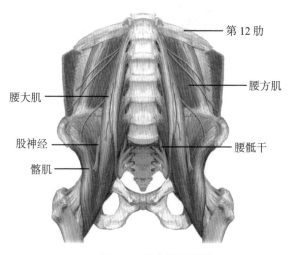

第 12 肋

腰方肌

腰大肌

股神经

髂肌

腰骶干

▲ 图 8-3　腰方肌正面观

　　腰丛神经起自 $L_{1\sim4}$ 神经前支，常由 C_{12} 神经前支的少量纤维参与组成，其起点为腰大肌覆盖，其分支下有髂腹下神经、髂腹股沟神经、股神经、股外侧皮神经及闭孔神经，所以腰大肌和腰方肌的损伤可引起下肢及腰丛神经的其他分布区牵涉性痛。

（二）臀组

1. **中层组**　有臀中肌、梨状肌、闭孔内肌和股方肌（图 8-4）。

(1) 臀中肌：前文已述，略。

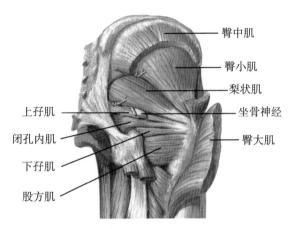

臀中肌

臀小肌

梨状肌

坐骨神经

臀大肌

上孖肌

闭孔内肌

下孖肌

股方肌

▲ 图 8-4　梨状肌、闭孔内肌、股方肌解剖

(2) 梨状肌：起于坐骨大切迹及骶骨前面，止于大粗隆上缘，作用为外旋髋关节，协助髋关节外展后伸，由骶丛分支（$L_1 \sim S_2$）支配。

(3) 闭孔内肌：起自闭孔膜及坐骨、耻骨支内面，止于股骨粗隆内侧面，作用为外旋髋关节，由骶丛分支（$L_4 \sim S_2$）支配。

(4) 股方肌：起自坐骨结节外，止于股骨大粗隆及粗隆间嵴，作用为外旋髋关节，由骶丛分支（$L_5 \sim S_1$）供给。

2. 臀深层组　有臀小肌、闭孔外肌、上孖肌和下孖肌（图 8-5）。

(1) 臀小肌：起自臀前线及髋臼以上的髂骨背面，止于大粗隆的前缘，作用为外展髋关节微内旋，由臀上神经（$L_4 \sim S_2$）支配。

(2) 闭孔外肌：起自闭孔外面及坐骨耻骨支的外面，止于大粗隆的前线，作用为外旋髋关节微内收，由骶丛分支（$L_5 \sim S_1$）支配。

(3) 上孖肌：起自坐骨棘外面，止于闭孔内肌肌腱，作用为外旋髋关节，由骶丛分支支配。

(4) 下孖肌：起自坐骨结节，止于闭孔内肌肌腱，作用为外旋髋

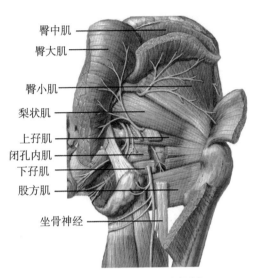

臀中肌
臀大肌

臀小肌

梨状肌

上孖肌
闭孔内肌
下孖肌
股方肌

坐骨神经

▲ 图 8-5　臀部深层肌肉解剖

关节，由骶丛分支支配。

（三）股组

1. 半腱肌　起自坐骨结节，止于胫骨粗隆内下方及小腿筋膜，作用为伸髋、屈膝并微内旋，由坐骨神经（$L_4 \sim S_2$）支配。

2. 半膜肌　起于坐骨结节，止于胫骨髁内侧面，作用为伸髋屈膝并微内旋，由坐骨神经支配（图 8-6 和图 8-7）。

3. 股二头肌　起自坐骨结节及股骨嵴外侧唇，止于腓骨小头，作用为伸髋屈膝并微外旋，由坐骨神经支配（图 8-8）。

腰组肌肉（腰大肌、腰方肌）和腰丛神经起点紧密相连，所以损伤后亦可引起下肢前内侧和其他分布区痛麻感。臀中层肌和深层肌都由骶丛神经支配，损伤后引起臀部和下肢的后外侧痛麻。

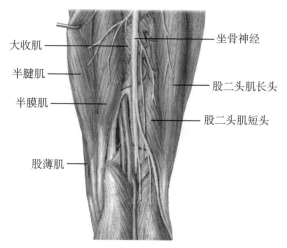

大收肌

半腱肌

半膜肌

股薄肌

坐骨神经

股二头肌长头

股二头肌短头

▲ 图 8-6　半腱肌、半膜肌下段解剖

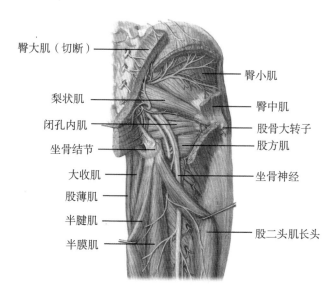

臀大肌（切断）

梨状肌

闭孔内肌

坐骨结节

大收肌

股薄肌

半腱肌

半膜肌

臀小肌

臀中肌

股骨大转子

股方肌

坐骨神经

股二头肌长头

▲ 图 8-7　半腱肌、半膜肌上段解剖

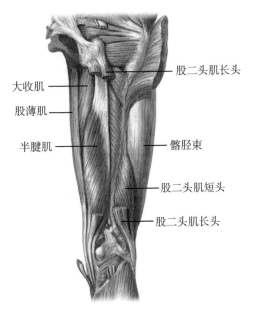

大收肌

股薄肌

半腱肌

股二头肌长头

髂胫束

股二头肌短头

股二头肌长头

▲ 图 8-8　股二头肌解剖

股组肌肉均与坐骨神经紧密相连，损伤后易引起坐骨神经支配区痛麻。

　　腰组、臀组和股组肌肉损伤后，所涉及的神经支配区域广泛，故慢性腰臀部肌肉损伤在临床上多出现错综复杂的症状，另外这几组肌肉损伤后还会影响附近的动脉血管，造成肌肉萎缩及局部发凉等。

（四）动脉

　　腰臀诸肌的血液供应来自肋间动脉及腰动脉的后支，臀肌动脉分浅支和深支，浅支位于臀大肌与臀中肌之间，供应臀大肌；深支位于臀中肌和臀小肌之间，供应该二肌，并发出关节支营养髋关节，臀下动静脉、阴部内动脉均经过梨状肌下孔，股组肌肉有旋股外侧动脉及其分支分部其间。

此三组肌肉可损伤一组，亦可损伤多组，如果只损伤一组肌肉中的一块或几块肌肉，而其他组肌肉没有损伤，就不能诊断为此病，另设章节单独叙述。3组肌肉同时损伤者并不多，相继损伤较为多见。此病因多种疗法都难以见效，且新鲜损伤者症状较轻，不易引起患者和医生的足够重视，只作为一般损伤来处理，直至症状变得严重复杂时，才开始重视和治疗。所以临床上把这种久治不愈的几组肌肉联合损伤的疾病命名为慢性腰臀部肌损伤。

【临床表现】

1. 三组联合型

(1) 腰椎旁 2cm 处有深在性酸胀痛。第 12 肋下缘近脊柱侧疼痛，L_5 横突处至髂嵴后上缘疼痛，髂骨翼后外侧疼痛，梨状肌表面投影区有压痛，臀部中下部有深在性疼痛，大腿后外侧疼痛。

(2) 臀部，大腿外侧面、前面、后面及内侧中部皮肤，会阴部和外生殖器皮肤，小腿后面及足外侧缘皮肤麻痹感。

(3) 臀部及大腿后外侧部麻木，直至小腿外侧、小足趾。性功能下降，严重者男子可出现阳痿不举，下肢无力，不能行走。

(4) 臀及下肢肌肉不同程度的萎缩，局部皮温下降，鸭形步态。患侧下肢抬举受限，膝关节不能伸直。

(5) 晚期多有顽固而剧烈的疼痛，晚间难以入睡，敲打腰、臀、大腿部诸痛点可缓解不适，甚至要求家属站在臀和大腿后外侧诸痛点上。晚期任何止痛药均难以让患者安静入睡，十分痛苦，有不少患者产生轻生念头。

2. 腰臀联合型　与三组联合型症状相似，只是大腿后外侧无压痛。

3. 臀股联合型　人腿前面及内侧、小腿内侧、足内侧缘均无症状，其余同三组联合型。

4. 腰股联合型　臀部无症状，大腿后外侧疼痛局限，小腿外侧及足外侧症状亦较轻微。其余与三组联合型同。

5. 单纯腰型　臀部、大腿后外侧、小腿外侧、足外侧无症状，大腿的伸屈功能接近正常，其余与三组联合型同。

6. 单纯臀型　腰部、大腿、小腿、足内侧无症状，其余症状与三组联合型相似。

7. 单纯股型　大腿后外侧疼痛明显，小腿外侧、足外侧症状轻微，其余与三组联合型同。

【诊断】

1. 三组联合型

(1) 第 12 肋下缘近脊柱的背侧疼痛并有压痛；腰椎旁开约 2cm 处有深在性疼痛，压痛不明显；或 L_5 横突至髂嵴有疼痛；臀部有深在性疼痛，重按有压痛并沿坐骨神经干有胀痛或麻木感；大腿后外侧诉有疼痛，并有压痛。在压痛点处可触及块状或条状硬结。

(2) 患者主动侧屈时腰部痛点加剧，患侧下肢主动后伸、外展、外旋或屈膝时臀部疼痛加剧，或根本不能完成某些动作。

(3) 排除椎间盘突出及腰椎和髋关节的骨性损伤。

(4) X 线片示轻度腰椎侧弯，骨盆多向健侧倾斜。结合其他症状即可确诊。

2. 腰臀型　此型大腿后外侧无压痛，结合该型临床症状参照三组联合型诊断标准可以确诊。

3. 臀股型　此型腰部无疼痛和压痛，参照三组联合型的诊断标

239

准，再结合该型的临床症状便可确诊。

4.腰股型 臀部无疼痛和压痛，参照三组联合型的诊断再结合该型的临床症状便可确诊。

5.单纯腰型 臀部、大腿后外侧无疼痛和压痛，参照三组联合型的诊断标准，再结合该型之临床症状便可确诊。

6.单纯臀型 腰部和大腿后外侧无疼痛和压痛，参照三组联合型的诊断标准，再结合该型的临床症状即可确诊。

7.单纯股型 腰部和臀部没有疼痛和压痛，参照三组联合型的诊断标准，再结合该型的临床症状即可确诊。

【治疗】

三组联合型的治疗：腰组肌肉损伤的治疗先在12肋内侧痛点处做一记号，然后从肋下侧缘离记号最近部位进刀，深度达到骨面，刀口线与肋骨约成70°。刀锋达肋骨面后再滑至肋骨下缘痛点处。刀口线方向不变，将针体倾斜，与背平面约成70°，在肋下侧面下缘先纵行剥离，再横行剥离，出针。

于腰椎横突尖部的深在性痛点处进针刀，深度达横突尖部骨平面，刀口线和脊柱纵轴平行，刀锋达骨面后，转动刀口线使其与横突纵轴近端成135°，将刀锋移至横突尖部下角，沿刀口线方向使针体倾斜，与腰平面骶髂方向成30°，先纵行剥离，再横行剥离，出针。

于髂骨处压痛点上进针刀，深度达髂骨面，刀口线方向与脊柱纵轴成45°，针体和髂骨面垂直。先纵行剥离，再横行剥离，出针。

臀上部手术方法同臀中肌损伤。

臀中部损伤治疗时让患者侧卧于治疗床，健侧在下，下肢伸直；患侧在上，下肢屈曲，人体略向前倾斜，使膝部着床，找准梨状肌压痛点，即在此处进针刀。刀口线与梨状肌纵轴平行，针体与臀部平面垂直，刀锋刺入皮下后摸索继续深入，若患者诉有电击感、刺痛感，即将刀锋稍上提，移动 1～2mm，继续进针刀，待患者诉有酸胀感时，说明已达梨状肌病变部位，先纵行剥离，再横行剥离，若有硬结则切开剥离。在行剥离手术时应注意手下针感和患者主诉，凡诉有麻电感时应立即稍上提刀锋，移动 1～2mm，再刺入行剥离手术。臀下部的手术体位与上同，只是将健侧下肢屈曲，将患侧下肢伸直。

臀下部为深在压痛点即为闭孔内肌、闭孔外肌和上下孖肌的病变部位，这四块肌肉因深在又短小，且相连在一起，很难区别是哪块肌肉损伤引起的病变，所以只能在最明显的压痛点处进针刀。刀口线方向与坐骨神经走行方向平行刺入，刺入后继续摸索深入，具体方法同上。当患者诉有酸胀感时停止深入，此时深度可达 10cm 左右，然后掉转刀口线方向，使其与下肢纵轴方向近乎垂直。沿刀口方向先纵行剥离，后横行剥离，若有硬结则行切开剥离，出针。

股后外侧部的压痛点即为进针刀点，患者俯卧位，刀口线和大腿纵轴近乎平行，针体与施术部大腿平面近于垂直刺入，深度可达股骨面，此处进针要严格按四步进针法进针，防止刺伤坐骨神经和旋股外动脉。先纵行剥离，再横行剥离，若遇硬结则行纵行切开，出针。

其余六种类型均按上述腰部、臀部、股部施术方法对症施术，不再赘述。

对该病的治疗必须有耐心，腰部、股部的病变 1～2 次即可治愈，臀部深层施术很难做到准确，所以要反复多次治疗，但每次治疗都需稍移动进针点，尽量避免在同一进针点上治疗多次。多块肌肉损伤时需进行多次治疗，一处治疗不彻底则不能解除疾病，故多次治疗需按这几块肌肉的位置排列和临床痛点的情况进行。其次由于该病涉及范围广泛，不可一次性将腰、臀、股部都进行治疗，应分批分期进行。

该病一般治疗 5～6 次，进针点在 15 个左右，每次在 2～3 个进针刀点上进行治疗。

四、膝关节内侧副韧带损伤

【概述】

膝关节内侧副韧带损伤，是指内侧副韧带受撞击、挤压、牵拉或其他各种外伤（多由小腿外翻而伤），出现撕裂、轻度内出血、肿胀等急性损伤，没有得到正确及时治疗，年深日久而遗留下来的从股骨内侧髁到胫骨内侧髁的顽固性疼痛。因为无明显红、肿、热等体征，常被诊为风湿，也有诊断为外伤引起，无适宜疗法。多数迁延不愈，患肢功能严重障碍，外侧副韧带也有患此疾病者，但以内侧副韧带为多见。

【局部解剖】

胫侧副韧带呈扁宽的三角形，基底向前，为关节囊纤维层的加厚部分。胫侧副韧带分浅、深两层。深层起于股骨内上髁，止于胫骨干内面和关节边缘，内面与外侧半月板紧密相连。胫侧副韧带浅层较长，起于股骨内上髁顶部收肌结节附近，止于胫骨上端的内面，距胫骨关节面 2～4cm，前部纤维纵行向下，也称前纵部（图 8-9）。

【临床表现】

患者膝部内侧疼痛，活动后加重。患腿伸直受限，跛行，严重

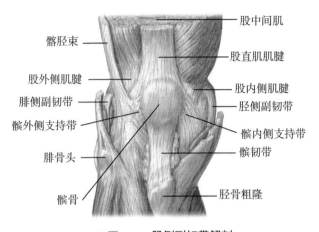

股中间肌

髂胫束

股直肌肌腱

股外侧肌腱

股内侧肌腱

腓侧副韧带

胫侧副韧带

髌外侧支持带

髌内侧支持带

腓骨头

髌韧带

髌骨

胫骨粗隆

▲ 图 8-9　胫侧副韧带解剖

时不能行走。下蹲困难，在股骨内侧髁或胫骨内侧髁处有时可摸到小的皮下结节。

【诊断】

1. 有轻重不同的外伤史，常以小腿外翻扭伤多见。

2. 病程较长。

3. 在股骨内髁和胫骨内髁都可找到明显的压痛点。

4. 内侧副韧带分离试验阳性。

【治疗】

在内侧副韧带上找压痛点，局部皮肤消毒后，在压痛点进针刀，针刀刀口线与韧带纵轴平行刺入，当刀口接触骨面时开始剥离。压痛点在韧带附着点处时，用纵行疏通剥离法，不在附着点则用横行铲剥法，将韧带从骨面向下铲，出针，压迫针孔片刻。5 日后不愈者再做 1 次，一般 2～3 次可愈。膝关节外侧副韧带损伤后遗症治疗方法相同。

针刀术后患者仰卧，患肢伸直并外旋。医者在损伤部位及其上下方施以揉、摩、擦等法。急性损伤肿痛明显者手法宜轻，日后随着肿胀的消退，手法可逐渐加重。

五、髌韧带损伤

【概述】

髌韧带损伤在临床上也很多见，且多为慢性。髌韧带肥厚而坚韧，急性的轻伤症状较轻，常被患者忽视而不就诊；重伤者胫骨结节处撕脱，但髌韧带不会离断。当然极少数可因铁器直接切断髌韧带而造成离断，多数为慢性损伤，故普通常规疗法收效甚微，或极易反复。

【局部解剖】

髌韧带是股四头肌延续的筋膜，从髌骨上面至髌骨下缘收缩为髌韧带，止于胫骨粗隆，此韧带肥厚而坚韧，位于膝关节囊的前面，当股四头肌收缩时，其受到牵拉而使膝关节伸直（图8-10）。

【临床表现】

髌韧带附着点、胫骨粗隆处疼痛，膝关节不易伸直，走路跛行。

【诊断】

1. 有外伤史。

2. 髌韧带附着点，胫骨粗隆处疼痛或压痛。

3. 股四头肌收缩引起疼痛。

【治疗】

患者仰卧屈膝，足掌平放于治疗床上，进针刀点为髌韧带附着点处的压痛点上。刀口线与髌韧带纵轴平行，针体与髌韧带平面垂

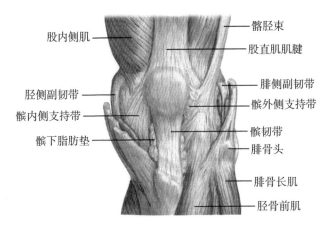

股内侧肌

髂胫束

股直肌肌腱

胫侧副韧带

髌内侧支持带

髌下脂肪垫

腓侧副韧带

髌外侧支持带

髌韧带

腓骨头

腓骨长肌

胫骨前肌

▲ 图 8-10　髌韧带解剖

直，深度直达骨面，先纵行剥离，再横行剥离。若有硬结则纵行剥开，出针。一般 1～2 次可愈。

针刀术后用拇指按压髌韧带，让患者过度屈曲膝关节数次即可。

六、髌下脂肪垫损伤

【概述】

髌下脂肪垫损伤又叫髌下脂肪垫炎，多由劳损所致，急性外伤引起者相对较少，发病缓慢，多缠绵难愈，有逐渐加重的趋势。以往对劳损、内部软组织变性认识不足，以封闭为主要的保守治疗措施，效果欠佳。近年针刀治疗对此有较好疗效。

【局部解剖】

髌下脂肪垫位于髌韧带与膝关节囊的滑膜之间，是一个三角形的脂肪组织，可减少组织对髌韧带的摩擦，稳定膝关节（图 8-11）。

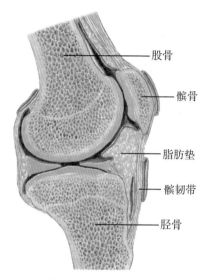

股骨

髌骨

脂肪垫

髌韧带

胫骨

▲ 图8-11　髌下脂肪垫矢状面

【临床表现】

髌骨下方、胫骨粗隆上方、髌韧带内下方疼痛，膝关节伸屈受限，不能伸直。下楼梯时疼痛更为明显。

【诊断】

1. 有膝关节劳损史。

2. 髌下脂肪垫处疼痛，且有压痛。

3. 令患者屈曲膝关节再迅速伸直，多不能完成，且引起髌骨下疼痛加剧。

【治疗】

患者取仰卧位，屈曲膝关节，使足掌平稳放于治疗床上。于髌骨下缘和胫骨粗隆之间的压痛点上进针刀，刀口线方向与髌韧带纵轴平行刺入，针体与髌韧带平面垂直，深达髌韧带下方，先纵行切开剥离，然后将刀锋提至髌韧带内面脂肪垫的上面，刀口线方向不变，将针体沿刀口线垂直方向倾斜与韧带平面成 15°，在髌韧带和脂肪垫之间进行通透剥离，并将针体沿刀口线方向摆动，将髌韧带和脂肪垫分剥开来，然后再使针体向相反方向倾斜与髌韧带平面成 15°，重复上述手术方法，将髌韧带和脂肪垫的另一侧剥离开来，出针。

把握进针深度，当刀锋穿过髌韧带以后即开始切开剥离术，其深度约为 0.5cm，不可穿过脂肪垫，以免损伤膝关节滑膜和软骨。

针刀术后患者仰卧，屈膝屈髌 90°，助手握住股骨下端，医者双手握持踝部，两者相对牵引，医者向内、向外旋转小腿，在牵引下使膝关节尽量屈曲，再缓缓伸直。此手法对脂肪垫嵌入关节间隙者效果尤著。

七、髌下滑囊炎

【概述】

髌下滑囊炎多见于青壮年体力劳动者或运动员，多由膝关节反复而频繁的伸屈活动引起，起病缓慢，无明显外伤史。

【局部解剖】

髌下滑囊包括①髌下深囊，位于髌韧带和胫骨前面、髌下脂肪垫的下端之间；②髌下皮下囊，位于胫骨粗隆上缘髌韧带与皮肤之间；③胫骨粗隆皮下囊，位于胫骨粗隆与皮肤之间。这三个滑液囊均在髌韧带止点附近，诊断治疗时极易混淆，病变时常被统称为髌下滑囊炎，要想精确地诊治此病必须将解剖位置分清，不可混淆。

【临床表现】

膝部髌下隐痛不适，膝关节伸屈受限，下楼困难。患侧下肢不愿伸直，走路时呈跛行，伸屈下肢时疼痛加剧，与健侧相比髌韧带止点附近略隆起。

【诊断】

1. 有长期伸屈膝活动的劳损史。

2. 胫骨粗隆或稍上缘疼痛，并有轻微压痛。

3. 髌韧带下方有囊样高起，并有波动感。

【治疗】

患者仰卧位，膝关节屈曲80°，足平放于治疗床上。

痛点和膨隆点在胫骨粗隆上缘髌韧带的深面，即为髌下深囊，在痛点处进针刀，刀口线与髌韧带平行，使针体和髌韧带上侧平面约成70°刺入，深度达骨平面，切开剥离2～3刀出针，覆盖好无菌小纱布，用拇指按压针孔片刻，并过屈膝关节1～2下使膨隆平复即可。

痛点和膨隆点在胫骨粗隆偏上部的皮下，为髌下皮下囊病变，在痛点处进针刀，使针体与进针处皮肤垂直，刀口线和髌韧带平行，深度达髌韧带的附着点，未达骨平面，行切开剥离2～3刀出针，覆盖好无菌纱布，用拇指按压针孔片刻，使膨隆平复即可。

痛点和膨隆点在胫骨粗隆的皮下，即为胫骨粗隆皮下囊，在痛点处进针，使针体与进针处皮肤垂直，刀口线和髌韧带平行刺入，深度达骨面，行切开剥离2～3刀出针，覆盖好无菌纱布，用拇指按压针孔片刻，使膨隆平复即可。

针刀术后在压痛点处用力按压，破坏滑囊，促进滑囊液的吸收。

八、跗管综合征

【概述】

跗管综合征又称踝管综合征，多发于老年人，因随年龄增长韧带弹性较低，或踝关节反复扭伤等发病，病变与跗管所在的位置及本身结构有很大关系。该病在临床上常被误诊为风湿脚痹或末梢神经炎，即使诊断明确，中西医药物治疗效果亦欠佳。近年来矫形外科用手术疗法切除部分支持带以松解胫后神经的压迫，效果显著，但较为痛苦，部分患者可残留轻微不适。

【局部解剖】

跗管为内踝下侧的一个狭窄的骨性通道，上有分裂韧带覆盖，下有跟骨内侧面组成的扁形管腔，中间有胫后动脉、胫后神经、趾长屈肌通过，分裂韧带受损挛缩使管腔更为狭窄（图 8-12）。

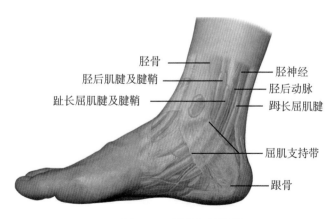

胫骨
胫后肌腱及腱鞘
趾长屈肌腱及腱鞘
胫神经
胫后动脉
𧿹长屈肌腱
屈肌支持带
跟骨

▲ 图 8-12　跗管解剖位置

【临床表现】

初期常在走路多、久立或劳累后出现内踝后部不适，休息后改善。持续日久则出现跟骨内侧和足底麻木，或有蚁爬感觉。重者可出现足趾皮肤干燥、发亮，汗毛脱落及足部内在肌肉萎缩，走路跛行。

【诊断】

1. 痛麻区域局限于跟骨内侧和足底。

2. 叩击内踝后方，足部针刺感可加剧。

3. 足部极度背伸时，症状加剧。

【治疗】

患者取侧卧位，患侧在下，患足内踝朝上，将沙袋垫平稳。在内踝后下缘与足跟骨最后缘画一直线，内踝前缘与跟骨底内侧最前缘画一直线，此两条直线的中间即为分裂韧带。用针刀在此两条直线之间的分裂韧带附着点内侧分别取 4 个进针点，并分别部分切断支持带，再在支持带两端沿韧带内缘用通透剥离法，然后将足用力背屈几次。术后 24 小时热醋熏洗患足，每日 2 次，术后也可用泼尼松龙 25mg 加普鲁卡因 120mg，在分裂韧带两端封闭 1 次，若 5 日后不愈再治 1 次，一般 1～2 次后症状大减，只有足底尚有轻度不适，这是由于神经压迫过久、还未恢复的缘故。

针刀术后患者仰卧，患肢外旋，医者以一指禅推法或揉法于小腿内后侧由上而下推至踝部，重点在跗管局部，沿与跗管纵向肌垂直的方向推揉 5～10 分钟，以通经活血，使跗管压力降低，同时在局部配合弹拨法疏理经筋，最后顺肌腱方向用擦法。

第9章　骨关节病

一、颈椎病

【概述】

颈椎病，又称颈椎综合征，是颈椎骨关节炎、增生性颈椎炎、颈神经根综合征、颈椎间盘脱出症的总称。以颈椎椎间盘、椎体及其骨关节、韧带、肌肉等组织原发性或继发性退行性变为基础，致使其相邻的神经根、血管、交感神经、脊髓等组织，受到压迫、刺激、失稳等损害从而引起相应的临床症状与体征。

【局部解剖】

1. **项韧带**

项韧带呈三角形，为棘上韧带在颈段的延续，附着于 $C_{2\sim7}$ 棘突、寰椎后结节、枕外隆凸与枕外嵴之间。此韧带富含弹力纤维，在病理情况下可出现块状或条状软骨化或骨化灶，多见于退变性椎间盘的后方。项韧带可分为枕骨部和颈椎部：枕骨部为弹力纤维膜，呈三角形，底部向上，尖部向下，上与枕部浅筋膜相连；颈椎部为一约 10mm 的宽带，上接枕部项韧带，下续棘上韧带。项韧带两侧有头夹肌、颈夹肌等多块肌附着，斜方肌附着于韧带的游离后缘。

项韧带主要维持头颈部的直立体位，其功能主要是控制颈部过度前屈和头的左右旋转。此韧带相对较其他棘上韧带薄弱，而头部活动又极频繁，故项韧带较易损伤（图 9-1）。

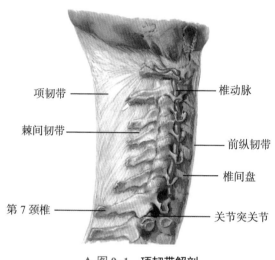

▲ 图 9-1　项韧带解剖

2. 胸锁乳突肌

患者取坐位，头用力向一侧倾斜，检查者用手推挡其同侧下颌，使面部转向对侧，该侧胸锁乳突肌即隆起，其起止点及前后缘均十分明显，是颈部分区的界线（图 9-2）。

胸锁乳突肌位于颈部两侧皮下，是一对强有力的肌肉，为颈部众多肌肉中最大最粗的一条，负责头颈各方向的运动，同时也是颈部重要的肌性标志。该肌左右各一条，从耳后乳突斜向前下附着于颈根部的胸骨及锁骨内侧端处，所以称为胸锁乳突肌。胸锁乳突肌起于胸骨柄前面、锁骨上缘内 1/3，向后止于乳突外侧面。在胸锁乳

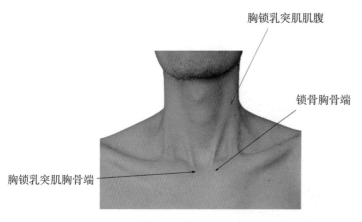

胸锁乳突肌肌腹

锁骨胸骨端

胸锁乳突肌胸骨端

▲ 图 9-2　胸锁乳突肌解剖

突肌浅面由下而上可见颈外静脉充盈于皮下。在胸锁乳突肌的深面及内侧有颈动脉鞘，鞘内有颈总动脉和颈内动脉（内侧）、颈内静脉（外侧）、迷走神经（后方）。此鞘在胸锁乳突肌前缘向后扪之可清楚触到其搏动。胸锁乳突肌受副神经、颈神经前支（$C_{2\sim3}$）支配，一侧收缩使头转向对侧，两侧收缩使头后仰。它还有提胸廓、协助深吸气的作用（图 9-3）。

3. 斜方肌

患者取侧卧位，医者立于其对面，医者一手掌用较大的力作用于患者头外侧部，另一手放在肩部，要求被检查者上提肩部并使头部向同侧侧曲，与患者的作用力对抗，在颈部外侧即显现出斜方肌上部纤维。

患者侧卧，两肩关节屈曲 90°，医者用力作用于患者肘部上方的臂外侧面，并要求患者水平外展肩部，抵抗医者的压力，在上背部即显现出斜方肌中部纤维。

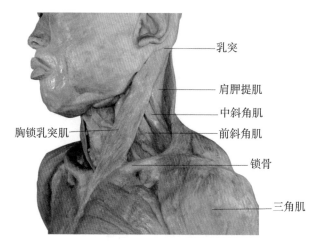

乳突

肩胛提肌

中斜角肌

前斜角肌

胸锁乳突肌

锁骨

三角肌

▲ 图 9-3　胸锁乳突肌

　　患者侧卧，肩关节、肘关节均屈曲 90°，医者一手下压其肘部上方的臂外侧面，要求患者水平外展肩部，医者另一手拇食指即可从外侧捏住患者的斜方肌下部纤维。

　　斜方肌是位于项部和背上部的最浅层肌肉，自项胸部正中线向肩峰伸展呈三角形，底朝向脊柱，尖在肩峰，两侧斜方肌合在一起时形如斜方，故得此名。该肌从上而下以腱膜依次起自上项线内 1/3 部、枕外隆凸、项韧带全长、第 7 颈椎棘突、全部胸椎棘突及棘上韧带。上部肌束向外下方止于锁骨外 1/3，中部肌束向外止于肩峰内侧缘和肩胛冈外侧，下部肌束向外上止于肩胛冈内侧。斜方肌受副神经、颈神经前支（$C_{3\sim4}$）支配，由颈横动脉供应营养，分为浅支和深支，常见为浅支，供应斜方肌的上中部或上中下部，深支供应中下部，静脉主要借劲外静脉和锁骨下静脉回流。

　　斜方肌的作用是使肩胛骨向脊柱靠拢，上部肌束可提肩胛骨，与肩胛提肌和菱形肌等共同担负着肩胛部和上肢的重量；下部肌束可降肩胛骨（图 9-4）。

4. 头夹肌

患者取坐位或俯卧低头位，医者用左手固定头部，右手以 C_7 为中心触摸 C_3～T_3 棘突，再以枕外隆凸为中心，向外下触摸枕骨上项线和乳突。

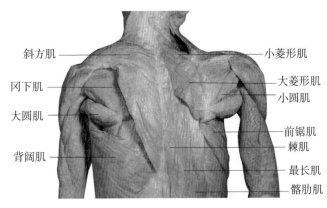

▲ 图 9-4　斜方肌解剖

头夹肌起自 C_3～T_3，止于上项线外侧端及乳突后缘，与枕额肌后部共同在上项线外侧端交织附着，与枕额肌一前一后共同紧张帽状腱膜。浅层有斜方肌附着，深层为头半棘肌，周围有枕动脉、枕静脉分支，布有枕大神经分支。头夹肌表层有斜方肌，深层有竖脊肌，是使头部后仰的主要肌肉之一，单侧收缩使头转向同侧，双侧收缩使头后仰（图 9-5）。

5. 头最长肌

竖脊肌起于骶骨背面，肌束向上，从腰部开始分为三个纵行的

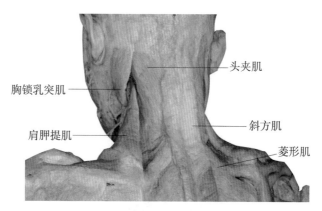

胸锁乳突肌

肩胛提肌

头夹肌

斜方肌

菱形肌

▲ 图 9-5　头夹肌解剖

肌柱，外侧为髂肋肌，中间为最长肌，内侧为棘肌。每个部分自下而上又分为三个部分，其中最长肌自下而上为胸最长肌、颈最长肌、头最长肌，头最长肌位于颈最长肌和头半棘肌之间，以肌腱组织起自 $T_{4\sim5}$ 胸椎横突，止于 $T_{3\sim4}$ 下关节突，于头夹肌和胸锁乳突肌的深面止于乳突后缘的上方。最长肌一侧收缩时，使脊柱向同侧屈曲；两侧屈曲可使躯干竖直（图 9-6）。

6. 头半棘肌

瘦人项部两条纵行的凸隆即为头半棘肌的体表投影。头半棘肌是人体项背部的主要肌肉之一，属于颈部深层肌肉，是横突棘肌之一。横突棘肌由浅而深分为三层：浅层肌束最长，跨越 4～6 个椎骨，其纤维方向较直，为半棘肌；中层肌束较短、较斜，越过 2～4 个椎骨，称多裂肌；深层肌束最短、最斜，位于上下两个椎骨之间，或越过一个椎骨，称回旋肌。

浅层的半棘肌又可分为胸半棘肌、颈半棘肌和头半棘肌三部。

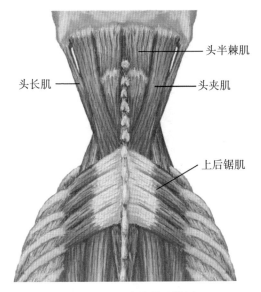

头长肌

头半棘肌

头夹肌

上后锯肌

▲ 图 9-6　头最长肌解剖

头半棘肌位于头夹肌和颈夹肌的深侧，颈最长肌和头最长肌的内侧。该肌起自 $T_{6\sim7}$ 横突尖端，及 $C_{4\sim6}$ 关节突，有时还部分起自 $C_7 \sim T_1$ 棘突，向上汇集，形成宽阔肌腹，止于枕骨上下项线间的内侧部，周围有枕动脉、枕静脉分支，有枕大神经分支、第 3 枕神经。头半棘肌的作用是使头伸直并使面部稍转向对侧（图 9-7）。

7. 多裂肌

位于脊柱沟内，半棘肌的深侧，形状类似半棘肌，但较短。分布于骶骨到第 2 颈椎之间，在腰部和颈部比较发达，起自骶骨背面、骶髂后韧带、髂后上棘、腰椎横突、胸椎横突和 $C_{4\sim7}$ 关节突，止于全部颈椎（寰椎除外）棘突，其肌纤维长短不一，浅层跨越 3～4 个椎骨，中层纤维跨越 2～3 个椎骨，深层纤维连接于相邻椎骨之间。

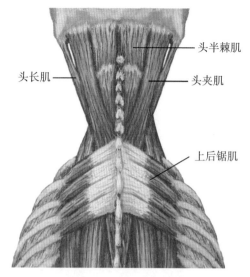

头半棘肌

头长肌

头夹肌

上后锯肌

▲ 图 9-7　头半棘肌解剖

多裂肌受脊神经后支（$C_3 \sim S_5$）支配（图 9-8）。

8. 头后大直肌

头后大直肌呈三角形，起于 C_2 棘突，肌纤维斜向外上方，肌腹逐渐增宽，止于枕骨下项线的外侧部。头后大直肌一侧收缩，使头向同侧旋转，两侧同时收缩使头后仰（图 9-9）。

9. 头后小直肌

呈三角形，起于寰椎后结节，肌纤维向上，止于下项线的内侧。头后小直肌的作用是使头后仰（图 9-10）。

10. 头下斜肌

头下斜肌呈粗柱状，起自 C_2 棘突，向外上方止于寰椎横突。头下斜肌的作用是使头向同侧旋转，并向同侧屈曲（图 9-11）。

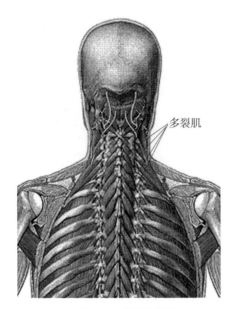

▲ 图 9-8 多裂肌解剖

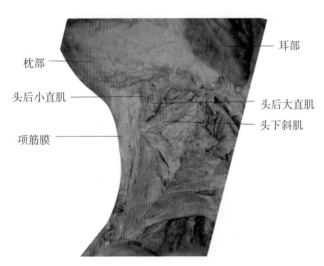

▲ 图 9-9 头后大直肌解剖

259

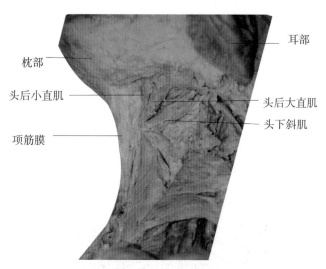

枕部

头后小直肌

项筋膜

耳部

头后大直肌

头下斜肌

▲ 图 9-10　头后小直肌解剖

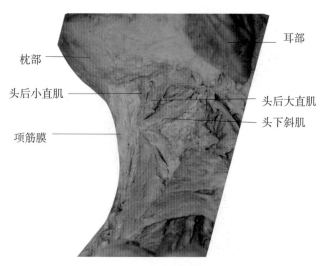

枕部

头后小直肌

项筋膜

耳部

头后大直肌

头下斜肌

▲ 图 9-11　头下斜肌解剖

11. 头上斜肌

头上斜肌呈粗柱状，起自寰椎横突，肌纤维斜向内上方，止于下项线上方外侧部。头上斜肌一侧收缩时，使头向对侧旋转、寰枕关节屈曲；两侧收缩时使头后仰。头后大直肌、头后小直肌、头上斜肌、头下斜肌均属于枕下肌，均位于头半棘肌的深侧，这些肌肉只出现于高等哺乳动物，作用与寰枕和寰枢关节之间，均由枕下神经（C_1）后支支配。

12. 椎动脉

起于锁骨下动脉，上行进入第 6 颈椎横突孔，全部行程分为四段：第 1 段（椎前段）自起始部至进入第 6 颈椎横突孔之前。第 2 段（椎骨段或横突段）为穿行各横突孔部分，椎动脉在前，神经根在后。第 3 段（寰椎段）位于枕下三角。穿行寰椎横突孔后，椎动脉呈锐角向后，并围绕寰椎上关节面的后外侧向内，经寰椎侧块后方的椎动脉沟，向前内穿行寰枕后膜入颅。第 4 段（颅内段）中椎动脉经枕骨大孔入颅。椎动脉在其全部行程中有 7 个弯曲，其中在上颈区的 3 个弯曲最重要。

椎动脉由 8 对颈神经、第 1 胸神经及迷走神经的感觉神经支配，也接受颈交感神经节的神经纤维，彼此交错组成血管周围神经丛。在颈部位置变化或有骨质增生等改变时，可刺激周围神经丛，引起血管痉挛，使椎 – 基底动脉系血流减少。椎动脉在寰椎部走行曲折，寰齿关节移位也可使椎动脉血流发生障碍而引起脑缺血。

椎动脉在脊髓内的分支：①脊髓前动脉，两侧椎动脉在汇合成基底动脉前发出，沿延髓锥体和中线走行，在出枕骨大孔前与脊髓后动脉合成一干；下行至 $C_{4\sim5}$ 节段处，即有节段性动脉髓支的有力增强，一直供应脊髓，并至脊髓末端为止；②脊髓后动脉，每侧椎动脉在进入颅腔后沿延髓前外侧面上行时，发出脊髓后动脉，并与脊髓前动脉汇合，供应脊髓（图 9-12）。

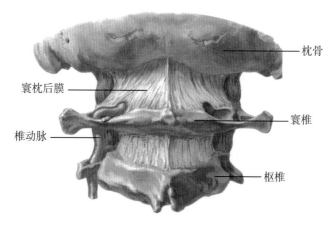

枕骨

寰枕后膜

寰椎

椎动脉

枢椎

▲ 图 9-12　椎动脉解剖

【病因病理】

1. 椎间盘变性、韧带 - 椎间盘间隙的出现和血肿形成、椎体边缘骨赘形成、关节和韧带的退变等引起相应症状。

2. 睡眠体位不当、工作姿势不当等不良习惯造成慢性劳损，使椎旁肌肉、韧带及关节的平衡失调。张力大的一侧易疲劳并导致不同程度的劳损，且椎管外的平衡失调波及椎管内组织。

3. 颈部外伤、交通事故等引起颈椎急性损伤，如高速行驶的车辆突然刹车造成的颈部软组织损伤和关节半脱位；高速度或大负荷的运动对颈椎造成的损伤。

4. 咽喉与颈部炎症：颈部炎症可直接刺激邻近的肌肉、韧带，或通过淋巴组织使炎症在局部扩散造成该处的肌张力降低、韧带松弛和椎节内外平衡失调。

由于以上因素导致颈后软组织损伤，长期处于高拉应力状态下，机体的代偿机制会对局部细微结构加以改造以适应异常的力学状态，因此肌肉和筋膜会变硬、挛缩、失去弹性，被改造的软组织反过来又会固定颈椎的异常排列。肌组织内部的血管被挤压而缺血，同时导致肌纤维部分撕裂、出血，最后机化，形成粘连、瘢痕、挛缩。腱纤维断裂、变性，形成瘢痕；腱围结构水肿、充血；关节囊增厚，前纵韧带、后纵韧带、黄韧带等，亦可发生肥厚、粘连、挛缩等改变。这种应力变化及软组织的痉挛和挛缩，必然引起骨结构的改变：轻者曲度变化、前后、左右、旋转等错位；重者则可见明显的椎体滑移造成椎管、椎间管、横突孔、钩椎关节和关节突关节的形态和位置的变化，因而产生对脊髓、神经根、椎动脉、交感神经及相伴随的血管牵张或挤压等一系列病理改变。

【临床表现与诊断、治疗】

针刀医学中将颈椎病分为肌筋膜损伤型和椎骨移位型两大类，现就颈肌损伤型、寰枕后肌筋膜挛缩型、寰枢关节错位型、颈椎骨质增生移位型做重点介绍。

（一）颈肌损伤型颈椎病（颈型颈椎病）

1. 临床表现与诊断

(1) 发病年龄：青壮年为多发人群，亦有45岁以上初发者。

(2) 发病时间：以晨起时多见，可能与枕头不合适或睡眠姿态不当有关，长时间低头工作或学习之后易发，与椎间盘内压力升高有直接关系。

(3) 疼痛：有时颈部疼痛剧烈，并放射到枕顶部、肩部。

(4) 颈部活动受限：一般头向患侧偏斜，常呈强迫体位。患者常用手托下颌的方法来缓解疼痛。

(5) 颈肌紧张：常呈"立正"姿势，即"军人颈"，颈部变直。

(6) 颈项部压痛点：多在项部上中段发现压痛点，常在棘间和棘上有压痛，有时在上位颈椎的横突亦有压痛点。

2. 针刀操作

(1) 体位：项部手术可用俯卧位，上胸部垫枕，头低位，暴露项部，保证鼻呼吸畅通。

(2) 体表标志：① C_2 棘突，沿颈后正中线枕骨下凹陷向下推至第 1 个骨性突起即是（图 9-13）。② C_7 棘突，从项部正中向下扪触，颈胸交界处最隆起的骨凸即是（图 9-14）。③颞骨乳突，枕外隆凸与乳突在同一条上项线弧线上，枕外隆凸位于正中，而乳突位于弧形

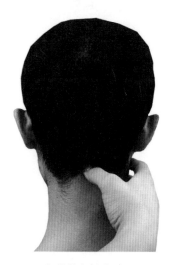

枢椎棘突触诊

▲ 图 9-13　C_2 棘突

上项线两端的下方（图9-15）。④枕外隆凸，为枕部最明显的骨凸。
⑤枕骨上项线，在触及枕外隆凸后，自枕外隆凸下方向乳突基底部
方向触摸，所触及的横行骨嵴即为上项线。

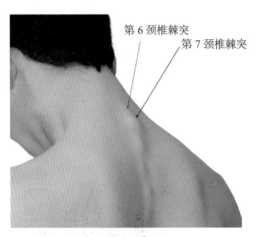

第6颈椎棘突
第7颈椎棘突

▲ 图9-14　C₇棘突

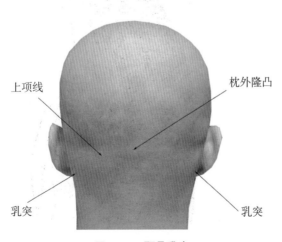

上项线

枕外隆凸

乳突

乳突

▲ 图9-15　颞骨乳突

(3) 定点：① C₇ 棘突上缘定 1 点。②枕外隆凸下缘与椎枕肌止点，前者位于枕外隆凸下缘处，松解项韧带的起点；后者位于上下项线之间的内侧，定于压痛点上。③头夹肌点，在上下项线之间的稍外侧，即乳突的内上压痛点处。位于 C₃～T₃ 的项韧带两侧距中线旁开 5mm 左右的压痛点上。④头半棘肌点，关节突与横突之间的肌压痛点上。⑤竖脊肌止点，定点于棘突两侧的压痛点上。⑥颈部肌结节，条索压痛点定于压痛点上。

(4) 操作：① C₇ 棘上点，刀口线与棘突顶线平行，刀体与皮面垂直刺入深度达棘突顶端。在棘突两侧纵行切开剥离数刀，再横行铲剥 2～3 刀（图 9-16）。②枕外隆凸下缘与椎枕肌止点，刀口线与

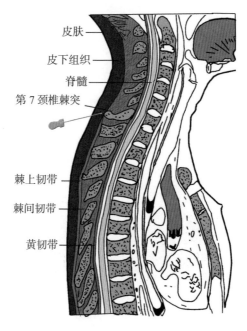

▲ 图 9-16　C₇ 棘上点

躯干纵轴平行，刀体与皮面垂直刺入达骨面，纵行切开疏通剥离，必要时可调转刀口线切开2～3刀（图9-17）。③头夹肌点，刀口线与身体纵轴一致，刀体与皮面垂直刺入皮肤直达骨面，先纵行疏通，再横行剥离，刀下有松动感后出刀（图9-18）。④C_3～T_3的项韧带两侧的压痛点，刀口线与身体纵轴平行，刀体与皮面垂直刺入皮肤、皮下组织，深达棘突顶，在棘突顶的浅面行纵行疏通、横行剥离，刀下有松动感后出刀。此处针刀刺入不应超过颈椎椎板，应特别注意（图9-19）。⑤头半棘肌点，刀口线与躯干纵轴平行，刀体与皮面垂直，快速刺入皮肤、皮下组织，直达骨面。行纵行疏通、横行剥离，刀下有松动感后出刀（图9-20）。⑥竖脊肌止点，即颈椎棘突的两侧点。刀口线与躯干纵轴平行，刀体与皮面垂直，快速刺入皮肤、皮下组织，直达骨面，行纵行疏通、横行剥离，刀下有松动感后出刀（图9-21）。⑦颈部肌结节条索压痛点，各点的操作仅限于横突平

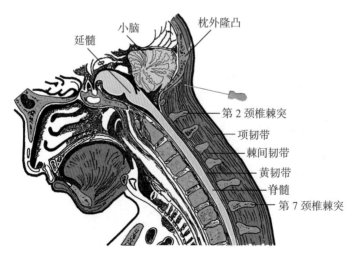

小脑　枕外隆凸

延髓

第2颈椎棘突

项韧带

棘间韧带

黄韧带

脊髓

第7颈椎棘突

▲ 图9-17　枕外隆凸下缘与椎枕肌止点

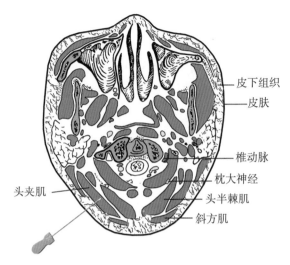

皮下组织
皮肤
椎动脉
枕大神经
头夹肌
头半棘肌
斜方肌

▲ 图 9-18 头夹肌点

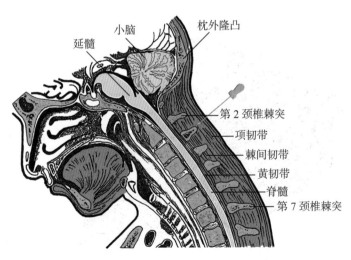

小脑
延髓
枕外隆凸
第 2 颈椎棘突
项韧带
棘间韧带
黄韧带
脊髓
第 7 颈椎棘突

▲ 图 9-19 $C_3 \sim T_3$ 的项韧带两侧的压痛点

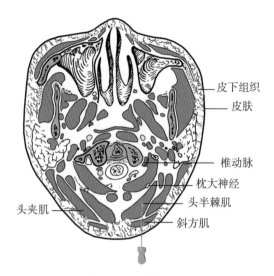

皮下组织
皮肤
椎动脉
枕大神经
头半棘肌
斜方肌
头夹肌

▲ 图 9-20　头半棘肌点

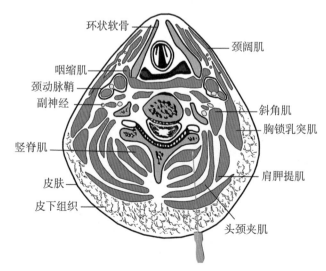

环状软骨
颈阔肌
咽缩肌
颈动脉鞘
副神经
斜角肌
胸锁乳突肌
竖脊肌
肩胛提肌
皮肤
皮下组织
头颈夹肌

▲ 图 9-21　竖脊肌止点

面的背侧组织界面之内，凡项部肌损伤均不会超过此界面。

3. **手法操作**

嘱患者做颈部主动伸直和屈曲动作 3~5 次，或让患者向患侧相反方向转头，医者随患者旋转时加大旋转力度，有时可听到清脆的响声，做一次即可。

4. **注意事项**

治疗后各治疗点用棉球或无菌纱布压迫针孔，创可贴覆盖针眼，要求 24 小时内施术部位勿沾水，以免发生感染。

（二）寰枕后肌筋膜挛缩型颈椎病

1. **临床表现与诊断**

(1) 病史：可有外伤史及劳损史，特别是头颈部的外伤最易引起本病。

(2) 眩晕：有椎动脉受压症状，如眩晕、头痛、视力障碍、耳鸣、恶心等。

(3) 疼痛：枕部顽固性疼痛、麻木，在枕外隆凸两侧稍下、上项线中 1/3 段下方、C_1 横突尖部、枕下凹（寰椎后结节）处、$C_{1\sim2}$ 棘突和 C_1 横突尖部等处可有压痛，为头下斜肌痉挛或挛缩所致。

2. **针刀操作**

(1) 体位：俯卧，头呈前屈位。头部尽量前屈，下颔部抵在床头的软垫（或枕）上，使颈部皮面与背部皮面在一条直线上，并将前额部用支架固定。此体位有利于在枕骨大孔后下缘处进刀和调刀。若体位摆放不好，针或刀都可能进入枕骨大孔内。

(2) 体表标志：① C_2 棘突，沿颈后正中线枕骨下凹陷向下推至第一个骨性突起即是（图 9-22）。② C_1 横突，在颈椎中第 1 颈椎横突最长，体型偏瘦者在乳突直下一横指处可清楚扪及该骨凸（图 9-23）。③枕下凹，C_2 棘突上方凹陷部，体型偏瘦者可触到 C_1 后结节，其上方便是寰枕后膜所在之处。④枕外隆凸，是枕部最明显的骨凸（图 9-24）。

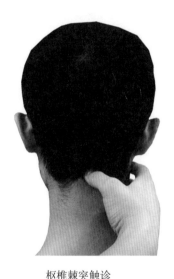

枢椎棘突触诊

▲ 图 9-22　C_2 棘突

(3) 定点：①在枕下凹中点处定 1～3 点，一般只定 1 点即可，以松解寰枕后膜。但有时寰枕后膜挛缩较重，可在正中点两侧 15mm 处的稍下方各定 1 点，以增加寰枕后膜的松解度。②上项线两侧中 1/3 段压痛点定 1～2 点，以松解头半棘肌、头夹肌、椎枕肌。③ C_1 横突尖压痛点处定 1 点，以松解头上斜肌。④ C_2 棘突压痛点处定 1 点，以松解头后大直肌。

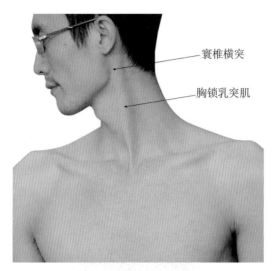

寰椎横突

胸锁乳突肌

▲ 图 9-23　C₁ 横突

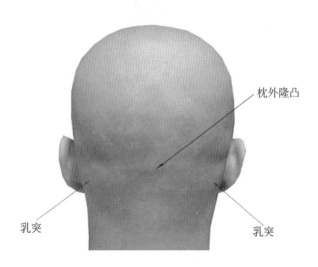

枕外隆凸

乳突

乳突

▲ 图 9-24　枕外隆凸

(4) 操作

①枕下凹点，刀口线与人体纵轴平行，刀体与皮面垂直刺入皮下，向躯干尾部倾斜刀体，几乎与皮面平行刺入，深达枕骨骨面后调转刀口线 90°，使刀锋与冠状面平行咬住骨面，将刀锋移至枕骨大孔边缘骨面。在枕骨大孔后缘处横行切开寰枕后膜 3～5 刀，再纵行疏通，再横行剥离（图 9-25）。

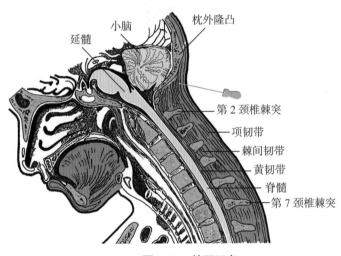

▲ 图 9-25 枕下凹点

②上项线点，此点为头后大直肌与头上斜肌的附着点。刀口线与躯干纵轴平行，刀体与皮面垂直快速刺入，深达骨面，在骨膜外纵行疏通、横行剥离，有松动感后出刀（图 9-26）。

③C_1 横突尖点，从颈侧方进刀，该点靠前，在乳突下部，进刀前一定要清楚扪得骨凸。刀口线与躯干纵轴平行，刀体与皮面垂直，以一手指压住骨点，沿手指平行刺入直达骨面，调整刀锋到横突尖

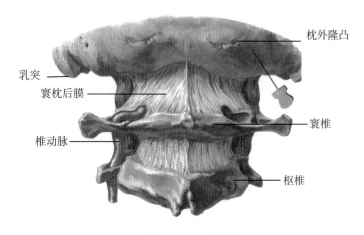

乳突 ——

寰枕后膜 ——

椎动脉 ——

枕外隆凸

寰椎

枢椎

▲ 图 9-26　上项线点

端，切开外侧和下缘各 1 刀，纵横剥离即可（图 9-27）。

④ C₂ 棘突点，刀口线与躯干纵轴平行，刀体与皮面垂直刺入皮下直达 C₂ 棘突顶，先纵行疏通，再横行剥离。必要时可将刀锋调至棘突外上方，调转刀口线 45°，使与头下斜肌纤维走行方向垂直，切开 1～2 刀即可（图 9-28）。

3. 手法操作

屈颈牵引手法：患者屈颈俯卧于治疗床上，头探出床外，床头边缘垫以厚垫，胸下垫以中间凹陷的枕头，使患者下颌部正好对准床头边缘。助手立于患者侧方，双手叩于患者肩部，双前臂置于患者背部。医者左手（或右手，依习惯而定）托扶患者颈部，手背抵于床头上（为支点），右臂屈曲 90°，将前臂中段压于枕部上方（为力点）。第一步，施术者与助手形成对抗牵引 1～3 分钟。第二步，突然加大屈曲力，在颈部自然前屈的弧线轨迹上弹压枕部，使寰枕后膜进一步松解，此步骤可重复 1～3 次。

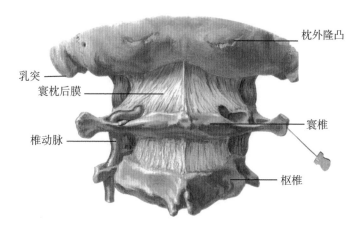

▲ 图 9-27　C_1 横突尖点

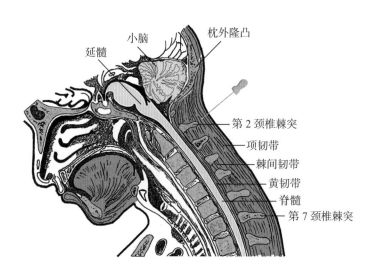

▲ 图 9-28　C_2 棘突点

4. 注意事项

治疗后各治疗点用棉球或无菌纱布压迫针孔，创可贴覆盖针眼，要求 24 小时内施术部位勿沾水，以免发生感染。

（三）寰枢关节错位型颈椎病

1. 临床表现与诊断

(1) 病史：可有轻重不同的外伤史。

(2) 眩晕：因颈部伸展或旋转而改变体位诱发眩晕。急性发病时患者不能抬头，前庭神经核缺血性病变引起的眩晕，一般持续时间较短，数秒至数分钟即消失，发病时患者可有轻度失神及运动失调，表现为步态不稳或斜向一方；迷路缺血性病变引起的眩晕不伴意识障碍。部分患者有恶心感，少数患者有复视、眼颤、耳鸣及耳聋。

(3) 疼痛：头痛和眩晕一般同时存在，为间歇性跳痛，从一侧后颈部向枕部及半侧头部放射，并有灼热感，少数患者有痛觉过敏，摸及头部即感疼痛明显。其中枕大神经病变是引起头痛的主要原因。

(4) 视觉障碍：大脑枕叶视觉中枢缺血性病变患者可出现视力减退、视野缺损、复视、幻视，严重者可失明。

(5) 突然摔倒：椎动脉受刺激导致椎体交叉缺血引起。当患者颈部旋转时突然感到下肢发软而摔倒，发病时患者意识清楚，短时间内能自己起来，甚至行走。

(6) 自主神经与内脏功能紊乱：恶心、呕吐、上腹不适、多汗或无汗、流涎、心律失常、项背胸部烧灼感、蚁行感、胸闷、呼吸节律不均匀等。

2. 针刀操作

(1) 体位：俯卧位，头颈部探出床头，尽量前屈，下颌抵于床头上缘。

(2) 体表标志：① C_2 棘突，沿颈后正中线枕骨下凹陷向下推至第一个骨性突起即是。② C_7 棘突，从项部正中向下扪触，颈胸交界处最隆起的骨凸即是。③ 枕下凹，C_2 棘突上方的凹陷部，体型偏瘦者可触到 C_1 后结节，上方是寰枕后膜所在之处。

(3) 定点：① $C_{1\sim2}$ 棘间点，于 C_2 棘突的上缘定 1 点。② $C_{2\sim3}$ 棘间点，于 C_2 棘突的下缘定 1 点。③ $C_{1\sim2}$ 关节突点，为颈椎外侧关节柱点。定于 $C_{1\sim2}$ 的棘间与关节突的水平线上，中心线外 15～18mm 处，共 2 点。

(4) 操作

① $C_{1\sim2}$ 棘间点，刀口线与躯干纵轴平行，刀体与项部皮面垂直刺入直指 C_2 棘突顶并深达骨面。调转刀口线 90° 移动刀锋达 C_2 棘突上缘骨面，沿骨面铲切棘间韧带 2～3 刀，深度应在 5～10mm（图 9-29）。

② $C_{2\sim3}$ 棘间点，刀口线与躯干纵轴平行，刀体与项部皮面垂直刺入直指 C_2 棘突顶并深达骨面。调转刀口线 90° 移动刀锋达 C_2 棘突上缘骨面，沿骨面铲切棘间韧带 2～3 刀，深度在 5～10mm（图 9-30）。

③ $C_{1\sim2}$ 关节突点，刀口线与躯干纵轴一致，刀体与项部皮面垂直快速刺入直达颈椎关节突骨面，调转刀口线 90°，寻得关节突关节间隙先由中间向外侧切开关节突关节囊，再由外侧向内侧切开关节囊（图 9-31）。

④ $C_{2\sim3}$ 关节突点，操作同前。

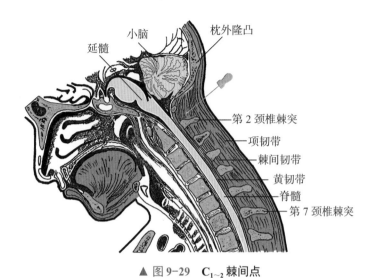

延髓　小脑　枕外隆凸

第 2 颈椎棘突

项韧带

棘间韧带

黄韧带

脊髓

第 7 颈椎棘突

▲ 图 9-29　$C_{1\sim2}$ 棘间点

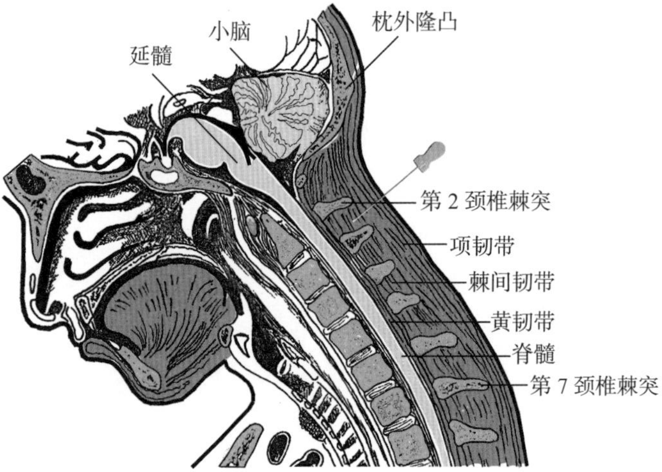

延髓　小脑　枕外隆凸

第 2 颈椎棘突

项韧带

棘间韧带

黄韧带

脊髓

第 7 颈椎棘突

▲ 图 9-30　$C_{2\sim3}$ 棘间点

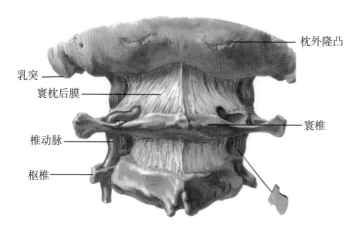

乳突

寰枕后膜

椎动脉

枢椎

枕外隆凸

寰椎

▲ 图 9-31 $C_{1\sim2}$ 关节突点

3. 手法操作

令患者轻轻转头至最大限度,医者一手手掌托住枕部,拇指轻轻定位于患椎横突部(勿用力按压或推顶),另一手扶持下颌,双手协调调整屈颈度数,使成角落于患椎(指下会感到受力支点),再将下颌继续向一侧轻巧用力,顿挫旋转,并向后上方轻轻提拉一下,即可闻及"咔嚓"声响(拇指下可同时有关节滑动到位之感觉),复位即告成功。

4. 注意事项

(1) C_2 已接近延髓,针刀操作不慎刺入过深易造成误伤。

(2) 治疗后各治疗点用棉球或无菌纱布压迫针孔,创可贴覆盖针眼,要求 24 小时内施术部位勿沾水,以免发生感染。

（四）颈椎骨质增生移位型颈椎病

1. 临床表现与诊断

(1) 神经根型颈椎病

①疼痛范围与受累椎节的脊神经分布区域相一致，与根性痛相伴随的是该神经分布区的其他感觉障碍，其中以手指麻木、过敏、感觉减退等为多见。常见发病节段为 $C_{3\sim7}$。

②肌力减弱并出现肌肉萎缩，受累范围也仅局限于该神经所支配的范围，在手部以大小鱼际肌及骨间肌为明显。

(2) 脊髓型颈椎病

① 锥体束征，先有下肢无力、双腿发紧、抬步沉重感等渐而出现跛行、易跪倒或跌倒、足尖不能离地、步态笨拙及束胸感等。反射亢进，踝、膝阵挛及肌肉挛缩等典型的锥体束征。腹壁反射及提睾反射大多减退或消失，手持物易于坠落，渐而出现典型的痉挛性瘫痪。

② 肢体麻木，或下肢麻木，日久可引起足趾麻木。

③ 生理反射异常，如肱二头肌、肱三头肌和桡骨膜反射、膝腱反射和跟腱反射早期多为亢进或活跃，后期则减弱或消失；腹壁反射、提睾反射和肛门反射可减弱或消失。病理反射可见 Hoffmann 征，掌颏反射阳性率增高，踝阵挛、髌阵挛及 Babinski 征等阳性。

④ 自主神经症状临床上并不少见，可涉及全身各系统，其中以胃肠、心血管及泌尿系统为多见。

⑤ 排便、排尿功能障碍，多在后期出现，起初以尿急、排空不良、尿频及便秘多见，渐而引起尿潴留或大小便失禁。

(3) 交感神经型颈椎病

① 头痛，以枕部痛、偏头痛为主，可伴有头昏沉。一般头昏与头颈活动无明显关系。面部发热、发麻、蚁行感、肿胀不适等，与情绪、劳累、天气变化及女性月经周期等因素有关。

② 心律失常，有时心动过速，有时心动过缓，心悸心慌，或心前区疼痛，但心电图无改变，故称为"颈性冠心病"。

③ 血管运动功能障碍，交感神经受刺激兴奋时，血管收缩、痉挛，出现手足发凉，疼痛，发绀，脉搏细数，皮温低；当交感神经受抑制时则血管扩张，肢端发热，有烧灼感，或有手指肿胀、奇痒及血压不稳，忽高忽低等表现。

④ 汗腺分泌障碍，主要在上胸部、颈部、头面部及手部，表现为多汗或少汗，可为双侧，也可为一侧；有时半侧面部多汗，而对侧则无汗。

⑤ 患者可有胃脘不适、胃纳不佳、恶心呕吐、腹泻或便秘等消化道症状。有些患者也可表现为尿频、尿急、排尿不畅或淋漓不尽等泌尿系统症状。

⑥ 眼部胀痛，眼球外突感，畏光，流泪，视物不清，视力下降，眼睑无力。瞳孔扩大，眼前发花，或有飞蚊症等交感神经兴奋的症状；交感神经抑制时，表现为眼球内陷，眼睑下垂，瞳孔缩小，眼球干涩及 Horner 综合征。耳鸣，有时为蝉鸣样，有时为持续性低调嗡嗡声，多为单侧，伴有听力下降。鼻部不适，鼻塞，鼻痛，嗅觉过敏等。咽喉异物感，发音不清，吞咽困难等。

2. 针刀操作

(1) 体位

俯卧位，医者位于患者头侧，头部尽量前屈，以不影响呼吸及比较舒服为度，使术野比较开阔，便于操作。

(2) 体表标志

① C_2 棘突，沿颈后正中线枕骨下凹陷向下推至第一个骨性突起即是。

② C_7 棘突，从项部正中向下扪触，颈胸交界处最隆起的骨凸即是。

③ C_1 横突在颈椎中，C_1 横突最长，体型偏瘦者在乳突直下一横指处可清楚扪及。

④ 关节突关节点在病变范围内，平行棘间点旁开 13～23mm 处。

(3) 定点

① 在病变部位的上下棘突间定点，由体表标志点（即 C_2 棘突）向下扪摸棘突，定其病变所在位置，在棘间正中（或在下位棘突的上缘）做好标记。依病变范围及治疗方案可定 1～3 点。

② 关节突关节点，在病变范围区内，平行棘间点旁开 13～23mm 处（依患者身材大小而定），可定 2～4 点。一般每次手术只做 1～2 排，即同一节段的棘间点及其两侧的棘间旁点计 3 个点为一排，可定 3～6 点。

③ 相关的肩背部软组织损伤点，总计以不超过 10 点为宜。

(4) 操作

① 棘间点，刀口线与棘突顺列平行，刀体与皮面垂直快速刺入皮肤及皮下组织，刀柄向尾端倾斜 5°～10° 摸索进针刀，达棘突顶端骨面。调转刀口线 90° 与棘间韧带纤维垂直，调整刀锋达棘突上缘，沿棘突上缘骨面切开棘间韧带 1～3 刀（图 9–32）。

② 关节突关节点，刀口线与棘突顺列平行，刀体与皮面垂直刺入皮下，然后缓慢、匀速、摸索进刀，达关节突关节骨面，调转刀

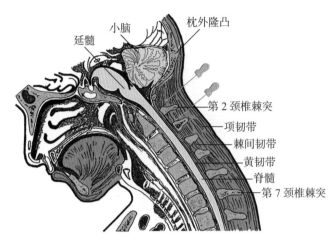

▲ 图 9-32　棘间点

口线 90°，即与关节突关节间隙平行，寻找关节突关节间隙，沿关节突骨缘向外切开关节突关节囊 1～3 刀（图 9-33）。

③ 头夹肌点，刀口线与身体纵轴一致，刀体与皮面垂直刺入皮肤直达骨面，纵行疏通，横行剥离，刀下有松动感后出刀（图 9-34）。

④ C_3～T_3 项韧带两侧的压痛点，刀口线与身体纵轴平行，刀体与皮面垂直刺入皮肤及皮下组织直至棘突顶，在棘突顶的浅面先纵行疏通，再横行剥离，刀下有松动感后出刀。应注意此处针刀深入不应超过颈椎椎板（图 9-35）。

⑤ 头半棘肌点，刀口线与躯干纵轴平行，刀体与皮面垂直，快速刺入皮肤及皮下组织，直达骨面，先纵行疏通，再横行剥离，刀下有松动感后出刀（图 9-36）。

⑥ 竖脊肌止点，即颈椎棘突的两侧点。刀口线与躯干纵轴平行，刀体与皮面垂直快速刺入皮肤及皮下组织，直达骨面，先纵行疏通，再横行剥离，刀下有松动感后出刀（图 9-37）。

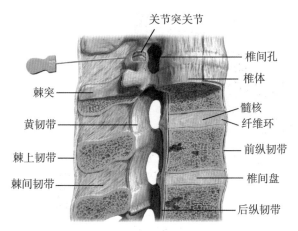

关节突关节

椎间孔

椎体

棘突

髓核
纤维环

黄韧带

前纵韧带

棘上韧带

椎间盘

棘间韧带

后纵韧带

▲ 图9-33 关节突关节点

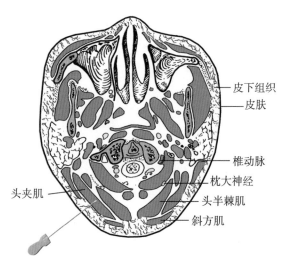

皮下组织
皮肤

椎动脉

枕大神经

头夹肌

头半棘肌

斜方肌

▲ 图9-34 头夹肌点

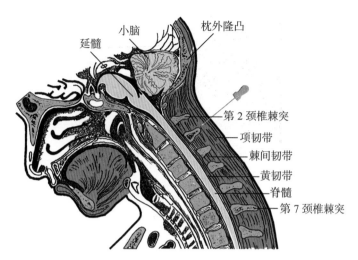

▲ 图 9-35 C₃~T₃ 项韧带两侧的压痛点

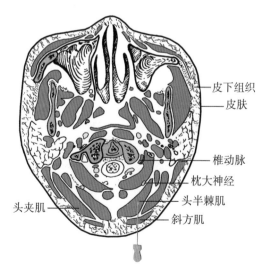

▲ 图 9-36 头半棘肌点

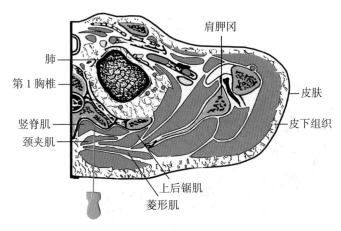

肩胛冈

肺

第 1 胸椎

皮肤

竖脊肌

皮下组织

颈夹肌

上后锯肌

菱形肌

▲ 图 9-37　竖脊肌止点

⑦ 颈部肌结节条索压痛点，各点的操作仅限于横突平面的背侧组织界面之内，凡项部肌损伤均不会超过此界面。

3. 手法操作

指导患者做颈肌锻炼，增强颈项部肌力。如与项争力、颈椎保健操等。同时指导患者在工作、劳动、睡眠时应采取符合生物力学要求的科学姿势，还要建议患者对工作、劳动及业余生活要有符合生理科学要求的节奏，避免颈椎再度受损。

4. 注意事项

(1) 颈椎病针刀闭合型手术治疗的操作难度较大，应咬住骨面逐渐移动刀锋寻找关节突关节间隙，严格控制移动刀锋的力度，以免在找到关节间隙时将刀锋刺入过深（要少于 1mm）。关节突关节面横向宽 5～8mm，关节面前后约 5mm 深，并成 45° 倾斜角。

(2) 治疗后各治疗点用棉球或无菌纱布压迫针孔，创可贴覆盖针眼，要求 24 小时内施术部位勿沾水，以免发生感染。

二、腰椎病

（一）腰椎旋转移位型骨质增生

【概述】

腰椎旋转移位型骨质增生是一种极为常见的腰椎骨性关节炎，老年人居多，中青年也不少见，过去称肥大性脊柱炎、增生性脊柱炎。多为腰椎退行性变引起骨质增生，挤压周围软组织结构，导致顽固性腰痛，常规的治疗措施多针对骨质增生进行治疗，如骨刺丸、狗骨针、骨质增生丸等，时或有效，不久腰痛复发如旧。

【局部解剖】

脊柱是身体的支柱，成人由 26 块椎骨（颈椎 7 块、胸椎 12 块、腰椎 5 块、骶骨 1 块、尾骨 1 块）借助 23 个椎间盘、椎间关节及韧带连接而成。

1. 典型椎骨的结构

椎骨的典型结构主要由两部分组成，即前方的椎体和后方的椎弓。椎体是脊椎骨的最大部分，其形似圆柱体，宽大于高，后方有一平面；椎弓形如马蹄，在两边有上下两对关节突；关节突将椎弓分为两部分，前部为椎弓根，其上下有切迹，分别称为上切迹与下切迹，后部为椎板。棘突附于椎板的中部。椎弓借弓根附于椎体，两者围成的孔为椎孔，完整的椎骨还有一对横突，附于关节突的椎弓处。故归纳起来，一块椎骨具有体、弓和 7 个突起，当然这种典型椎骨结构在脊柱不同平面有不同改变，为脊柱的稳定灵活提供了条件。

2. **椎骨的连接与功能**

(1) 椎骨的连接：椎骨连接分关节连接和韧带连接两部分，前者又分椎体间连接和关节突间连接。

① 椎体间连接：$C_{1\sim2}$ 除外，其他椎体间（包括 $L_5 \sim S_1$）均以椎间盘相连接，因此成人总数为 23 个，每个椎间盘由透明软骨板、纤维环和髓核构成。

② 关节突间连接：由上位椎骨下关节突与下位椎骨上关节突组成，解剖学称为椎间关节，临床上常称为后关节。在运动性质和范围上属摩动关节，关节囊较松，借周围韧带加固，关节面为透明软骨，其边缘有关节囊附着其上。为了适应各部分脊柱的活动特点，椎间关节面在颈段偏水平，在胸段呈冠状，在腰段呈矢状。最下部的一对椎间关节称腰骶关节，正常人中有 20%～30% 的不对称现象，以形态、方位不对称为主，而腰腿痛患者中这种不对称现象达 76%。

③ 椎骨韧带连接：附于脊柱前面的前纵韧带，呈板状，从枕骨基底延伸至骶骨，贴于椎骨前面，在椎环处交织较坚固。附于椎体后面的是后纵韧带，呈节段性菱形状，从枕骨基底伸展至骶管，菱形部与椎间盘纤维环交织，与椎体间有椎静脉通道。在上下椎骨的椎弓和突起间有许多韧带连接，其中黄韧带较厚而强韧，主要由弹力纤维组成，连接上下椎板，其厚度直接影响椎间孔的容积。棘间韧带为相邻棘突间的韧带，纤维方向呈扇形，自下位棘突上缘向后外至上位棘突下缘，其后位纤维与棘上韧带连续，棘上韧带在腰段很难下定义，在颈部扩大成项韧带。项韧带从 C_7 棘突上延附于枕外

粗隆，且获得由 $C_{1\sim6}$ 的附加坚固纤维束，此韧带主要由弹力纤维构成。在上下椎骨横突间有横突间韧带相连，其在腰部发达，分为内外两部分，内部较厚，外部呈片状，其间有脊神经后支和伴行血管穿出。此外在关节突连接中有关节突前后韧带加固椎间关节囊，此韧带阻止了椎间关节的滑膜嵌顿的可能性（最大活动度关节囊吸入活体为 0.5～0.8mm，新鲜尸体为 1.5～2mm）。

综观整个脊柱，共有 3 个柱：主柱位于前方，由椎间盘连接椎体而成，两个小柱位于椎体后部，由关节突借椎间关节连接而成。由此在两侧椎骨间上下切迹、椎间盘及部分椎体和椎间关节围成了一个孔，即椎间孔，其内容纳脊神经和根动静脉等组织。再者上下椎孔也构成了一个管腔，即椎管，内容脊髓和神经根。可见脊柱除支持躯干重量外，还有保护神经的作用。相反，在某些病理状态下，脊髓和神经根能被这种结构压迫而损伤。

(2) 脊柱的功能：前柱是脊柱的基本支持结构，起静态稳定作用，两后柱借椎弓支持，起动态调节作用。矢状面上可见椎骨形成的被动部分，由椎间盘、椎间孔、关节突、黄韧带和棘间韧带组成主动部分。主动部分的活动性构成脊柱运动的基础。从力学角度分析，主被动部分构成一个杠杆系统，此系统满足作用于脊柱纵向压缩力吸收的要求。这种压缩力对椎间盘来说是主动和被动的吸收，对保护脊柱的肌肉来说是直接主动吸收。因此脊柱对纵向压力的吸收既是主动的又是被动的。

3. 椎间盘的结构与功能

椎间盘位于椎体间，连接上下椎骨，其结构十分特殊，有中心部和周围部两部分组成。中心部为髓核，具有很强的亲水性；周围部为纤维环。椎间盘前面纤维由前纵韧带加固，后面由较弱的后纵韧带加固，然而后纵韧带菱形交织于纤维环，故后外侧就形成了椎间盘的薄弱点。

在纤维环内，髓核基本上呈球形，与椎间盘形成一球形区域，这种连接形式像一旋轴关系，满足三种方式活动，其一为倾斜，在矢状面上完成脊柱屈伸运动，在冠状面上完成脊柱侧屈运动；其二为相邻椎间盘的旋转；其三为椎间盘在另一椎间盘上滑动。因此这种特殊连接方式有五个自由活动度，即屈伸、左右侧屈、矢状面和冠状面的滑动。

静止时髓核位于椎间盘中的软骨区域，满足压力的传递要求，否则重力传递通过有血管结构，将会因局部压力阻断血液供应而使骨坏死。从微观角度来看，椎间盘面软骨有许多微孔，连接髓核与椎体海绵骨，当纵向力作用于脊柱（如站立时），包含在髓核胶状基质的水分通过微孔进入椎体。若白日这种静压持续存在，至晚上髓核含水量就较上午少，以致椎间盘较薄，正常脊柱这种累积性椎间盘变薄能达到 2cm。相反，晚间人平卧时，脊柱没有轴向重压力存在，只有肌肉正常弹性引起的力量（睡眠时更为减少），此时髓核的水分容易从椎体吸至髓核，椎间盘恢复正常厚度，因此早上脊柱的弹性较大。髓核的吸水能力随年龄而降低，故老年人脊柱的长度和柔软性都有所下降。

椎间盘持续负荷，其厚度的减少呈指数形式，说明椎间盘厚度的恢复有时限。如果加压后去除压力的时间很短，椎间盘得不到很好的恢复，同时超周期负荷，即使给予足够的恢复时间，椎间盘也不能恢复原来的厚度，这就导致了椎间盘的退化。

髓核中心有内压存在，这种压力影响着水吸收容量，使髓核在其不能伸展的囊腔内膨胀，使髓核在未负荷时预先存在一种张力。椎间盘的结构与髓核的特性使椎间盘的抗压能力大大增加，但随着年龄增长，髓核吸水容量逐渐降低，这种张力趋于丧失，因此老年人脊柱缺乏弹性。

在整个脊柱中越接近骶骨作用于椎间盘的压力越大，对于一位体重80kg的人来说，头重3kg，上肢重14kg，躯干重30kg。$L_5 \sim S_1$椎间盘水平担负的重量是其三者重量的2/3，即39kg，几乎是身体重量的一半，加上在静态维持躯干直立姿态椎旁肌肉弹性施加的力量，如果再附加一个额外的负荷或一个猛烈的超负荷，在最低位的椎间盘可遭受超过其抵抗力的力量，尤其在老年时更为突出。椎间盘所承受压力还因体位不同而异，坐位时$10 \sim 15kg/cm^2$，那么直立可减少30%，卧位则减少50%。按照轴向压力研究得出，椎间盘中髓核承受了75%的压力，纤维环25%。在水平方向髓核也传送部分外力于纤维环。如人体在直立位时，$L_5 \sim S_1$垂直压力作用于髓核并传递至纤维环边缘的约$28kg/cm^2$和$16kg/cm^2$。在躯干前屈过程中，纤维环变力可上升至$58kg/cm^2$和$87kg/cm^2$，而躯干后伸至垂直位时，这种压力可达$107kg/cm^2$和$174kg/cm^2$。

椎间盘内在的张力所形成的弹力使椎间盘在接受猛烈冲击时显示其减幅性振动，这种振动反应剧烈时能破坏纤维环的纤维，尽管在正常脊柱中这种可能性几乎不存在，因为这种振动力首先使椎体产生压缩骨折，并因骨折而改变了这种冲击力的方向而导致脊柱损伤性畸形，但脊柱经常接受这种猛烈压力会导致椎间盘退化。

静止时髓核在额状面上位于正中，但在矢状面髓核不是位于椎间盘中心，如果将椎间盘前后距离十等分，那么颈部髓核位于前4/10和后3/10间，正好位于活动轴上；胸部髓核占前后等距离位置间 3/10，在活动轴的后方；腰部髓核在前 4/10 和后 2/10 间，其能适应较大的轴向压力。有趣的是髓核的中心正好在椎体前缘和黄韧带间距的中点，显而易见髓核为此三者的平衡点，这可用来解释椎间盘病变后黄韧带代偿性增厚的机制。

椎间盘厚度随着椎间盘在脊柱中的部位而变化，其最大厚度在腰段约 9mm，胸段约 5mm，颈段约 3mm。从功能上理解，比其厚度更重要的是椎间盘厚度与椎体高度的比例。事实上这种比例与脊柱变动性有关，变动性越大，比例也大。如颈椎是最具有变动性的，因此其椎间盘与椎体之比达 2 : 5，腰椎稍小为 1 : 3，胸椎最小只有 1 : 5，这种厚度可随负荷的变动而改变，而这种改变与椎间盘正常与否有十分密切的关系。如果在静态下正常椎间盘负荷 100kg 的重量时，被压扁 1.4mm，同时变宽，而病变椎间盘同样负荷则被压扁 2mm，并在去除负荷后，不能很快完全恢复其原先厚度。由于椎间盘和后关节属同一杠杆系统，这样就影响了关节突间连接，椎间盘厚度正常时后关节的软骨面呈面性相合，受力均匀。相反，椎间盘过扁，关节面间连接被干扰而向后张开，影响关节面均匀受力，使该段活动失衡，最终导致骨关节炎。

当脊柱伸长时，椎间盘厚度增加，同时宽度减少，而纤维环张力上升，使静态时偏扁的髓核更趋于球形，其内压相应减少，因此治疗椎间盘突出可通过牵引纤维环使髓核被内吸。但由于纤维环的损坏，纤维环在牵引下髓核内压的改变不是都能达到。在轴向压迫过程中，椎间盘被压扁并变宽，髓核变得更扁，椎间盘内压随之上升，并扩散至纤维环最内部的纤维，使纤维环纤维绷紧。

在脊柱后伸过程中，上位椎体后移，椎间隙距离变小，髓核压紧于纤维环的前纤维，增加了其紧张度，迫于上位椎体压力而恢复至原先位置。在屈曲过程中，上位椎体前移，其椎间盘活动状态与前者相反。在侧屈过程中，上位椎体斜向于屈侧，髓核被推向相对边，这是自身稳定的结果。在轴向旋转时，倾斜的纤维部分绷紧，部分松弛，由于纤维环纤维内部最斜，这种旋转力使纤维环中心部纤维受力最大，因此髓核强烈压迫和内压上升与旋转角度成比例，这可用来解释为何屈曲加轴向旋转易使纤维环撕裂，并使髓核从裂口向后突出。

总之，无论什么力作用于椎间盘，总是增加椎间盘的内压和纤维环纤维的伸展，两者影响着髓核的相关活动。纤维环的伸展趋于抵抗脊柱的活动，成为此系统恢复原状态的内在因素。

4. 静态脊柱

静态脊柱在矢状面上有 4 个弯曲，即向前的颈、腰曲，向后的胸、骶曲，这样就满足了静态脊柱的生理要求，即在颈部为了支持头部尽可能接近重心，在胸部满足了心肺功能的要求，并支持上部躯干的整个重量，在腰部既承担了重力的支持，又保证了腹腔必要的内压。

5. 脊柱的运动

自头颅基底至骶骨是脊柱的活动带，整体上相当于带有 3 个自由度的关节，允许屈伸、侧屈和轴向旋转，这些活动的区间范围在每个关节是非常小的，但许多关节积累后其活动度就很大。就屈伸运动而言，经头颅基底做一水平线，上下齿间咬一硬纸板，体与头颅基底水平的参考平面，就两者间形成的夹角来看，人体可伸屈范围的极限值为 250°，从 X 线间接测得，腰段屈为 60°，伸为 35°；胸段屈为 105°，伸为 60°；颈段屈为 40°，伸为 75°。因此整个脊柱屈的

极限是 110°，伸为 140°。当然这只是近似值，加上自身脊柱随年龄
活动也有非常大的变化，因此只能提供一个极限值。侧屈发生在额
状面上，用头颅乳突间线与骶骨水平线形成的夹角可测其整个侧屈
范围，如利用正位 X 线，用特定椎骨的轴线很易测得脊柱各段活动
范围，即腰段为 20°，胸段为 20°，颈段为 35°～45°，因此整个侧屈
范围为 75°～85°。与此同时脊柱侧屈时，正位 X 线片可见椎体向对
侧旋转，椎体丧失平衡，脊间线移向活动区。椎间盘压力的作用通
过简单的结构模型很易显示，黏合分节的软木和橡皮在一起，代表
各自的椎骨和椎间盘，再拉一中心线，当模型屈曲至一边，控制旋
转的椎骨显示出中心线不同节段的移位，侧弯增加了同侧的椎间盘
压力，势必突向对侧，这就导致了旋转的产生。这种侧屈伸展了对
侧的韧带，使其趋向中心移动，以便收缩其伸展的韧带至最小长度，
对相连的横突间韧带来说，两者是协作的，并在各自的运动中给椎
体旋转创造了条件。

测定旋转活动的范围比较困难，因为无法在水平面进行力线摄
片，且在轴向断层力线术中又缺乏定点，因此只能通过固定骨盆和
头颅并注意头颅旋转角度来测量。随着研究手段的发展，有机会利
用棘突金属夹固定测定各段旋转度，结果表明腰段旋转轴非常小，
只有 5°，胸段旋转度较大，达 35°，颈段可达 45°～50°，在寰椎以正
位骶骨而言旋转几乎达到 90°。

6. 脊髓

脊髓呈略扁的圆柱状，位于椎管内，上在枕骨大孔处连于延髓，
下至 $L_{1～2}$，终于脊髓圆锥。其在胸部的直径比颈腰部小，有两处膨
大。颈膨大上起于 C_3，下至 T_2，$C_{5～6}$ 较宽；腰膨大上起 T_{10}，下到

脊髓的下端，以 T_{12} 平面处最粗。此两处膨大是脊髓发出最粗神经（至四肢）的部位，因四肢肌肉总面积与皮肤表面积比躯干的大，以致该节段脊髓内有较多的神经细胞及出入纤维。脊髓下端由腰膨大最宽处起逐渐尖细，行成脊髓圆锥，止于 $L_{1\sim2}$（新生儿可达 L_3 上缘，在成人亦有高到 T_{12} 胸椎或低至 L_3）；自此以下变成细长的条索，成为终丝，下降到骶管，由其下口出来，止于第2尾骨体背面的骨膜。

脊髓下端高度随年龄增长而逐渐上移，幼儿平均在 L_2 下 1/3，成人在 L_1 下 1/3 处，女性一般低于男性，脊髓与脊椎的位置关系见表 9-1。

脊髓动脉主要有脊髓前、后动脉。前动脉沿正中裂纵行，由椎动脉左、右分支合成；后动脉有两干，沿外侧沟起于小脑后下动脉或椎动脉，两者起始部分均很少，随下行而逐渐加大，沿途有许多根动脉加入。脊髓前后动脉分支在颈腰部的吻合较胸部多，胸部脊髓前动脉分支细，彼此吻合差，截瘫时由于动脉受压，引起血栓或内膜炎，造成脊髓缺血，引起脊髓损害。

脊髓静脉属一个椎静脉系，在不同平面借根静脉回流，伴随腰

表 9-1 脊髓与脊椎的位置关系

脊髓段	脊椎最高水平	脊椎最低水平
C_4 下界	C_2 中 1/3	C_4 椎间盘
C_8 下界	$C_{5\sim6}$ 椎间盘	$C_7\sim T_1$ 椎间盘
T_6 下界	$T_{3\sim4}$ 椎间盘	$T_{6\sim7}$ 椎间盘
T_{12} 下界	T_9 上 1/3	$T_{10\sim12}$ 椎间盘
L_3 下界	T_{11} 中 1/3	$T_{11\sim12}$ 椎间盘

神经根的根静脉最大，脊髓静脉或淋巴遭受压迫时可引起水肿，而出现脊髓压迫症状，根静脉在椎管手术时常易出血，影响手术疗效。

在脊髓的侧面，脊神经前后根之间有两排三角形韧带，称齿状韧带，每侧由枕骨大孔至 L_1 平面，自软脊膜向外伸出，其尖端将蛛网膜推向前侧，在上下两脊神经根之间附着于硬脊膜内面，在暴露椎管前侧组织时需将其切断方可进入。

脊髓每侧齿状韧带数目为 18～24 个，颈髓部的齿状韧带数目比较恒定，一般为 7 个，胸腰髓部数目不恒定，齿状韧带固定脊髓有一定作用，在脊髓型颈椎手术减压时，常切断齿状韧带使脊髓游离度增加，提高对局部不利环境的适应能力。

7. 脊神经

脊神经由脊髓发出的前根和后根组成，前根由灰质前角细胞发生，后根依次在脊髓后外侧进入脊髓灰质后角。每个后根有一脊神经节，骶尾神经的神经节位于椎管内，其余神经节均位于神经根管内，主要由根动脉营养，因此根动脉的血供阻断会影响脊神经节的正常营养。

(1) 脊神经分支：脊神经在椎间孔外口处分前支、后支和脊髓返支。前支组成颈神经丛、臂神经丛、肋间神经、腰神经丛、骶神经丛、尾神经丛。后支主要分布于躯干背侧，分内侧支和外侧支，前者又分内上支、内下支和副支。不同节段脊神经后支间也有吻合组脊神经后神经丛。脊髓返支从椎间孔外口返入椎管，支配椎管内结构，一般分为升降支，支配硬脊膜、椎管内血管外层、后纵韧带及纤维边缘。

(2) 脊神经与脊髓被膜间关系：脊神经前后根走出椎管时进入一

特殊的硬脊膜，即蛛网膜鞘。蛛网膜鞘来自脊髓蛛网膜囊的突出，硬脊膜包裹其全部，在蛛网膜囊中的脊神经根完全浸入脑脊液中，其他神经根包括脊神经节均被延续的硬脊膜囊鞘包裹，脊神经前后根在脊神经节远侧部汇合成脊神经，由于脊神经节位于椎间孔水平，脊神经根的长度在不同节段差异较大，而脊神经长度则相对恒定。这些形态学结构对临床神经根管造影和椎间孔麻醉操作和结果分析有一定意义。

【临床表现】

腰痛时轻时重，劳累后或闪挫伤常引起急性发作，疼痛剧烈，卧床休息和简单治疗可缓解。发作较轻时，腰功能检查一般都较正常。X 线片示腰椎有不同程度的骨质增生，正位片示患椎椎间隙轻度不等宽，患椎棘突偏歪，或后关节间隙模糊或消失。侧位片常无异常发现。患椎旁压痛，但无放射痛，且该处肌肉紧张，弹性下降。

【诊断】

结合病史和临床表现不难诊断。需排除其他疾病，如结核、肿瘤、骨髓炎等。

【治疗】

患椎棘突两侧压痛点处为进针刀点（此处痛点大多为最长肌的附着点，此附着点因腰椎旋转移位而损伤，结疤粘连，并起到畸形固定作用），进行松解剥离。有几个痛点，就施术几个点。另外，将罹患椎体棘突上、下棘间韧带切开松解，以利手法复位。

针刀术后让患者俯卧，进行骨盆牵引 20 分钟，拉力在 40～120kg。20 分钟后，在牵引状态下嘱患者放松，医者立于患椎偏歪的一侧，左手托起腰部，着力点正对患椎，将腰部稍微抬起，右手拇指努力向对侧推顶患椎棘突，并摇动腰部 1～2 下即可。然后再加大牵引 20～30kg，5 分钟后解除牵引。牵引解除后不要马上让患者下床，让其在治疗床上休息 2～3 分钟，并采取特殊下床方法。

下床方法：在保持脊柱绝对不扭转的情况下，患者在医生帮助下以患者双肘关节和双膝关节为 4 个支点，将躯干平抬起来（始终使患者后背与臀部在同一平面上），然后慢慢转动躯体，使脚朝床外，在医者扶持下先一脚着地，然后双脚着地，直起腰，慢慢走回病房，上床休息。

上床方法：患者正面立于床沿前，先向正前方弯腰，双手对称按于床上，然后在保持躯干平稳的情况下，一条腿用膝先跪于床上，之后另一条跟着再跪上床，以双肘和双膝为支点将躯干平抬起来，慢慢转动躯干，待躯干和床纵轴平行，头部达于枕上时，慢慢伸腿、落肩，俯卧于床上，双下肢伸直并拢，双上肢放于身体两侧，在医者帮助下在床上滚动（保持躯干笔直）变为仰卧位，休息 3～5 日。

（二）腰椎前移位

【概述】

腰椎前移位由各种急慢性损伤导致，亦可称为腰椎前滑脱，不包括椎弓峡部裂及峡部不连等先天性椎体移位及椎骨折所引起的椎体前滑脱。该病腰椎前移幅度不大，所以常被忽视，只作为一般性腰部骨质增生处理，因为在轻度前移位常有椎体前唇样增生。

【局部解剖】

参见"腰椎旋转移位型骨质增生"的局部解剖。

【临床表现】

初期部分患者可无明显症状，随着滑脱加剧症状逐渐明显，呈持续性腰痛，活动时加剧，腰部活动受限，若滑脱严重，压迫脊髓和神经时，表现为下肢酸痛麻木等神经放射症状，严重者生活不能自理。

【诊断】

1. 腰痛绵延不止，稍负重则疼痛加剧。

2. 罹患椎骨棘突向前突出，棘突两侧有压痛，且往下腰、臀部及下肢放射。

3. 腰前后屈受限。

4. 骶髂关节分离试验阴性。

5. X 线腰椎正位片无异常，侧位片示腰椎椎前角或后角连续中断、屈曲，椎体前移，椎体前缘唇样增生，后关节脱位，无椎弓裂及峡部不连。

6. 排除结核、肿瘤、骨髓炎等，且需与假性脊柱滑脱（先天性）、椎弓峡部裂、峡部不连（先天性的）、腰椎旋转移位及后关节紊乱、慢性腰臀部肌损伤、风湿性骨炎、腰骶关节损伤、椎弓骨折引起的椎体滑脱、中央型椎间盘突出症等相鉴别。

【治疗】

患者取俯卧位，在罹患椎骨棘突的上下间隙各取一点进针刀，将棘间韧带做切开松解术，在此两进针刀点向两侧旁开 1cm 左右，选 4 个进针刀点（即在横突之间），刀口线与脊柱纵轴平行进针，达到横突平面时调转刀锋，约与脊柱纵轴成 90°，做切开剥离，即将横突间肌、横突间小韧带松解。

针刀手术后，让患者俯卧于手法治疗牵引床上，做骨盆牵引，拉力在 40～120kg。牵引 20 分钟后让患者仰卧位，继续屈髋按压手法治疗。

屈髋按压手法：患者仰卧于治疗床上，两手重叠平放于小腹部位（需正对前移的椎体），令患者屈髋屈膝，臀部稍稍抬离床面，以移位椎体的上一椎体为支撑点。医者屈左肘，以前臂按压患者胫骨结节下缘，右手挽扶患者双足跟部，使双膝关节齐平，嘱患者深呼吸后屏气，医者以左前臂用力向前胸方向按压，反复数次，有时可听到椎体错动弹响声，即告复位。若检查棘突仍有凹陷，可重复上法，直到棘突平复为止。然后再用轻手法按摩后送回病房（需用担架将患者抬送至病床上，上担架和病床均应保持脊柱挺直不动）。绝对卧床2～3周。

（三）腰椎间盘突出症

【概述】

腰椎间盘突出症，是指腰椎间盘因外伤或腰部软组织慢性劳损所致纤维环破裂，髓核从破裂处突出或脱出，压迫脊神经或者马尾神经，而出现的以腰腿放射性疼痛、下肢及会阴区感觉障碍为主要症状的疾病，严重时可引起下肢瘫痪。本病早期可用保守疗法、药物滴注等治疗，消除水肿和炎症反应缓解症状，但无法根除，而外科椎间盘摘除术创伤较大，术后腰痛长期存在，而且开放性手术容易引起并发症和后遗症。针刀医学认为腰椎间盘突出症不是椎间盘本身的问题，而是人体在对腰部损伤的修复过程中，腰部软组织粘连、瘢痕，导致腰椎受力曲线改变，使腰椎间盘受到挤压突出而引起的腰腿痛。针刀治疗通过松解腰部及神经根周围的粘连和瘢痕，恢复腰部的受力曲线，以达到治疗目的。

【局部解剖】

1. 腰椎

腰椎是脊柱的一部分，正面观呈垂直状，椎体自上而下逐渐增宽，呈梯形排列，各椎间隙的横向宽度基本相等；侧面观呈前凸弯曲状，是脊柱的生理弯曲之一，称为腰曲。由于该生理性曲度的缘故，各椎间隙均表现为前宽后窄。通常 L_5 与骶骨的间隙要比其他腰椎间隙窄，若未合并其他病理因素，则无临床意义。

正常人的腰椎有 5 块，均由椎体和椎弓两部分组成，椎体在前，椎弓在后，两者借椎弓根紧密连接。椎弓由左、右椎弓板会合而成，共发出 7 个突起：1 个棘突、1 对横突、1 对上关节突和 1 对下关节突。棘突位于椎弓后方正中，走向略偏下，呈竖板状，中上部较薄，后下部较厚，末端相对膨大，内含少量骨松质。L_5 棘突常有畸形或发育异常，有时椎板骨化时未闭合，棘突缺如而称为隐裂，也可能游离棘突即浮棘，还可能浮棘合并隐裂。横突由椎弓根与椎弓板联合处向两侧并略向后偏斜延伸，于横突近端偏后为副突，其内上方是乳突。腰椎横突较颈椎、胸椎横突为长，且其大小、形状变异较大。一般 L_3 横突最长，L_4 横突上翘，L_5 横突宽大，有"三长四翘五肥大"之说。横突骨松质相对较多。L_3 横突的解剖形态具有特殊的生理和临床意义，此处是腰椎的中点，骨骼肌附着最集中的部位，在腰椎运动时承受牵拉和应力最大，容易造成劳损。临床上 L_5 横突变异和畸形更为多见。L_5 变异和畸形是腰椎疾病多发原因的解剖学基础。

每个腰椎各有一对上、下关节突。上关节突自椎弓根后上方发出，扩大并斜向后外方，关节面凹向后内侧；下关节突由椎板下外方发出，凸隆，伸向前外方，与上关节突关节面相对应并构成关节突关节，亦称椎弓关节或椎小关节。其关节间隙正常宽度为 1.5～2.0mm。

关节突关节的组成与一般大关节相似，关节面有软骨覆盖，具有一小关节腔，周围有关节囊包绕，其内层为滑膜，能分泌滑液，以利于关节活动，如屈伸、侧弯及旋转等。滑膜外方有纤维层，其增厚部分称为韧带。在脊柱不同节段，各关节突关节的形状及排列方向均不相同，以适应各部不同功能。腰椎不同节段关节突关节所处位置和形态不完全一致，$L_{1～2}$ 间关节突关节间隙处于矢状面，上关节突形成前（内）、后（外）环状结构包绕着大部分下关节突，稳定性较佳。自上而下逐渐形似冠状位，以 L_5 最为典型。如此排列保证了腰椎屈伸、侧屈及旋转运动的灵活性。各关节突关节面排列光滑、合适，若因损伤破坏其完整及光滑性，即可导致损伤性关节炎，该区域即发生疼痛。腰椎关节突关节的关节囊较窄小，关节突易发生骨折，而脱位则较少。

椎体和椎弓围成椎孔，各节椎孔连接起来合成椎管，容纳脊髓和马尾神经。相邻椎骨的上下切迹构成椎间孔，其内有脊神经和血管通过。上、下椎体之间为椎间隙，有椎间盘连接。椎间盘前面由前纵韧带加固，后面由较弱的后纵韧带加固，由于后纵韧带菱形交织于纤维环，故后外侧就形成了椎间盘的薄弱点。

腰椎是脊柱承受体重压力最大的部位，所以椎体肥厚、较大，腰椎的棘突呈板状，水平直伸向后，相邻棘突间的空隙较宽，临床常在此处做腰椎穿刺。L_3 最长，位于腰椎的中间部位，在腰部活动中起到杠杆和应力点的作用。L_5 棘突常有畸形或发育异常。L_5 下关节突与 S_1 上关节突构成腰骶关节突关节，变异较多。L_5 与 S_1 融合称为腰椎骶化，如果 S_2 与 S_1 不融合则称为骶椎腰化（图 9–38）。

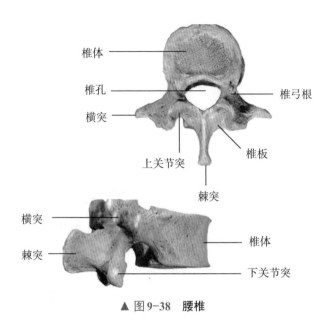

椎体

椎孔

横突

上关节突

棘突

椎弓根

椎板

横突

棘突

椎体

下关节突

▲ 图9-38　腰椎

2. 椎间盘

椎间盘（椎间纤维软骨盘）是椎体间主要连接结构，除 $C_{1\sim2}$ 外，其他椎体之间（包括 $L_5\sim S_1$ 之间）均以椎间盘相连接，因此成人共有 23 个椎间盘，由软骨板、纤维环及髓核组成。髓核位于椎间盘的中央，是一种富含水分呈胶冻状的弹性蛋白。髓核的周围是纤维环，一层层的纤维环把两个椎体连接在一起，并把髓核牢牢地固定在中央。当椎体承受纵向负载时，髓核用纤维环借其良好的弹性向外周膨胀，以缓冲压力，有减震作用，在行走、弹跳、跑步时防止震荡颅脑。此外还可以使脊柱有最大的活动度，进行腰部的各方向活动。椎间盘的这种结构允许椎体间借助髓核的弹性和移动及纤维环的张力做运动，但是纤维环一旦破损，其间包裹的髓核就会穿过破损的纤维环向外突出，即发生椎间盘突出（脱出），从而压迫脊髓或神经根，引起相应的症状和体征。

椎间盘有维持脊柱高度、保障和限制腰椎运动幅度、缓冲压力以保护大脑和脊柱的作用（图 9-39）。

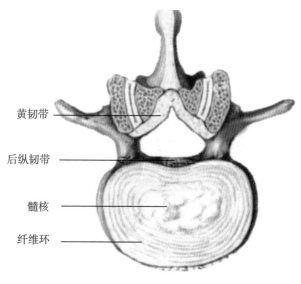

黄韧带

后纵韧带

髓核

纤维环

▲ 图 9-39　椎间盘

3. 腰椎体的其他连接

(1) 关节突间连接：由上位椎骨的下关节突与下位椎骨的上关节突组成，属于滑动关节，关节囊甚松，有关节突前后韧带加固。关节面为透明软骨，其边缘有关节囊附着其上（图 9-40）。

(2) 筋膜

① 腰骶尾部的浅筋膜是相邻区皮下筋膜的延续，致密而厚实，浅筋膜层中有皮神经和皮血管。

② 腰骶尾部的深筋膜分浅、深 2 层。浅层薄弱，深层较厚，与

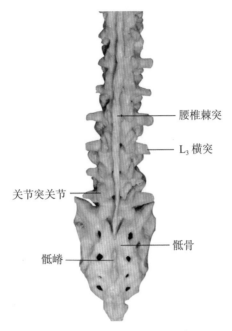

腰椎棘突

L₃横突

关节突关节

骶骨

骶嵴

▲ 图 9-40 关节突间连接

背部深层筋膜相续，呈腱膜性质，合称胸腰筋膜。胸腰筋膜在胸背部较为薄弱，覆于竖脊肌表面。向上连接于项筋膜，内侧附于胸椎棘突和棘上韧带，外侧附于肋角和肋间筋膜，向下至腰部增厚，并分为前、中、后 3 层。

前层，又称腰方肌筋膜，覆盖于腰方肌前面，内侧附于腰椎横突尖，向下附于髂腰韧带和髂嵴后方，上部增厚形成内、外侧弓状韧带。前层在腰方肌外侧缘处同腰背筋膜中、后层愈合，形成筋膜板，由此向外侧方是腹横肌的起始腱膜。

中层位于竖脊肌与腰方肌之间，内侧附于腰椎横突尖和横突之间韧带，外侧在腰方肌外侧缘与前层愈合，形成腰方肌鞘，向上附于第 12 肋下缘，向下附于髂嵴，此层上部附于第 12 肋和第 1 腰椎横突之间的部分增厚，形成腰肋韧带。此韧带的锐利边缘是胸膜下方返折线的标志。

后层在竖脊肌表面，与背阔肌和下后锯肌腱膜愈合，向下附着于髂嵴和骶外侧嵴，内侧附于腰椎棘突、棘上韧带和骶正中嵴，外侧在竖脊肌外侧缘与中层愈合，形成竖脊肌鞘，后层与中层联合成一筋膜板续向外侧方，也加入至腰方肌外侧缘前层，共同形成腹横肌及腹内斜肌的腱膜性肌肉起始。腹横肌的起始腱膜比腹内斜肌的起始筋膜宽很多（图 9-41）。

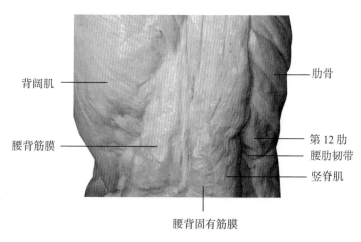

▲ 图 9-41　腰背筋膜

(3) 韧带

① 棘上韧带为一狭长韧带，起于 C_7 棘突，向下沿棘突尖部止于骶中嵴，此韧带的作用是限制脊柱过度前屈，此韧带附着于除 $C_{1\sim6}$ 以外的所有椎体的棘突。当脊柱前屈时被拉直，后伸时复原，故棘

上韧带具有一定的弹性，但无弹力纤维，过屈可受损，可限制脊柱过度前屈（图 9-42）。

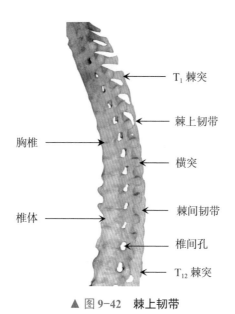

T₁ 棘突 → T_1 棘突

棘上韧带

胸椎

横突

椎体

棘间韧带

椎间孔

T_{12} 棘突

▲ 图 9-42　棘上韧带

② 棘间韧带位于相邻两个椎骨的棘突之间，棘上韧带深部向前与黄韧带延续，向后与棘上韧带移行。除腰骶部的棘间韧带较发达外，其他部位均较薄弱。棘间韧带以胶原纤维为主，与少量弹力纤维共同组成，其间夹有少量脂肪组织（图 9-43）。

③ 在上下椎骨的横突间有横突间韧带相连，其在腰部比较发达，可分为内外两部分，内部厚，外部呈片状，其间有脊神经后支和伴行血管穿出。

④ 黄韧带为连接相邻两椎板间的韧带，由黄色弹力纤维组织组成，坚韧而富有弹性，协助围成椎管，黄韧带有限制脊柱过度前屈

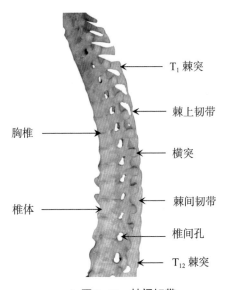

T_1 棘突

棘上韧带

胸椎

横突

椎体

棘间韧带

椎间孔

T_{12} 棘突

▲ 图 9-43　棘间韧带

并维持脊柱于直立姿势的作用（图 9-44）。

　　⑤ 髂腰韧带为一肥厚而坚韧的三角形韧带，起于 $L_{4\sim5}$ 横突，呈放射状止于髂嵴的内唇后半，在骶棘肌的深面。髂腰韧带覆盖于腰方肌内侧筋膜的增厚部，其内侧与横突间韧带和骶髂后短韧带相互移行，髂腰韧带可以抵抗身体重量。因为 L_5 在髂嵴平面以下，该韧带可以限制 L_5 旋转和在骶骨上朝前滑动，具有稳定骶髂关节的作用（图 9-45）。

　　⑥ 前纵韧带呈板状，由枕骨基底延伸至骶骨，贴于椎骨前面（图 9-46）。

　　⑦ 后纵韧带附于椎体后面，呈节段性菱形状。由枕骨基底伸展至骶管，菱形部与椎间盘纤维环交织，与椎体间有椎静脉通道（图 9-47）。

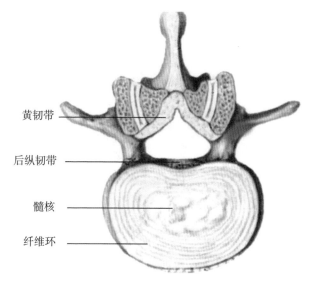

黄韧带

后纵韧带

髓核

纤维环

▲ 图 9-44　黄韧带

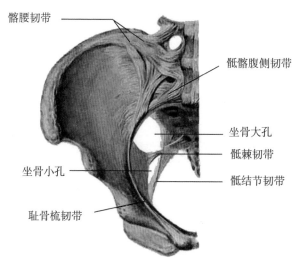

髂腰韧带

骶髂腹侧韧带

坐骨大孔

骶棘韧带

坐骨小孔

骶结节韧带

耻骨梳韧带

▲ 图 9-45　髂腰韧带

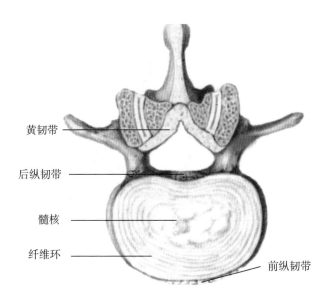

黄韧带

后纵韧带

髓核

纤维环

前纵韧带

▲ 图 9-46　前纵韧带

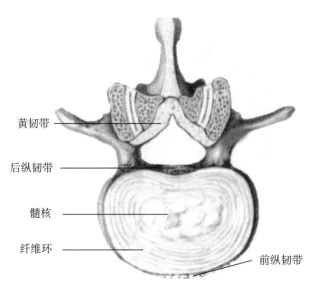

黄韧带

后纵韧带

髓核

纤维环

前纵韧带

▲ 图 9-47　后纵韧带

4. 腰部主要肌肉

(1) 背阔肌：背阔肌扁平，只有在运动时才能辨认其轮廓。患者侧卧，臂部外展 90°，医者置阻力在其肘部上方的臂内侧面，要求患者上肢内收对抗医者的阻力，可见位于腋后皱襞的背阔肌外侧端。然后让患者"咳嗽"，此时可感到此肌因咳嗽而突然收缩的震动感。背阔肌上缘的体表投影是自 C_7 棘突做一平线，横过肩胛骨下角至腋后线（图 9–48）。

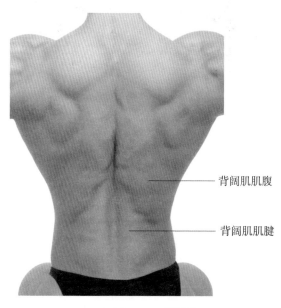

背阔肌肌腹

背阔肌肌腱

▲ 图 9-48 背阔肌

背阔肌位于腰背部后外侧最浅层，略呈直角三角形，为全身最大的阔肌。该肌起自 $T_{7\sim12}$ 棘突、腰椎棘突、骶正中嵴、髂嵴外侧唇后 1/3，止于肱骨小结节嵴。其主要作用是使肱骨内收、旋内及后伸，如背手姿势。当上肢上举固定时，两侧背阔肌收缩可向上牵引躯体，如引体向上（图 9-49）。

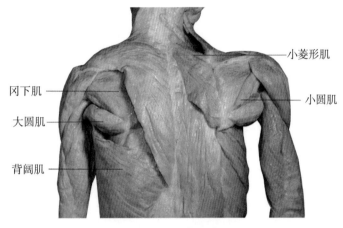

▲ 图 9-49　背阔肌

（2）下后锯肌：身体直立两臂自然下垂时，肩胛骨的轮廓稍微高起，可观察出肩胛骨上角、内侧缘和下角，特别是下角比较明显。用手均可触及上述各标志，上角和下角分别为内侧缘的上端和下端，分别平对第 2 肋和第 7 肋，可作为体表标志（图 9-50）。

下后锯肌处在腰部的上段和下 4 个肋骨的外侧面，起自 $T_{11} \sim L_2$ 棘突，止于下 4 个肋骨外侧面。下后锯肌的作用是下降肋骨帮助呼吸，受肋间神经支配。第 12 肋与脊柱的夹角，称脊肋角，正常时约为 70°。下后锯肌与脊柱下段和肋骨的夹角分别约为 120° 和 90°，所以下后锯肌沿肌肉的纵轴收缩可使肋骨下降。肋骨下降，胸廓收缩，胸腔变小，故呼气。正常情况下下后锯肌随着呼吸有规律地持续收缩和舒张（图 9-51）。

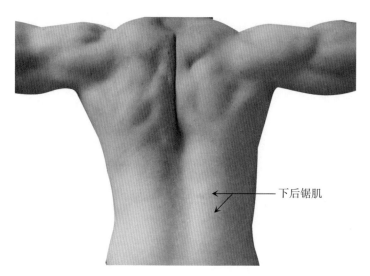

下后锯肌

▲ 图 9-50　下后锯肌

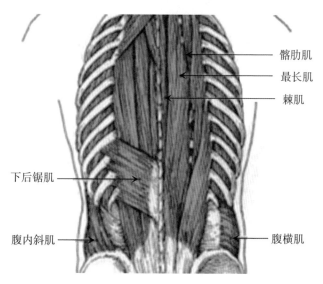

髂肋肌

最长肌

棘肌

下后锯肌

腹内斜肌

腹横肌

▲ 图 9-51　下后锯肌

(3) 竖脊肌：竖脊肌又名骶棘肌，是背肌中最强大的肌肉，此肌下端起于骶骨背面、腰椎棘突、髂嵴后部和腰背筋膜，在腰部开始分为 3 个纵行的肌柱，上达枕骨后方，内侧者称为棘肌，中间者称为最长肌，外侧者称为髂肋肌。

竖脊肌下及骶椎，上达枕部，填充于背部棘突与肋角之间的深沟内，在后正中线两侧形成纵行的隆起。后正中线是该肌内侧在体表的投影线，所有肋角相连的线是竖脊肌外侧缘在背部的投影线，在棘突两侧可以触及。在腰部可清楚触及该肌的外侧缘，由此向前摸到的肌板为腹外侧肌群（图 9-52）。

①棘肌位于最内侧，紧贴棘突的两侧，较上述二肌薄弱，又分为胸棘肌、颈棘肌和头棘肌。胸棘肌位于胸背面的中部，起自总腱

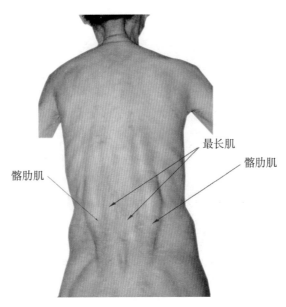

▲ 图 9-52　竖脊肌

和下部胸椎棘突，肌束一般越过 1~2 个棘突，抵止于上部胸椎棘突；颈棘肌较胸棘肌弱小，位于项部。胸棘肌具有伸脊柱胸段的作用；颈棘肌具有伸脊柱颈段的作用。头棘肌多与头半棘肌合并，止于枕骨下项线（图 9-53）。

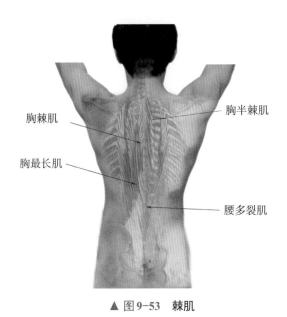

胸棘肌

胸半棘肌

胸最长肌

腰多裂肌

▲ 图 9-53 棘肌

②最长肌在髂肋肌的内侧及深侧，自下而上分为 3 部，即胸最长肌、颈最长肌和头最长肌。除起于总腱外，还起自全部胸椎及 $C_{5\sim7}$ 横突，止于全部胸椎横突和其附近的肋骨、上部颈椎横突及颞骨乳突。一侧收缩使脊柱向同侧屈曲，两侧收缩则竖直躯干（图 9-54）。

③髂肋肌为外侧肌束，自下而上分为 3 部，即腰髂肋肌、胸髂肋肌和颈髂肋肌，这 3 部肌肉互相重叠。腰髂肋肌起自竖脊肌的总

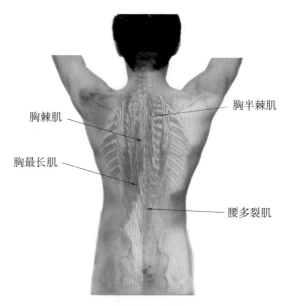

胸棘肌

胸半棘肌

胸最长肌

腰多裂肌

▲ 图 9-54　最长肌

腱，向上分为 6～7 束，肌纤维向上，借许多肌束止于下 6 个肋骨肋角的下缘。胸髂肋肌及颈髂肋肌均起于上 6 个肋骨止点的内侧，最后止于 $C_{4～6}$ 横突的后结节。全肌虽然分为 3 部，但纤维相互重叠，外形上没有分开，是一块肌肉。此肌通过肋骨作用于脊柱，一侧收缩使躯干向同侧屈曲，两侧收缩则使躯干竖直（图 9-55）。

(4) 横突棘肌：横突棘肌由多数斜行的肌束组成，被竖脊肌覆盖，其肌纤维起自下位椎骨横突，斜向内上方止于上位椎骨棘突。由浅入深可分为 3 层，即半棘肌、多裂肌和回旋肌。横突棘肌两侧同时收缩使脊柱伸直，单侧收缩使脊柱转向对侧。

① 多裂肌位于半棘肌的深面，为多较小的肌性腱束，形状类似半棘肌，但较短，分布于 $C_2～S_4$ 之间。在骶部起自骶骨后面、髂后

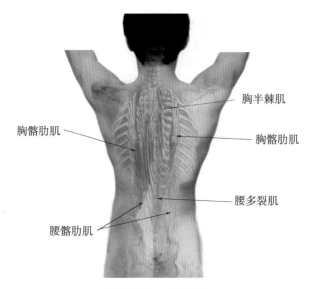

胸半棘肌

胸髂肋肌

胸髂肋肌

腰多裂肌

腰髂肋肌

▲ 图 9-55　髂肋肌

上棘及骶髂后韧带；在腰部起自乳突；在胸部起自横突；在颈部起自 $C_{4\sim7}$ 关节突。跨过 1～4 个椎骨，止于上位数个棘突的下缘。肌束长短不一，浅层最长，止于上 3～4 个棘突，中层止于上 2～3 个棘突，深层止于上 1 个棘突。多裂肌是脊椎的背伸肌，可以加大腰椎前凸，在颈、胸部尚可防止脊椎向前滑脱（图 9-56）。

②回旋肌在多裂肌的深面，连接上下两个椎骨之间或越过 1 个椎骨，分为颈回旋肌、胸回旋肌和腰回旋肌。回旋肌为节段性小方形肌，起自各椎骨横突上后部，止于上一椎骨椎弓板下缘及外侧面，直至棘突根部。回旋肌在胸段比较发达，每侧有 11 个，数目可有变化。

(5) 腰方肌：腰方肌位于腹腔后壁腰椎的两旁，腰背筋膜中层，后邻竖脊肌；前方借腰背筋膜前层与腹横筋膜相隔，为长方形的

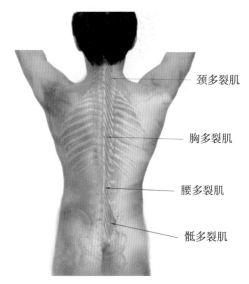

颈多裂肌

胸多裂肌

腰多裂肌

骶多裂肌

▲ 图 9-56　多裂肌

扁肌，下端较宽。起自髂嵴后部内唇、髂腰韧带及 $L_{2\sim5}$ 横突。肌纤维斜向内上方，止于第 12 肋骨内侧半下缘和 $T_{12}\sim L_4$ 椎体。此肌可增强腹后壁，若两侧收缩时则降低第 12 肋，还有协助伸腰段脊柱的作用，一侧收缩可使脊柱侧屈，两侧收缩时可以稳定躯干（图 9-57）。

(6) 腰大肌：腰大肌位于腰椎侧面，脊柱腰段椎体与横突之间的深沟内，呈纺锤状。起自 $T_{12}\sim L_5$ 和椎间盘的侧面，以及全部腰椎横突。肌束向下逐渐集中，联合髂肌的内侧部形成一个肌腱，穿过腹股沟韧带与髋关节囊之间（肌腔隙），贴于髂耻隆起的前面及髋关节囊的前内侧下行，止于股骨小转子。腰大肌收缩时，可屈曲大腿并旋外，当大腿被固定时则屈脊柱腰段而使躯干前屈（图 9-58）。

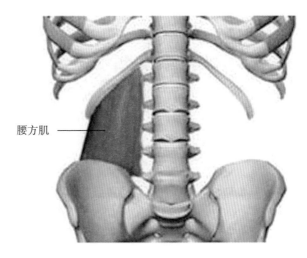

▲ 图 9-57　腰方肌

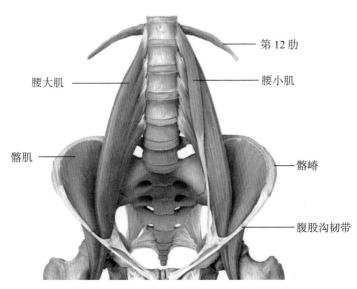

▲ 图 9-58　腰大肌

5. 腰段脊神经

脊神经由脊髓发出的前根和后根组成，前根由灰质前角细胞发生，后根依次在脊髓后外侧进入脊髓灰质后角。

腰段脊神经在椎间孔外口处分前支、后支和脊髓返支。前支组成腰神经丛、骶神经丛、尾神经丛；后支主要分布于躯干背侧，分为内侧支和外侧支，前者又分为内上支、内下支和副支；骶丛由腰骶干（L_4、L_5）以全部骶神经和尾神经的前支组成，是全身最大的神经丛。骶丛有 5 个分支，即臀上神经、臀下神经、股后皮神经、阴部神经和坐骨神经。坐骨神经是全身最粗大的脊神经，穿梨状肌下孔出盆腔，在臀大肌深面、股方肌浅面，经坐骨结节与股骨大转子之间入股后区，沿中线经股二头肌长头和大收肌之间下降，在腘窝上角分为胫神经和腓总神经（图 9-59）。

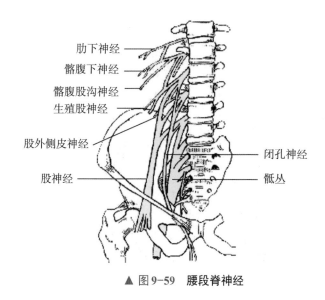

肋下神经
髂腹下神经
髂腹股沟神经
生殖股神经
股外侧皮神经
股神经
闭孔神经
骶丛

▲ 图 9-59　腰段脊神经

【病因病理】

1. 内因

(1) 解剖结构的因素：①纤维环前、外较厚，后方薄，因此受到外力后髓核容易向后侧突出。②前纵韧带较厚宽，后纵韧带较薄窄，导致髓核向后突出。

(2) 椎间盘退变：①髓核退变，含水量下降、胶原减少及纤维软骨组织增多、髓核组织整体组成不均，柔韧性下降，不再能均匀传力。②纤维环退变，纤维环在经常性不均匀力的作用下变薄弱，出现断裂裂隙及弹性下降。

2. 外伤劳损

①反复挤压、扭曲、扭转等，使脊柱运动失衡，导致腰椎椎体周围肌肉、韧带等软组织的力学改变。②纤维环后部由里向外产生裂隙，纤维环逐渐薄弱。③较重的外伤或积累性损伤导致髓核突出，压迫神经根或马尾神经。

由于以上内外诸因素，本病在寒冷、劳累刺激下容易诱发。

【临床表现】

1. 腰痛

腰痛伴坐骨神经痛是本病的主要症状。腰痛常局限于腰骶部附近，程度轻重不一。坐骨神经痛常为单侧，疼痛沿大腿后侧向下放射至小腿外侧、足跟部或足背外侧。长时间行走、久站或咳嗽、打喷嚏、排便等腹压增高时均可使症状加重，休息后可缓解。疼痛多为间歇性，少数为持续性。

2. 下肢麻木

多局限于小腿后外侧、足背、足外侧缘麻木或皮肤感觉减退。

3. 脊柱侧弯

多数患者伴有不同程度的脊柱侧弯，侧弯多突向健侧。

4. 压痛伴放射痛

用拇指深压棘突旁，患部常有压痛，并向患侧下肢放射。

【诊断】

1. 病史

多发生于 30—50 岁，男女无明显区别，患者多有反复腰痛发作史。

2. 腰痛

腰痛伴坐骨神经痛是本病的主要症状。腰痛常局限于腰骶部附近，程度轻重不一。坐骨神经痛常为单侧，疼痛沿大腿后侧向下放射至小腿外侧、足跟部或足背外侧。长时间行走、久站或咳嗽、打喷嚏、排便等腹压增高时均可使症状加重，休息后可缓解。疼痛多为间歇性，少数为持续性。

3. 下肢麻木

多局限于小腿后外侧、足背、足外侧缘麻木或皮肤感觉减退。

4. 脊柱侧弯

多数患者伴有不同程度的脊柱侧弯，侧弯多突向健侧。

5. 压痛伴放射痛

用拇指深压棘突旁，患部常有压痛，并向患侧下肢放射。

6. 患侧直腿抬高试验阳性

患者仰卧，双下肢放平，先抬高健侧，记录抬高的最大度数；

再抬高患侧，当抬高到产生腰痛和下肢放射痛时，记录其抬高角度，严重者抬腿在 $15°\sim30°$。再降低患侧至疼痛消失时将踝关节背屈，症状立即出现，此为加强试验阳性，可与其他疾病引起的直腿抬高试验阳性相鉴别。

7. 反射和感觉改变

神经根受累后可发生运动功能和感觉功能障碍，腓肠肌肌张力减低，趾背伸肌力减弱。$L_{2\sim3}$ 神经根受累时膝反射减低；L_4 神经根受累时膝腱反射、跟腱反射减弱；L_5 和 S_1 神经根受累时跟腱反射减弱。神经根受累严重或过久，相应腱反射可消失。

8. X 线检查

腰椎侧弯是重要的 X 线表现，侧弯多由突出的间隙开始向健侧倾斜，患侧间隙较宽。侧位片可见腰椎生理前凸减小或消失，甚至向后凸，椎间盘突出的后方较宽，即所谓的前窄后宽表现。早期突出的椎间隙多无明显改变，晚期椎间隙可明显变窄，相邻椎体边缘有骨赘生成。

【治疗】

腰部的整体松解包括 $L_{3\sim5}$ 棘上韧带、棘间韧带；左右 $L_{3\sim5}$ 横突松解，胸腰筋膜的松解，髂腰韧带的松解，在骶正中嵴上和两侧骶骨后面竖脊肌起点的松解以及 $L_{4\sim5}$、$L_5\sim S_1$ 两侧黄韧带松解。从各个松解点的分布上看，很像"回"字形状。棘上韧带点、棘间韧带点、左右 $L_{3\sim5}$ 横突点、骶正中嵴上和两侧骶骨后面竖脊肌起点的连线共同围成"回"字外面的"口"，而两侧 4 处黄韧带松解点的连线围成"回"字中间的"口"，故将腰部针刀整体松解术称为"回"字形针刀松解术。这种术式不仅是腰椎间盘突出症针刀松解的基础式式，也是腰椎管狭窄症的针刀整体松解的基础式式，只是在治疗腰椎管狭窄症时，椎管内松解的部位有所不同。下面从每个松解点阐述"回"字形针刀整体松解术的针刀操作方法。

1. 体位

(1) 俯卧位，腹部置棉垫，使腰椎前屈缩小。适用于一般患者。

(2) 俯卧位，在治疗床上进行骨盆大剂量牵引，牵引重量为50kg，目的是使腰椎小关节距离拉大，棘突间隙增宽，便于针刀操作，牵引5分钟后进行针刀治疗。适用于肥胖患者或腰椎间隙狭窄的患者。

2. 体表标志

(1) 髂嵴：患者侧卧位，在臀部与腰腹部交界处可见突起高隆的臀部骨性上缘，腰腹部明显柔软。由外侧向皮肤触诊，可触及弧形骨嵴的外缘，由腰腹部向下可触及髂嵴上缘一指宽的骨面，手指向深处用力，可触摸到骨嵴内缘。髂嵴上缘分为内、外两唇。从髂嵴最高点向前的部分为髂嵴前部，髂嵴前部外唇有腹外斜肌附着（图 9-60）。

(2) 腰椎横突：横突排列于椎骨的两侧，为颈、背、腰部肌，筋膜和韧带的重要附着点。腰椎横突一般形态短而扁，唯 L_3 横突最长，有时可长达一般横突的两倍。L_3 横突有众多大小不等的肌肉附着，相邻横突之间有横突间肌，横突尖端与棘突之间有横突棘肌，横突前侧有腰大肌及腰方肌，横突的背侧有骶棘肌，腰背筋膜中层附于横突尖。腰椎所有横突中 L_3 横突最长，活动幅度也大，受到的拉力也最大，因此损伤机会也较多。L_3 横突尖位于 $L_{2\sim3}$ 棘间中点

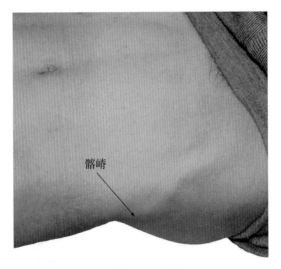

髂嵴

▲ 图 9-60　髂嵴

的水平线上，在后正中线旁开 20~25mm，这是一个十分具有参考价值的标志。以 L_3 横突为参照，向上或向下可以找到其他腰椎横突（图 9-61）。

(3) 骶正中嵴：患者俯卧位，在 L_5 棘突以下体表可以触及一凹陷，此凹陷为腰骶间隙。腰骶间隙向下后正中线上可触及一系列骨性隆起，即为骶正中嵴（图 9-62）。

(4) 腰椎棘突：患者俯卧位，胸椎棘突以下腰部正中线以上可触及较宽的腰椎棘突顶和较宽的棘突间隙。正常腰椎具有向前的曲度，因此相邻两棘突较近，有时难以触清棘突间隙，此时可于患者腹下垫一薄枕，使棘突间隙增大而易于触及。另外还可以根据髂嵴判定腰椎棘突节段，将两侧髂嵴最高点连线，在男性此线通过 L_4 棘突或 $L_{4~5}$ 棘突之间，在女性此线以已通过 $L_{4~5}$ 棘突之间为最多（图 9-63）。

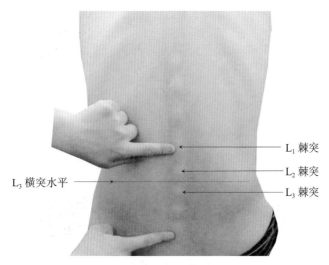

L₁ 棘突 → L_1 棘突

L₃ 横突水平 → L_3 横突水平

L₂ 棘突 → L_2 棘突

L₃ 棘突 → L_3 棘突

▲ 图 9-61　腰椎横突

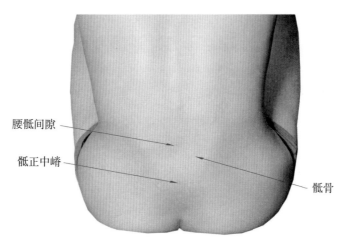

腰骶间隙

骶正中嵴

骶骨

▲ 图 9-62　骶正中嵴

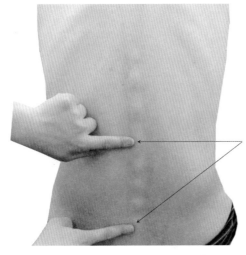

腰椎棘突

▲ 图 9-63　**腰椎棘突**

3. 定点

(1) 棘突上压痛点，可定数点，以松解棘上韧带。

(2) 棘突间压痛点，可定数点，以松解棘间韧带。

(3) 横突尖压痛点，可定数点，以松解骶棘肌、腰方肌、胸腰筋膜。

(4) 从棘突间隙旁开 1cm 定数点，以松解椎管内口。

(5) 在髂后上棘内侧压痛处定点，以松解髂腰韧带止点。

(6) 在骶正中嵴及旁开 2cm 压痛处定点，以松解骶棘肌。

(7) 在第 12 肋尖压痛点处定点，以松解上段胸腰筋膜。

(8) 在 L_3 棘突旁开 8～10cm 压痛点处定点，以松解中段胸腰筋膜。

(9) 在髂嵴中段压痛点处定点，以松解下段胸腰筋膜。

(10) 在髂后上棘和尾骨尖连线中点与股骨大转子尖连线中内 1/3

交点处定点，以松解梨状肌处坐骨神经的粘连、瘢痕、挛缩。

(11) 在股骨大粗隆与坐骨结节连线的中点处定点，以松解臀横纹处坐骨神经的粘连、瘢痕、挛缩。

(12) 在大腿中段后侧正中线上定点，以松解大腿中段坐骨神经的粘连、瘢痕、挛缩。

(13) 在腓骨头下 3cm、6cm 处分别定点，以松解腓总神经行经路线上的粘连、瘢痕、挛缩。

(14) 在腓骨头下 3cm 处定点，以松解腓总神经的粘连、瘢痕、挛缩。

(15) 在 L_5 棘突旁开 3cm 处定点，以松解关节突关节韧带的粘连、瘢痕、挛缩。

4. 操作

(1) 棘上韧带和棘间韧带点：$L_{3\sim5}$ 棘上韧带及棘间韧带松解，以 L_3 为例加以介绍。第 1 支针刀松解棘上韧带，从棘突顶点进针刀，刀口线与脊柱纵轴平行，针刀经皮肤、皮下组织，直达棘突骨面，在骨面上纵疏横剥 3 刀，范围 0.5cm，然后贴骨面向棘突两侧分别用提插刀法切割 3 刀，以松解两侧棘肌的粘连、瘢痕，深度 0.5cm。其他棘突松解方法与此相同。第 2 支针刀松解棘间韧带，以松解 $L_{3\sim4}$ 棘间韧带为例。两侧髂嵴连线最高点与后正中线的交点为 L_4 棘突，向上即到 $L_{3\sim4}$ 棘突间隙，在此定位，从 L_4 棘突上缘进针刀，刀口线与脊柱纵轴平行，针刀经皮肤、皮下组织，直达棘突骨面，调转刀口线 90°，沿 L_4 棘突上缘用提插刀法切割 3 刀，深度 0.5cm。其他棘间韧带松解方法与此相同（图 9-64）。

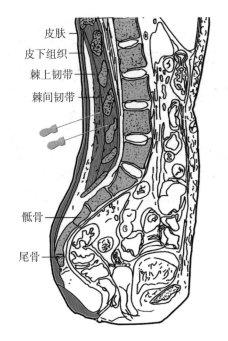

皮肤
皮下组织
棘上韧带
棘间韧带

骶骨

尾骨

▲ 图 9-64 棘上韧带和棘间韧带点

(2) 横突尖点：以 L_3 横突为例，横突背面剥离法：刀口线与躯干纵轴平行，刀体与皮面垂直刺入。通过皮肤、皮下组织、胸腰筋膜及竖脊肌，到达 L_3 横突背侧骨面。当刀锋接触横突骨面时，用横行剥离法将粘连在横突骨面和尖端的肌筋膜、神经等组织剥离松解开，刀下有松动感后出刀。横突尖端切开剥离法：当刀锋到达横突骨面后，调整刀锋达横突尖端，在尖端的上、外、下骨缘与软组织的交界处切开剥离。切开时刀口线要紧贴骨端，随骨端的弧度转动，不得离开骨面。切开完成后再纵行疏通、横行剥离即可（图 9-65 ）。

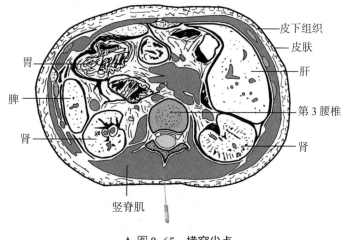

皮下组织
皮肤
胃
肝
脾
第 3 腰椎
肾
肾
竖脊肌

▲ 图 9-65　横突尖点

(3) 棘突间隙旁开 1cm 处：以松解 $L_{4\sim5}$ 椎管内口为例。摸准 $L_{4\sim5}$ 棘突间隙，从间隙中点旁开 1cm 定位。刀口线与脊柱纵轴平行，针刀体向内与矢状轴成 20°。针刀经皮肤、皮下组织、胸腰筋膜浅层、竖脊肌，当刀下有韧性感时即达黄韧带。稍提针刀寻找到 L_5 椎板上缘，调转刀口线 90°，在 L_5 椎板上缘切开部分黄韧带。当有明显落空感时，停止进针刀。其他节段黄韧带松解与此相同（图 9-66）。

(4) 髂嵴内侧边缘压痛点：髂腰韧带起点与止点松解参照髂腰韧带损伤的针刀松解方法（图 9-67）。

(5) 胸腰筋膜点：第 1 支针刀松解上段胸腰筋膜：在第 12 肋尖定位，刀口线与人体纵轴一致，针刀体与皮肤成 90°。针刀经皮肤、皮下组织直达第 12 肋骨，调转刀口线 45°，使之与第 12 肋骨走行方向一致，在肋骨骨面向左右方向铲剥 3 刀，范围 0.5cm。然后贴骨面

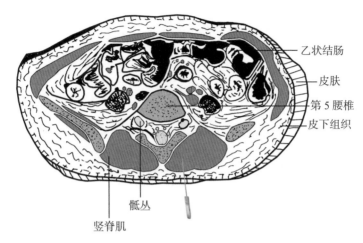

乙状结肠

皮肤

第 5 腰椎

皮下组织

骶丛

竖脊肌

▲ 图 9-66　棘突间隙旁开 1cm 处

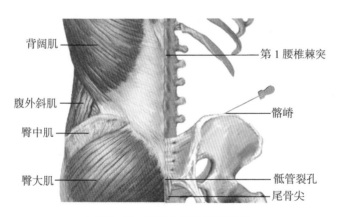

背阔肌

腹外斜肌

臀中肌

臀大肌

第 1 腰椎棘突

髂嵴

骶管裂孔

尾骨尖

▲ 图 9-67　髂嵴内侧边缘压痛点

向下到肋骨下缘，提插法切割 3 刀，范围 0.5cm。第 2 支针刀松解中段胸腰筋膜：在 L$_3$ 棘突旁开 10cm 处定位，刀口线与人体纵轴一致，针刀体与皮肤成 90°。针刀经皮肤、皮下组织达肌层，当有突破感时即到达胸腰筋膜移行处，在此纵疏横剥 3 刀，范围 0.5cm。第 3 支针刀松解下段胸腰筋膜：在髂嵴中段压痛点定位，刀口线与人体纵轴一致，针刀体与皮肤成 90°。针刀经皮肤、皮下组织直达髂嵴，调转刀口线 90°，在髂嵴骨面上向内外前后方向铲剥 3 刀，范围 0.5cm（图 9-68）。

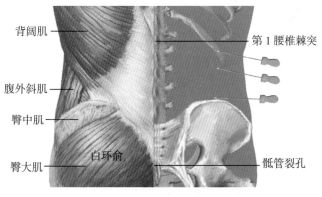

背阔肌

腹外斜肌

臀中肌

臀大肌

白环俞

第 1 腰椎棘突

骶管裂孔

▲ 图 9-68 胸腰筋膜点

(6) 坐骨神经行经路线点：第 1 支针刀松解梨状肌处坐骨神经的粘连、瘢痕、挛缩，在髂后上棘和尾骨尖连线中点与股骨大转子尖连线中内 1/3 的交点处进针刀，刀口线与人体纵轴一致，针刀经皮肤、皮下组织、筋膜、肌肉，达梨状肌下孔处，用提插法切割 3 刀。若患者有下肢窜麻感，说明针刀碰到了坐骨神经，此时停止针刀操作，退针刀 2cm，稍调整针刀方向再进针刀即可避开坐骨神经。第 2 支针刀松解臀下横纹处坐骨神经的粘连、瘢痕、挛缩，在股骨大粗隆与坐骨结节连线中点处进针刀，刀口线与人体纵轴一致，针刀经皮肤、皮下组织、筋膜、肌肉，达坐骨神经周围，用提插法切割 3 刀。若患者有下肢窜麻感，说明针刀碰到了坐骨神经，此时停止针刀操作，退针刀 2cm，稍调整针刀方向再进针刀，即可避开坐骨神经。第 3 支针刀松解大腿中段坐骨神经的粘连、瘢痕、挛缩，在大腿中段后侧正中线上进针刀，刀口线与人体纵轴一致，针刀经皮肤、皮下组织、筋膜、肌肉，达坐骨神经周围，用提插法切割 3 刀。若患者有下肢窜麻感，说明针刀碰到了坐骨神经，此时停止针刀操作，退针刀 2cm，稍调整针刀方向再进针刀，即可避开坐骨神经。第 4 支针刀松解腓总神经行经路线上的粘连、瘢痕、挛缩，在腓骨头下 5cm 处进针刀，刀口线与人体纵轴一致，针刀经皮肤、皮下组织、筋膜、肌肉，直达腓骨面，纵疏横剥 3 刀，范围 0.5cm。第 5 支针刀松解腓浅神经行经路线上的粘连、瘢痕、挛缩，在腓骨头与外踝尖连线的中下 1/3 处进针刀，刀口线与人体纵轴一致，针刀经皮肤、皮下组织、筋膜、肌肉，直达腓骨面，纵疏横剥 3 刀，范围 0.5cm（图 9-69 至图 9-72）。

(7) 关节突关节韧带点：第 1 支针刀松解 $L_5 \sim S_1$ 左侧关节突关节韧带粘连、瘢痕、挛缩，在 L_5 棘突顶点处定位，L_5 棘突中点向左旁开 2～2.5cm 进针刀，刀口线与脊柱纵轴平行，针刀体与皮肤垂直，针刀经皮肤、皮下组织、胸腰筋膜浅层、竖脊肌到达骨面，刀刃在骨面上向外移动，可触及一骨突部，此为 L_5 的下关节突，再向外移动，刀下有韧性感时即达 $L_5 \sim S_1$ 关节突关节韧带，在此用提插刀法切割 3 刀，深度 0.5cm，以松解关节突关节韧带的粘连、瘢痕和挛缩。第 2 支针刀松解 $L_5 \sim S_1$ 右侧关节突关节韧带粘连、瘢痕、挛缩，针刀操作方法同第 1 支针刀。第 3 支针刀松解 $L_{4\sim5}$ 左侧关节突关节韧带粘连、瘢痕、挛缩，在 L_5 棘突顶点处定位，于 L_4 棘突中点向左旁开 2～2.5cm 进针刀，刀口线与脊柱纵轴平行，针刀体与皮肤垂直，针刀经皮肤、皮下组织、胸腰筋膜浅层、竖脊肌到达骨面，刀刃在

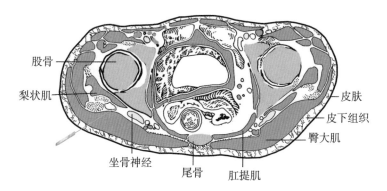

▲ 图 9-69　坐骨神经点 1

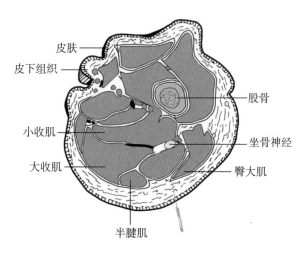

▲ 图 9-70　坐骨神经点 2

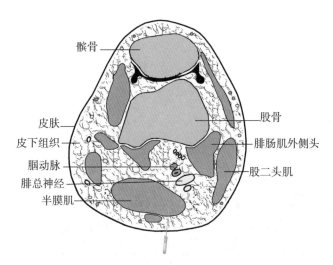

▲ 图 9-71　坐骨神经点 3

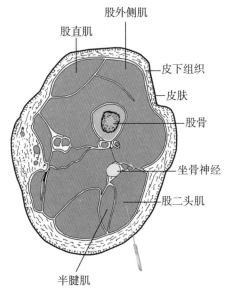

▲ 图 9-72　坐骨神经点 4

骨面上向外移动，可触及一骨突部，此为 L_4 的下关节突，再向外移动刀下有韧性感时即达 $L_{4\sim5}$ 关节突关节韧带，在此用提插刀法切割 3 刀，深度 0.5cm，以松解关节突关节韧带的粘连、瘢痕和挛缩。第 4 支针刀松解 $L_{4\sim5}$ 右侧关节突关节韧带粘连、瘢痕、挛缩，针刀操作方法同第 3 支针刀（图 9-73 和图 9-74）。

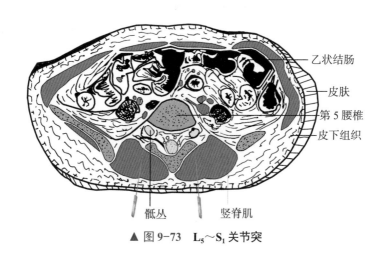

乙状结肠

皮肤

第 5 腰椎

皮下组织

骶丛　　竖脊肌

▲ 图 9-73　$L_5\sim S_1$ 关节突

5. **手法操作**

针刀术毕，依次做以下 3 种手法，即腰部拔伸牵引法、腰部斜扳法、直腿抬高加压法。

6. **注意事项**

(1) 针刀整体松解术的第 1 步要求定位要准确，特别是腰椎棘突的定位十分重要，因为棘突定位直接关系到椎间隙的定位和横突的定位，若棘突定位错误，将直接影响疗效。

(2) 在松解坐骨神经周围粘连、瘢痕、挛缩时，有时会碰到坐骨

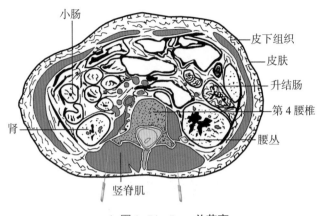

小肠

皮下组织

皮肤

升结肠

第 4 腰椎

腰丛

肾

竖脊肌

▲ 图 9-74　$L_{4\sim5}$ 关节突

神经，此时应停止针刀操作，退针刀 2cm，调整针刀体的方向再进针刀即可。应该特别注意的是，针刀的刀口线一定要与人体纵轴一致，即使针刀碰到坐骨神经也不会造成该神经的明显损伤，但如果针刀的刀口线方向与人体纵轴垂直，就可能切断坐骨神经，造成不可逆的严重医疗事故。

(3) 治疗期间应适当休息，避免受凉。部分患者劳累易复发，可适当做腰背肌锻炼，如"拱桥""小燕飞"等，以巩固疗效。

(4) 治疗后各治疗点用棉球或无菌纱布压迫针孔，创可贴覆盖针眼，要求 24 小时内施术部位勿沾水，以免发生感染。

三、类风湿关节炎

（一）周围型类风湿关节炎

【概述】

类风湿关节炎是一种慢性、全身性的炎性自身免疫性疾病，主要侵犯全身各处关节，呈多发性、对称性、增生性滑膜炎，继而引起关节囊和软骨破坏、骨侵蚀，造成关节畸形。除关节外，全身其他器官或组织也可受累，包括皮下组织、心、血管、肺、脾、淋巴结、眼和浆膜等。

类风湿关节炎病程多样，表现为自限性到进行性破坏的临床症状，常导致关节活动受限、行动不便和残疾。遗传和环境因素共同影响炎性反应的进程、范围和类型。绝大多数患者血浆中有类风湿因子及其免疫复合物存在。

全世界类风湿关节炎患者约占总人口的 1.4%，中国的患病率为0.3% 左右。任何年龄均可发病，多在 25—55 岁，发病高峰为 40—60 岁，也可见于儿童，女性发病率为男性的 2～3 倍。

【局部解剖】

见以下各部位类风湿关节炎的局部解剖。

【临床表现】

初起病情发展缓慢，患者先有几周到几个月的疲倦乏力、体重减轻、胃纳不佳、低热、手足麻木与刺痛等前驱症状；随后发生某一关节疼痛、僵硬，以后关节肿大日渐显著，周围皮肤温热、潮红，自动或被动运动都可引起疼痛；开始时可能一个或少数几个关节受累，且往往是游走性，以后可发展为对称性多关节炎。

关节的受累常从四肢远端的小关节开始，逐渐累及其他关节，主要有滑膜关节、可活动的周围小关节和大关节。近侧的指间关节最常发病，呈梭状肿大，其次为掌指、趾、腕、膝、肘、踝、肩和髋关节等。95% 的患者晨间可有关节僵硬、肌肉酸痛，表现为病变关节在静止不动后出现较长时间的僵硬，维持半小时至数小时，适度活动后僵硬现象可减轻。晨僵时间与关节炎程度呈正比，可作为疾病活动指标之一。

关节疼痛与压痛往往是最早的症状。手和腕关节，足和踝、膝、肩、肘、髋、颈椎、寰枢、寰枕关节均可受累；骶髂关节、耻骨联合可有侵蚀，但常无症状；胸椎、腰椎、骶椎常不受累。疼痛多呈对称性、持续性，且疼痛程度不稳定。多发生关节肿胀，原因是关节积液和周围软组织炎，滑膜肥厚。常见部位是腕、近指、掌指、膝关节等，多呈对称性分布。

由于关节肿痛和运动的限制，关节附近肌肉僵硬和萎缩的程度也日益显著。以后即使急性炎症消失，由于关节内已有纤维组织增生，关节及其周围组织变得僵硬、畸形，膝、肘、手指、腕部固定在屈位。手指常在掌指关节处向外侧成半脱位，形成特征性的尺侧偏向畸形。近侧指间关节呈梭状肿大，小指指间关节屈曲畸形。10%～30% 患者在关节的隆突部位出现皮下类风湿结节。

晚期患者多见关节畸形，这是由滑膜炎的绒毛破坏了软骨和软骨下的骨质，形成关节纤维化或骨性强直。肌腱、韧带受损，肌肉萎缩使关节不能保持在正常位置，造成关节脱位，甚至使关节功能完全丧失。

关节病变只能致残，罕有致死，但关节外表现则有致死的可能。关节外病变的病理基础是血管炎。

1. 类风湿血管炎

此症状常表现在恶性类风湿关节炎中，约占类风湿关节炎的1%，病情严重，病程较长。病理表现为坏死性血管炎，主要累及动脉并伴血栓形成，可出现严重的内脏损伤。血清中常有高滴度的类风湿因子，冷球蛋白阳性，补体水平降低，免疫复合物水平增高。

临床上可出现心包炎、心内膜炎、心肌炎、冠状动脉炎或急性主动脉瓣关闭不全。侵犯肝脾可出现 Felty 综合征，侵犯胃肠道出现肠系膜动脉栓塞，侵犯神经系统表现为多发性神经炎，侵犯眼部可出现巩膜炎和角膜炎。可引起坏死性肾小球肾炎、急性肾衰竭，还可出现指尖或甲周出血点、严重的雷诺现象、指端坏死、血栓等。恶性类风湿关节炎病情严重，可威胁患者生命，一旦出现上述症状，应在抗生素控制感染的基础上，选择中药或其他药物治疗。

2.类风湿结节

含有免疫复合物的类风湿因子聚积所致，其在类风湿关节炎起病时较少见，多见于晚期和有严重全身症状者，类风湿因子常显阳性。类风湿结节的存在提示病情处于活动期。临床将其分为深部结节和浅表结节两种。

浅表结节好发部位在关节隆突部及经常受压处，如前臂伸侧、肘部、腕部、关节鹰嘴突、骶部、踝部、跟腱等处。偶见于脊柱、头皮、足跟等部位。一至数个，直径数毫米至数厘米，质硬，无疼痛，呈对称性分布，初黏附于骨膜上，增大后稍活动。可长期存在，少数软化后消失。

深部结节发生于内脏，好发于胸膜和心包膜的表面及肺和心脏的实质组织。除非影响脏器功能，否则不引起症状。

【诊断】

1987 年美国风湿病学会提出类风湿关节炎的分类标准，有下述 7 项中的 4 项者，可诊断为类风湿关节炎。

1.晨僵持续至少 1 小时。

2.有 3 个或 3 个以上的关节同时肿胀或有积液，包括双侧近端指间关节、掌指关节、腕关节、肘关节、膝关节、踝关节和跖趾关节。

3. 掌指关节、近端指间关节或腕关节中至少有 1 个关节肿胀或有积液。

4. 在第 2 项所列举的关节中，同时出现关节对称性肿胀或积液（双侧近端指间关节和掌指关节受损而远端指间关节常不受累，是类风湿关节炎的特征之一）。约 80% 的类风湿关节炎患者有腕部多间隙受累、尺骨茎突处肿胀并有触痛、背侧伸肌腱鞘有腱鞘炎，这些都是类风湿关节炎的早期征象。类风湿关节炎患者的足部关节也常受累。跖趾关节常发生炎症，而远端趾间关节很少受累。跖骨头向足底半脱位时可形成足趾畸形翘起。

5. 皮下类风湿结节。

6. 类风湿因子阳性（滴度＞1∶32 所用检测方法在正常人群中的阳性率不超过 5%，而 90% 的类风湿关节炎患者的类风湿因子滴度为 1∶256，高滴度类风湿因子对类风湿关节炎来说比较特异）。

7. 手和腕的后前位 X 线片显示有骨侵蚀、关节间隙狭窄或有明确的骨质疏松。

第 2～5 项必须由医师观察认可。第 1～4 项必需持续存在 6 周以上。此标准的敏感性为 91%～94%，特异性为 88%～89%。

【鉴别诊断】

1. 强直性脊柱炎

其特点是①多为男性患者；②发病年龄多在 15—30 岁；③与遗传基因有关，同一家族有多人发病，HLA-B27 阳性率 90%～95%；④血清类风湿因子多为阴性，类风湿结节少见；⑤主要侵犯骶髂关节及脊柱，易导致关节骨性强直，椎间韧带钙化，脊柱 X 线片呈现竹节状改变，手和足关节极少受累；⑥如果四肢关节受累，半数以上的患者为非对称性，而且多为下肢关节；⑦属良性自限性疾病，发展为严重全身性强直者占极少数。

2. 系统性红斑狼疮

早期出现手部关节炎时不易与类风湿关节炎相鉴别，其特点是：① X 线检查无关节侵蚀性改变与骨质改变；②软组织和肌肉炎症可导致肌腱移位而产生尺侧偏移；③患者多为女性，有面部红斑及内脏损害；④多数有肾损害，出现蛋白尿；⑤雷诺现象常见，而皮下结节罕见；⑥血清抗 DNA 抗体显著增高。

3. 骨性关节炎

①骨性关节炎可见于 20—30 岁的患者，患病率随年龄增长而增加，65 岁以上几乎普遍存在；②受累关节疼痛，无发热，无压痛，疼痛在劳累后加重，可侵犯四肢关节及脊柱；③血细胞沉降率正常，类风湿因子阴性；④关节 X 线片可见关节间隙狭窄，软骨下骨硬化，呈象牙质变性、边缘性骨赘及囊性变，无侵蚀性病变。

4. 风湿性关节炎

多见于青少年，四肢大关节游走性疼痛，很少有关节畸形，伴发热、咽痛、心肌炎、皮下结节、环形红斑等。血清抗"O"滴度增高，类风湿因子阴性。

【治疗】

急性期患者可采取以下治疗，可取得立竿见影的效果，再配合药物治疗，多可使疾病完全治愈。

1. 避开神经和血管，用针刀将关节囊切开数点，并用手法先屈伸罹患关节后，再过度屈伸，使关节囊彻底松开。

2. 松解关节周围软组织，松解点以疼痛点为依据，按针刀常规操作方法进行。

（二）手和腕关节类风湿关节炎

【概述】

几乎所有的周围型类风湿关节炎都累及手和腕关节，是类风湿关节炎最先累及部位，又是晚期产生畸形的部位。早期关节间隙变窄，局限性骨质疏松及掌指关节和腕关节的骨质破坏。晚期 X 线表现为更加明显的骨质破坏、关节间隙消失、关节纤维化、骨性强直、关节脱位或畸形。因此早期治疗手和腕关节的病变是非常重要的。

【局部解剖】

1. **手关节**

(1) 掌骨间关节：第 2～5 掌骨底之间的平面关节，其关节腔与腕掌关节腔交通。

(2) 掌指关节：共 5 个，由掌骨头与近节指骨底构成。每个掌指关节都有一个单独的关节囊，薄而松弛，附着于关节面周缘，其前后有韧带加强。

(3) 指间关节：共 9 个，由各指相邻两节指骨的底与滑车构成，属典型的滑车关节。除拇指外各指均有近侧和远侧两个手指间关节。关节囊松弛，两侧有韧带加强。

手指的肌腱分为两类，即指浅屈肌腱和指深屈肌腱。指浅屈肌腱在腕部排列成两层，至中指和环指的肌腱位于第 2～5 指的肌腱浅面。这些肌腱经过腕管和手掌分别进入第2~5指的骨性纤维管和纤维鞘，在掌指关节水平，各腱呈扁平状，并逐渐变薄加宽，到近节指骨中部时分裂为两半，形成菱形裂隙。各腱在通过腕管时与指深屈肌同包以屈肌总腱鞘，在进入各指的骨性纤维管时包以手指滑膜鞘。指深屈肌腱位于指浅屈肌腱深面，经过腕管时与指浅屈肌腱包于同一屈肌总腱鞘内。经过手掌后分别进入指腱滑膜鞘，穿过指浅屈肌腱的二脚之间，止于第2~5指末节指骨底的掌侧面。

2. 腕关节

(1) 骨端结构：骨端结构包括桡骨远端、下尺桡关节及腕骨。由多个小而扁平的关节组成，具有杵臼关节的功能。

腕骨共8块，大致分成远近两排，舟骨连接两排骨。

头状骨位于远排腕骨中心，为腕骨中最大者。大多角骨有两个关节面，远端为双鞍状关节面，允许第1掌骨近端有较大范围活动；近端与舟骨形成滑动型关节。大多角骨的尺侧有一沟，为腕桡侧屈肌腱经过处。小多角骨紧密地系于大多角骨上，深埋于第2掌骨基底关节面中。钩骨构成远排腕骨的尺侧缘，钩骨钩向掌侧突起，腕掌侧支持带附着其上；钩骨远端与第4、5掌骨基底形成关节，允许掌骨在其上有一定的活动度；钩骨近端偏尺侧有螺旋状关节面，与三角骨形成关节，有旋转作用。舟骨远端与大、小多角骨相关节，为滑动型关节。在其尺侧远端与头状骨相关节，为臼状关节，稍近侧与月骨相关节，近端与桡骨远端相关节。舟骨结节向掌侧隆起，是腕掌侧支持带附着处。月骨是腕骨中唯一一个掌侧大背侧小的骨头，近端与桡骨成关节，远端与头状骨及一小部分钩骨形成关节，桡侧与舟骨、尺侧与三角骨成关节。三角骨呈锥状，位于月骨钩骨之间，并与两骨成关节。远端偏掌侧，有椭圆形关节面与豌豆骨相接。近端关节面凸隆，与腕尺侧半月板及腕三角纤维软骨相接。豌豆骨实为籽骨，尺侧腕屈肌止于其上，是唯一有肌腱止点的腕骨。

(2) 关节囊和韧带：腕背侧关节囊壁的纤维与伸肌腱间隔紧密融合在一起，掌侧关节囊明显厚而坚韧，但背侧、桡侧及尺侧薄而松弛。有些韧带起自腕骨而止于腕骨以外的骨上，有些则起止点全在腕骨上。腕关节韧带分为两组。

① 外在韧带：外在韧带中，桡腕韧带和尺腕韧带连接腕骨与桡骨、尺骨，腕掌韧带连接腕骨与掌骨。

桡侧副韧带起自桡骨茎突掌侧缘，止于舟骨结节桡侧腕屈肌腱管沟的壁。沿掌侧桡腕韧带的桡侧走行，跨越腕关节活动的横轴止于掌侧。

掌侧桡腕韧带分浅深两层。浅层桡腕韧带排列成两个倒 "V" 形，远侧 "V" 的尖端附着在头状骨的颈部，稍近侧 "V" 的尖端附着在月骨上。深层掌侧桡腕韧带最外侧的是桡头韧带。该韧带稍内侧为桡月韧带，另一个是桡舟月韧带，起自桡骨，主要止于月骨，部分纤维止于舟骨。

所有腕尺侧的韧带及支持组织构成尺腕复合组织。腕尺侧半月板及三角纤维软骨共同起自桡骨下端的尺背角处，从此处稍向掌侧及远侧，围绕腕关节的尺侧，有半圆形的半月板连于三角骨上。其近侧有三角纤维软骨，呈水平位止于尺骨茎突基底。尺腕复合组织的第 3 个组成部分为尺月韧带，第 4 部分为尺侧副韧带，尺侧副韧带起自尺骨茎突尺侧基底，沿腕关节囊止于三角骨。背侧桡腕韧带起自桡骨关节面背侧缘，走向远侧及内侧，分成两束止于三角骨及月骨。

② 内在韧带：内在韧带起止点均在腕骨上。内在掌侧韧带较背侧韧带厚而坚韧。可分为三组：短内在韧带、长内在韧带及中等内在韧带。

中等内在韧带有三个：第一，月三角韧带，位于月骨与豌豆骨关节面基底之间。第二，舟月韧带，在掌侧与背侧均有，从月骨斜向远侧止于舟骨，允许舟骨与月骨间有一定活动度。第三，舟大多角韧带，允许舟骨远端在大、小多角骨所形成的双凸关节面上有掌背方面的摆动。

长内在韧带有 2 个，即掌侧腕骨间韧带和背侧腕骨间韧带。前者分布广泛，起自头状骨颈，向近端呈扇形止于舟骨及三角骨，稳定头状骨。后者起于三角骨，止于舟骨，又向远侧延伸，两束较强纤维连于大、小多角骨上。

针刀医学对该病的认识与"周围型类风湿关节炎"相同。

【临床表现】

几乎所有的类风湿关节炎都可累及手和腕关节，也有手及腕关节单独或最先发病，本节讨论的是手和腕关节单独发病的情况。典型的早期特征是近端指间关节因肿胀产生梭形外观，常伴有掌指关节对称性肿胀，远端指间关节很少受累。软组织松弛无力可产生手指尺侧偏斜，常伴有近端指骨掌侧半脱位；掌指关节尺侧偏斜常合并桡掌关节的桡侧偏斜，导致手呈"之"字变形。晚期患者可出现"鹅颈"畸形及"钮花"畸形，这些改变将导致手部力量丧失。腕部受累在中国类风湿关节炎患者中尤其常见，无痛性的尺骨茎突区肿胀是其早期征象之一。掌侧滑膜增厚和腱鞘炎可压迫腕横韧带下的正中神经，引起"腕管综合征"，出现拇指、食指、中指掌侧面及无名指桡侧皮肤感觉异常与迟钝，也可伴有大鱼际肌的萎缩。晚期由于纤维性强直或骨性强直，腕部变得不能活动，桡尺远端关节受累常使旋前和旋后运动严重受累。尺骨头综合征（包括疼痛、运动受限、尺骨末端背侧突出等症状）在类风湿关节炎可见到。

手和腕关节的病变可出现以下畸形：琴键征（下桡尺关节向背侧脱位，突出的尺骨茎突受压后可回缩，放松后可向上回复，伴剧痛，如同弹钢琴）、尺侧偏移、鹅颈畸形、钮花畸形、望远镜手、槌状指等。

【诊断】

近端指间关节软组织呈梭形肿胀，有难以忍受的顽固性疼痛。掌指关节的关节间隙变窄，局限性骨质疏松及掌指关节和腕关节的骨质破坏是本病重要的早期诊断依据。晚期 X 线表现为骨质破坏更加明显，关节间隙消失，关节纤维化或骨性强直，或关节脱位、畸形。

【治疗】

1. **急性期**

(1) 软组织尚未形成显著的挛缩和瘢痕，只需松解关节囊，使炎性液从关节腔中释放出来，恢复关节内正常的张力。方法是避开神经和血管，针刀垂直于手指掌侧面方向，在手指关节或腕关节的关节囊周围切开数点，松解关节囊。在手指关节和腕关节的背侧面重复同样的治疗。

(2) 以疼痛点为依据，按针刀常规操作手法刺入，将关节周围软组织松解。

2. 晚期

病情发展至晚期，特别是软组织已经形成粘连和瘢痕，关节纤维化甚至关节强直的患者可采取以下方法治疗。

(1) 对手关节的治疗，从受累关节的掌侧指横纹正中处进针刀，刀口线与关节纵轴平行刺入，再旋转刀口90°，使刀口线与关节间隙平行，先将关节囊切开2～3点，再沿关节间隙刺入一定深度后沿关节间隙摆动刀口，充分松解粘连的关节间隙后出针。在同一关节背侧相对应的位置刺入针刀，方法同上。

(2) 对腕关节的治疗，于患侧腕背侧横纹处取正中及左右等分3点，按操作常规避开神经和血管将针刀刺入，达到骨面后滑动刀刃寻找关节间隙，沿关节间隙刺入，摆动刀口充分剥离粘连组织。

针刀松解手和腕部关节囊及周围软组织后，以手法先小幅度屈伸罹患关节后，再过度屈伸，使关节囊彻底松开，降低关节内张力，恢复关节的活动功能。对于已经发生强直的患者，还需对抗牵引，使关节彻底松开。

（三）肘关节类风湿关节炎

【概述】

类风湿关节炎经常累及肘关节，在一项针对50名患者5～25年的调查中，34%的类风湿关节炎患者有肘关节受累。其他的报道认为肘关节受累的发生率低达10%～20%，高可达60%～70%。因此控制肘关节的病情显得非常重要。通常双侧肘关节均可受累，但是占优势的一侧似乎更严重，而在类风湿关节炎中肘关节单独受累也不少见。

【局部解剖】

1. **肘关节的骨骼**

肘关节是由肱骨下端、尺骨和桡骨上端构成的复关节，包括肱桡关节、肱尺关节和桡尺近侧关节。

(1) 肱骨远端扁而宽，前有冠状窝，后有鹰嘴窝，两窝之间仅有一薄层骨板相隔。鹰嘴窝的下方内侧部称肱骨内髁，即肱骨滑车；外侧部称肱骨外髁，即肱骨小头。内外髁上部隆突部分称肱骨内、外上髁。内上髁为前臂屈肌总腱附着点，外上髁为前臂伸肌总腱附着点。滑车内嵴与内上髁之间为尺神经沟，有尺神经通过。内外髁与尺骨鹰嘴在肘关节伸直时三点在一条直线上，屈肘时三点为一等腰三角形。

(2) 桡骨近端包括桡骨头、桡骨颈和桡骨结节。桡骨头与肱骨小头构成肱桡关节。桡骨结节为肱二头肌肌腱止点。

(3) 尺骨近端包括冠状突、鹰嘴及两者之间的半月切迹，与肱骨滑车构成肱尺关节。冠状突外侧有桡骨切迹，与桡骨头形成上尺桡关节，环状韧带包绕桡骨头，以利桡骨头在桡骨切迹内旋转运动。

肱桡关节由肱骨小头与桡骨关节凹构成，属球窝关节；肱尺关节由肱骨滑车与尺骨滑车切迹构成，属滑车关节；桡尺近侧关节由桡骨头环状关节面与尺骨桡切迹（和桡骨环状韧带）构成，属车轴关节。

2. **韧带和关节囊**

从整体说来，肘关节以肱尺部为主体，主要进行屈伸运动，因而关节囊的纤维层在前、后方薄弱，而两侧坚韧，分别形成 3 个侧副韧带。

(1) 桡侧副韧带自肱骨外上髁向下止于桡骨环韧带，能阻止肘关节内收及桡骨小头向外、下方脱位。

(2) 尺侧副韧带位于尺侧，呈三角形，起自内上髁，呈扇形向下止于冠突、鹰嘴及两者之间的骨面，半月切迹内侧缘上有一束纤维连接鹰嘴和冠突，称为 Cooper 韧带。

(3) 桡骨环韧带两端附着于尺骨切迹的前、后缘，连同切迹，组成一个完整的骨纤维环，此环上口大而下口小，容纳桡骨小头，故小头能在环内沿纵轴旋转而不易下脱。

(4) 肘关节囊前面近侧附着于肱骨冠突窝和桡骨窝的上缘，两侧附着于肱骨内、外上髁的远侧，远侧附着于环状韧带和尺骨冠突的前面；后面近侧附着于鹰嘴窝底及其内、外侧缘，远侧终于尺骨滑车切迹两侧及环状韧带。桡骨头及尺骨冠突完全位于关节腔内，骨折后易于游离并造成关节腔内出血。鹰嘴骨折可使鹰嘴皮下滑液囊与关节腔相交通。肘关节囊的前后部分又分别称为关节前、后韧带，比较薄弱，对维持肘关节的稳定并不重要，但较肱二头肌肌腱及肱三头肌肌腱加强，关节囊的前后部分在肘关节屈伸时因松弛形成皱襞和凹窝。肘关节囊渗液时，首先出现于肱三头肌腱两侧的肘后内、外侧沟，瘘管也多于此处形成。

3. 肌肉和血管

肘关节远侧的内侧面有肱二头肌止腱、肱肌止腱附着；肘关节近侧内侧面有肱桡肌、旋前圆肌、桡侧腕屈肌、尺侧腕屈肌、指浅屈肌的起腱附着。肘关节的远侧外侧面有肱三头肌止腱、肘肌止腱附着；肘关节的近侧外面有桡侧腕长伸肌、桡侧腕短伸肌、指伸肌、小指伸肌、尺侧腕伸肌、旋后肌的起腱附着。这些肌腱互相交叉重叠，之间均有腱膜、肌间膜、滑液囊。

　　肘关节周围滑液囊较为恒定的有：①鹰嘴皮下滑液囊，位于肘后皮肤和尺骨鹰嘴后面之间；②肱三头肌肌腱下滑液囊，位于肱三头肌肌腱止端深面，在该肌腱和尺骨鹰嘴的上面之间；③肱二头肌桡骨滑液囊，肱二头肌肌腱止于桡骨粗隆的后半，在该肌腱止端和桡骨粗隆前半之间经常有一滑液囊。

　　肘部前方有桡动脉和正中神经通过，经肱二头肌筋膜下进入前臂。肘关节周围的血管网由肱动脉、尺动脉及桡动脉的 9 条分支在肘关节前后吻合而成；尺侧下副动脉的前支与尺侧返动脉后支吻合；桡副动脉与桡侧返动脉吻合；中副动脉与骨间返动脉吻合，构成肘关节周围丰富的侧支循环血管网。

【临床表现】

　　肘关节双侧受累，关节的临床表现可有不同，但由于关节的屈伸受到限制，常可见到关节活动不便。在疾病早期可见到由于肘部滑膜增生和滑膜炎造成的屈曲痉挛，并可在肱骨外上髁后方、桡骨头近端形成肿块，尺骨鹰嘴旁沟常被肥厚的滑膜湮没。在肱桡关节处可触到滑膜增厚、充实，表现为滑膜炎。更多的临床表现为桡骨头部至鹰嘴的关节外侧有疼痛、压痛和肿胀，伴随有滑膜囊性变、软组织硬块并压迫周围神经、鹰嘴旁结节和黏液囊炎。X 线片显示关节囊增厚、关节间隙狭窄、关节腔积液、骨侵蚀、骨囊性变甚至关节脱位。

【诊断】

　　依据临床表现和 X 线片可做出准确的诊断。

【治疗】

1. **急性期**

(1) 避开肘关节的神经和血管，在关节囊周围选择数点刺入，然后转动刀口线，使与关节间隙平行，将关节囊切开 1～2 刀，松解关节囊，再以手法屈伸关节，排出关节内炎性液，降低关节张力。

(2) 以疼痛点为依据，按针刀常规操作方法进针刀，将肘关节周围软组织松解。

2. **晚期**

病情发展至晚期，特别是已发生软组织严重粘连、挛缩、强直的患者，可进行如下治疗。

(1) 在肘关节背面，尺骨鹰嘴正上方约 1cm 处定点，针刀和肱骨滑车背面成 90° 刺入，将肱三头肌肌腱从骨面铲起，同时在骨面和肌腱处摆动刀锋进行剥离。

(2) 在肱骨外上髁下缘约 0.5cm 处、桡侧腕伸肌腱和桡肱肌腱间隙处进针刀，摆动针体，将两肌腱膜疏剥至针刀运动无阻力为度。

(3) 在尺骨鹰嘴尖部中间紧贴鹰嘴上缘进针刀，将深筋膜铲起松开。然后深入鹰嘴下缘、鹰嘴窝方向，切开剥离，将鹰嘴下滑液囊切开。

(4) 在肘内侧，肘横纹上约 0.5cm 正中位置定一点，可摸到肱二头肌的腱索，用拇指将肱二头肌腱索一侧边缘掐下，直至达骨面，此时将刀口平面紧贴拇指指甲刺入，穿过皮肤即到骨面，然后将拇指放开，先纵行剥离，再横行剥离，将肘内侧深筋膜铲起即可。

在以针刀松解肘部关节囊及周围软组织后，以手法屈伸关节，逐渐加大幅度，最后过度屈伸关节，使关节囊彻底松开，排出炎性液，降低关节内张力，使关节恢复活动功能。

针刀剥离关节后，在肘关节内侧的肱二头肌肌腱处，从近端向远端提拿肱二头肌肌腱，使皮下粘连的软组织完全松开。然后在尺骨鹰嘴处沿肱三头肌腱索提拿肱三头肌肌腱，在肱骨外上髁处沿肱桡肌方向向远端提拿，并注意用手法将桡侧腕长伸肌、桡侧腕短伸肌、指伸肌疏剥开。在肱骨内上髁处将旋前圆肌、指浅屈肌、尺侧腕屈肌剥离开来。

（四）膝关节类风湿关节炎

【概述】

类风湿关节炎常累及膝关节，单独发病率较高，并可导致残疾。滑膜炎和关节腔积液造成膝关节疼痛和行动不便，晚期可有关节强直。

【局部解剖】

1. 膝关节的骨端结构

膝关节包括由股骨下端和胫骨上端构成的内侧和外侧胫股关节，以及由髌骨和股骨滑车构成的髌骨关节。

股骨下端膨大，为内髁及外髁，其间为髁间窝，内髁之横径较外髁者长，而纵径（前后径）则较外髁为短。内外髁之软骨面与胫骨上端相关节，其前方两髁之间软骨面则与髌骨后软骨面相关节。

胫骨上端亦膨大成为胫骨髁，其关节面较为平坦，称为胫骨平台，略向后倾斜，在胫骨内外髁之间骨质粗糙，其上突出部分为髁间隆突，在其前后各有一窝，即髁间前窝和髁间后窝，在胫骨外髁之外下方有一关节面，与腓骨头构成关节，与膝关节不相通。

髌骨略呈三角形，尖端向下，被包于股四头肌肌腱内，其后方为软骨面，与股骨两髁之间的软骨面相关节，其下极为粗糙面，在关节以外、髌骨后方的软骨面有2条纵嵴。中央嵴与股骨滑车的凹陷相适应，并将髌骨后的软骨面分为内外两部分，内侧者较窄厚，外侧者较扁宽。内侧嵴又将内侧部分分为内侧面及内侧偏面，髌骨下端通过髌韧带连于胫骨结节。

股骨头中心至股骨髁间的连线成60°的向外倾斜夹角，女性由于骨盆较宽，此外倾角也较男性为大。直立位时股骨的机械轴并非完全垂直于地面，而是与垂线之间有3°的夹角。胫骨纵轴与股骨之机械轴约为一直线。因此股骨干与胫骨干之间存在一外翻角，即正常的膝外翻。

2. 关节囊和韧带

膝关节囊极为宽大而松弛，可分为四壁，前壁为股四头肌肌腱、髌骨和髌韧带；外侧壁的上缘附着于股骨外侧髁关节边缘的上方，下缘附着于胫骨外侧髁关节面下缘；内侧壁的上缘附着于股骨内侧髁关节面的边缘，下缘附着于胫骨内侧髁关节面下缘；后壁最短上缘附着在股骨髁间线，下缘附着于胫骨髁间窝的后缘。关节囊的滑膜层面积远远超过纤维层，因此关节囊的滑膜层或形成皱襞，或从纤维层的薄弱处突出为滑液囊。关节囊的滑膜层于髌骨下方两侧向后突入关节腔内，形成一对滑膜皱襞称为翼状皱襞。两侧的翼状皱襞向上方逐渐愈合成一条带状的皱襞称为髌滑膜襞，经关节腔斜达股骨髁间窝的前缘。翼状皱襞和髌滑膜襞的两层滑膜间夹有脂肪，充填于髌骨、股骨髁下部、胫骨髁前上缘及髌韧带之间的脂肪组织称为髌下脂肪垫。髌韧带在膝关节的前部为股四头肌的延续部分，上方起自髌尖和髌关节的下方，向下止于胫骨粗隆。

在膝关节的内、外及后侧均有关节外韧带保护和加强，内侧的侧副韧带起自股骨内上髁内后方深层，扁而宽，较强韧，其深部为关节囊韧带的中 1/3，称为侧副韧带深层。外侧副韧带起于股骨外上髁，经关节间隙时有腘肌肌腱将其与外侧半月板隔开，止于腓骨头。后外方有弓形韧带，起自腓骨头，上行分为两束，外束与腘肌肌腱同止于股骨外髁，内束覆盖于腘肌的后上部，止于胫骨后面。

滑膜外的交叉韧带为稳定膝关节的重要组织。前交叉韧带自胫骨髁间前窝，斜向外后上方，呈散开状止于股骨外髁内侧面的后部，后交叉韧带自胫骨髁间后窝斜向内前上方，止于股骨内髁的外侧面，两者相互交叉，膝关节滑膜在交叉韧带处自后向前经交叉韧带形成反折，将膝关节后方隔开，因此膝关节内外侧仅在前方沟通。

半月板夹于股骨、胫骨内髁，以及股骨、胫骨外髁之间的内外侧，为纤维软骨组织，其水平面为半月形，切面为楔形。内侧半月板之前角附于前交叉韧带旁，后角附于胫骨棘后方的凹陷部，侧方与关节囊紧密相连；外侧半月板较小，前角附于前交叉韧带的外侧边缘，后角附着于胫骨棘后方凹陷，紧靠后交叉韧带，其侧方虽与关节囊通过短纤维相连，但与外侧副韧带隔开，后外侧面与腘肌肌腱相邻，并在两者之间有一滑囊，内外侧半月板在前方借横韧带相连。内、外侧半月板的后缘分别有半膜肌及腘肌附着，依靠肌肉的作用可牵拉有关半月板后移。

【临床表现】

膝关节是最常受累和致残最多的关节之一，常见滑膜肥厚及积液，临床症状包括关节僵硬、疼痛，行走及坐下、起立困难。髌骨下压痛及肿胀提示滑膜炎的存在。膝关节病变数周后，股四头肌可发生萎缩而迅速影响伸膝功能，后期并发症有屈曲挛缩、外翻、畸形和不同程度的韧带不稳。膝关节腔内积液可使屈膝时腔内压力增高，此时积液被挤入关节后侧的腓肠肌——半膜肌滑膜囊，致使该滑膜囊向腘窝腔扩大而形成腘窝囊肿，又称腘窝囊肿。此处可触及有弹性的软组织肿块，患者主诉有膝后疼痛和发胀，偶尔囊肿生长迅速或分隔破裂，可引起假性血栓性静脉炎。

关节腔内小量积液时可有"膨出征"（右手掌沿膝内侧向上压迫时，积液流向外侧，内滑膜囊出现凹陷。以左手掌沿膝外侧向下按压时，内侧凹陷消失并又露出膨胀），但积液多时此征消失。正常膝盖处温度较大腿、小腿为低，即"凉髌征"。体检时以手触髌骨、大腿及腓肠肌，若温度相等即凉髌征消失，提示炎症存在。膝关节炎时患者为求舒适易于取膝屈曲位，时间久后加以四头肌萎缩，形成挛缩畸形。

【诊断】

早期表现为滑膜肥厚、滑膜炎、关节腔积液，进而出现关节间隙狭窄，关节边缘骨侵蚀，关节面下囊性变。积液被挤入关节后侧的腓肠肌——半膜肌滑膜囊，使此滑液囊向腘窝腔扩大而形成腘窝囊肿。随着病变的发展也可出现关节面硬化及周围骨质增生，晚期可见关节屈曲畸形或内外翻畸形。

【治疗】

1. 急性期

(1) 避开膝关节的神经和血管，在关节囊周围选择数点刺入，然后转动刀口线与关节间隙平行，将关节囊切开1～2刀，再横向剥离，松解关节以使关节内张力降低。

(2) 以疼痛点为依据，按针刀常规操作方法进针，将膝关节周围软组织松解。

2. 中晚期或慢性期，伴有关节僵直者

(1) 分别在沿髌骨左右两侧缘中点垂直进针刀，穿过皮肤后进行切开剥离，然后倾斜针体，将筋膜和侧副韧带剥离。

(2) 在髌骨上缘正中位置选一点，垂直进针刀，达骨面后将针体倾斜，和股骨干成 50° 进行切开剥离，将髌骨上缘下面的粘连处全部松开，然后将针刀向相反方向倾斜，与髌骨面成 40°，刺入髌上囊下面，进行广泛地通透剥离。

(3) 针刀经髌韧带垂直刺入达髌韧带下面，倾斜针体，使与髌韧带平面约成 15°，将髌韧带和髌下脂肪垫疏剥开来。然后将针体向相反方向倾斜，将另一侧髌韧带和脂肪垫疏剥开来。最后在髌骨下 1/3 处的两侧边缘各取一点，垂直进针刀达骨面，将针体向髌骨外倾斜，将翼状皱襞松解。

在以针刀松解膝关节囊及周围软组织后，以手法弹压下肢，使关节囊及肌肉、韧带彻底松开，降低关节内张力，必要时绷带屈曲固定关节 3～5 小时，使关节恢复活动功能。

（五）足和踝类风湿关节炎

【概述】

足和踝部的类风湿关节炎较常见，甚至可早于手与腕的病变，但踝关节病变在早期及轻型患者中少见。跖趾关节滑膜炎最常见，而趾间关节不常受累。跖趾关节的肿胀、半脱位造成足趾两侧压痛，跖骨疼痛，跖骨头半脱位，蹞趾外翻，足趾外侧偏移和爪样足变形，

以上损伤可引起患者的步态异常。

【局部解剖】

1. 足的关节和韧带

足的关节包括跗骨间关节、跖趾关节和趾间关节，韧带有关节副韧带、骨间韧带和独立的韧带。

(1) 跗骨间关节：包括距跟关节、跟骰关节、距跟舟关节、跗横关节、楔舟关节、楔骨间关节和舟骰关节。主要韧带有距跟前韧带、距跟后韧带、距跟内侧韧带和距跟外侧韧带。

① 距跟舟关节由距骨头、跟骨载距突上面及舟骨后面的关节面组成，主要韧带有距跟骨间韧带、距跟跖侧韧带、分歧韧带、距舟韧带。

② 跟骰关节由跟骨的骰骨关节面与骰骨的后关节面构成，主要的韧带有分歧韧带的跟骰部、跟骰背侧韧带、跖长韧带、跟舟侧韧带。

③ 楔舟关节为舟骨与三块楔骨间的关节。

④ 骰舟关节通常为纤维连接。

⑤ 楔间关节和楔骰关节为平面形滑膜关节。

⑥ 跗跖关节和跖骨间关节为平面形滑膜关节。

(2) 跖趾关节：由趾骨小头与第 1 跖趾骨底构成。第 1 跖趾关节下面的两侧各有半球形籽骨，借短纤维连接于跖趾二骨，并与小头横韧带与侧副韧带相连。

(3) 趾间关节：趾间关节为趾骨间的关节，由远节趾骨底与近节趾骨滑车构成。趾间关节两侧有强韧的副韧带加强，跖侧有纤维软骨性的跖侧副韧带。

2. 踝关节的结构

踝关节由胫骨、腓骨的下端和距骨的滑车构成。胫骨的下关节面及其内踝和后踝与腓骨的外踝共同构成关节窝，称为踝穴，距骨的滑车嵌合在踝穴中。在关节的周围有一系列的韧带及软组织加固，使得该关节有着独特的结构及运动形式。

(1) 骨端结构

① 胫骨下端关节面呈凹形，内侧有内踝向下突出，覆盖距骨内侧 1/4 面积，后唇较长，形成后踝，防止胫骨向前脱位。

② 腓骨下端的外踝较内踝长，遮盖整个距骨体的外侧。韧带将腓骨下端与胫骨下端紧紧连接，外踝的外侧有数条韧带附着，内侧为关节软骨面。

③ 距骨体上方的滑车呈鞍状，与胫骨下端的骨嵴相对应。距骨有上、内、外 3 个关节面，完全为软骨所覆盖，此 3 个关节面相互延续，关节面的边缘是关节囊及韧带的附着处。

(2) 关节囊和韧带：踝关节囊前后部松弛薄弱，两侧部较紧张，并有坚固的侧副韧带加强。上方起自胫骨下关节面和内、外踝关节面周缘，向下止于距骨滑车的周缘及距骨颈和距骨后突。关节囊的滑膜层除被覆于纤维层内面外，还沿胫腓骨间达骨间韧带。

① 胫侧副韧带，又称三角韧带，是踝关节内侧唯一并且最坚韧的韧带，可防止踝关节外翻。起自内踝，呈扇形止于舟骨、距骨和跟骨。根据其纤维走向及止点的不同，可分为舟胫韧带、距胫前韧带、跟胫韧带、距胫后韧带。

② 腓侧副韧带，起自外踝，分为三股纤维，止于距骨前外侧、外侧和后方。因该三束纤维较明显，故分别命名为距腓后韧带、跟腓韧带和距腓前韧带。

③ 前韧带，是一薄而宽的膜状层，由关节囊前部增厚而成。上端附于胫骨下端前方，下端附于距骨关节面的前缘。

④ 后韧带，为关节囊后部增厚而成，上缘附于胫骨关节软骨缘，下缘附于距骨关节面的后方。

⑤ 胫腓横韧带有 2 条，分别于胫腓骨下端的前方和后方将两骨的下端紧紧连接起来。

【临床表现】

前脚的病变较常见，可累及 80%～90% 的患者，10%～20% 的患者发病初期即有此表现。足侧部跖趾关节最常累及，间歇或持续性疼痛、压痛和软组织肿胀，即使在发病早期也较常见。后足跗骨及舟状骨常受累，但多不易被察觉。患者诉疼痛发僵，继发性足肌痉挛时间较久后，常导致外翻畸形和强直性扁平足。足跟痛是强直性脊柱炎的重要症状，提示附着点有炎症，在类风湿关节炎亦可存在，主要因腓肠肌下滑囊炎或足跟外滑囊炎常与腓肠肌结节并发。前足跖骨头常受侵蚀引起疼痛，足畸形多发生于跖趾关节炎及其内缩肌腱鞘炎后。由于足掌痛患者常以足跟行走，足呈上屈，导致足趾呈爪样，最后跖趾关节脱位。跖骨头侵蚀，足变宽出现外翻畸形。

【诊断】

足部及踝关节间歇或持续性疼痛、压痛和软组织肿胀为发病的早期症状，跖趾关节最常见。腓肠肌滑囊炎或足跟外滑囊炎常与腓肠肌结节并发。前足跖骨头常受侵蚀引起疼痛。足畸形多发生于跖趾关节炎及其内缩肌腱鞘炎后。由于足掌痛患者常以足跟行走，足呈上屈，导致足趾呈爪样，最后跖趾关节脱位，跖骨头侵蚀，足变宽出现外翻畸形。

【治疗】

1. 急性期

(1) 避开足和踝关节的神经和血管，在关节囊周围选择数点刺入，然后转动刀口线与关节间隙平行，将关节囊切开 1～2 刀，再横向剥离，松解关节以使关节内张力降低。

(2) 以疼痛点为依据，按针刀常规操作方法进针，将足和踝关节周围软组织松解。

2. 中晚期及慢性期

(1) 踝关节：于足背侧横纹的正中处将针刀刺入，使刀口线与下肢神经、血管走行方向平行，然后转动刀口线，使之与关节间隙平行，切开关节囊，达到骨面后滑动寻找关节间隙刺入，然后将刀口左右摆动，切开粘连后出针。于内踝下缘入针，刀口线与肌肉走行方向一致，然后转动刀口线，使之与关节间隙平行，切开关节囊，达骨面后向足底方向倾斜刀体并旋转刀口线 90°，向上外方刺入关节腔摆动后出针。从外踝下缘入针，方法同上。经多个角度的剥离，充分将关节囊等粘连处分离开。

(2) 足趾部：从受累关节的掌侧趾横纹正中处进针刀，刀口线与关节纵轴平行刺入，再旋转刀口 90°，使刀口线与关节间隙平行，切开关节囊后，刺入一定深度后沿关节间隙摆动刀口，以充分松解粘连的关节间隙，然后出针。在同一关节的背侧相对应的位置将针刀刺入，方法同上。

在以针刀松解足和踝关节囊及周围软组织后，以手法旋转足部和踝关节，屈伸关节使关节囊彻底松开，降低关节内张力，使关节恢复活动功能。

四、膝关节骨关节病

（一）髌骨软化症

【概述】

髌骨软化症是医学上的难题，主要原因是对该病的病因缺乏正确的理解。目前有多种理论可解释此病的发生，如内分泌学说、软骨营养障碍学说和软骨溶解学说，但都没有抓住该病的主要病因。

【局部解剖】

髌骨为全身最大的籽骨，形似倒三角形，上部宽为髌底，下部尖为髌尖，有前后两面和内外两缘。髌尖包藏于髌韧带及髌下脂肪垫中。髌底有股直肌腱及股外侧肌腱附着，股内侧肌的肌纤维与腱膜及髌内、外侧支持带附着于髌骨的侧缘，参与构成膝关节囊。髌骨前面粗糙，无骨膜，包于股四头肌腱内，髌骨的血管孔主要位于髌骨前面上、下 1/4 区域内，后面的血管孔多排列于关节面上缘附近的骨面上。髌骨后面是关节面，由纵嵴将髌骨分为内、外两部分，每个部分又分为上、中、下 3 个小关节面，在内侧关节面的最内侧，另有一个纵行的小关节面，全体可分为 7 个关节面，即二上、二中、二下与一直。髌骨后面的关节软骨厚达 0.7cm。7 个关节面可在不同屈伸位活动，伸膝时仅上部与股骨髌面相接；轻微屈曲时，中部与其相接；较大屈曲时，下部与其相接；髌骨的最内侧面在完全屈曲时，与股骨髁间窝的内缘月形面相接。

股四头肌肌腱分 3 层，浅层为股直肌肌腱，附着于髌底前缘，其纤维大部覆盖髌骨前面的粗糙面，向下延长为髌韧带。中层为股内、外侧肌，此两肌腱亦止于髌底，但在股直肌平面后，相当于髌骨内、外侧缘上 1/3；股内侧肌肌腱在髌骨内缘的抵止更为靠下，约占其内缘上 2/3，在股直肌肌腱之后，其附加纤维向下延伸至胫骨内、外侧髁，移行为髌内外侧支持带。深层为股中间肌腱附着于髌底更后平面（图 9-75）。

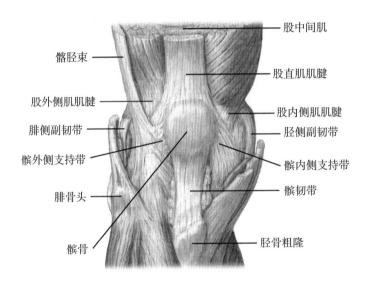

髂胫束

股外侧肌肌腱

腓侧副韧带

髌外侧支持带

腓骨头

髌骨

股中间肌

股直肌肌腱

股内侧肌肌腱

胫侧副韧带

髌内侧支持带

髌韧带

胫骨粗隆

▲ 图 9-75　膝部正面观

上述结构中，股四头肌为稳定髌骨的动力成分，其中股内侧肌更为重要。因其附于髌骨上缘和内缘上 2/3，当其收缩时有向上内牵引髌骨的作用。其可视为髌骨的内收肌，对防止髌骨脱位起重要作用。髌骨面纵嵴与股骨凹形滑车面相对应，可阻止髌骨左右滑动（图 9-76）。

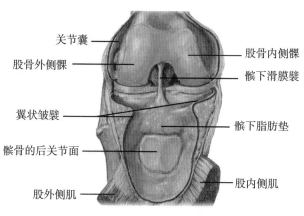

关节囊

股骨外侧髁

翼状皱襞

髌骨的后关节面

股外侧肌

股骨内侧髁

髌下滑膜襞

髌下脂肪垫

股内侧肌

▲ 图 9-76　髌股关节面解剖

【临床表现】

1. 膝关节疼痛，上、下楼或半蹲位时疼痛加重。

2. 有时可出现"假交锁"征象，轻微活动髌骨下即发出清脆的响声，即可"解锁"，这是由于髌骨软骨面损伤后不平和关节面不吻合引起的。

3. 有时出现软腿现象。

【诊断】

1. 有外伤史或劳损史。

2. 上下楼时疼痛加重，半蹲位疼痛加重。

3. 髌骨研磨试验阳性。

4. 髌骨下脂肪垫压痛阳性。

5. 有"软腿"或"假交锁"征象出现。

6. X 线片显示髌骨有脱钙和萎缩现象。

【鉴别诊断】

1. 髌韧带上端慢性损伤（过去称为髌骨末端病）　表现为髌骨下

端疼痛。病变部位为髌骨与髌腱相交部位的损伤或劳损，局部压痛明显，股四头肌阻抗阳性。

2. **髌下脂肪垫炎**　病变在髌下脂肪组织内，由于损伤或寒湿侵袭等刺激而发生疼痛，也可继发于关节其他组织病变。检查时将髌骨推向下方，另手挤压髌骨下缘产生疼痛。

3. **半月板损伤**　半月板损伤和髌骨软化症都有交锁现象，但前者为真性，后者为假性，结合其他检查不难确诊。

4. **骨性关节炎**　又称骨关节病，多见于老年患者，临床表现为关节伸屈到一定程度时引起疼痛，伸屈受限，下蹲困难等。X 线片表现为骨质疏松，关节间隙变窄，软骨下骨质硬化，关节边缘增生等。髌骨软化多见于中、青年人，关节疼痛在髌骨关节面和髌骨周围，半蹲位时疼痛加剧。

【治疗】

髌骨周围的痛点和压痛点都是软组织损伤的病变部位，也是针刀的治疗点，常见有如下几个部位。

髌前皮下囊，位于髌骨下半的皮下。此处疼痛和压痛，即为髌前皮囊受损，用小针刀将此滑囊切开剥离即可。

髌内、外侧支持带，痛点均在髌骨两侧边缘，用切开松解术即可。

该病在髌骨周围最多有 12 个痛点，均可采取针刀手术治愈。

针刀术后立即进行手法治疗，患者仰卧，患肢伸直，医者拇指和其他四指张开，抓握住髌骨，用力上下（沿肢体纵轴）滑动髌骨，可进一步松解关节囊、支持韧带。医者一手握住患肢踝关节上缘，令患者屈膝屈髋，另一手拇指顶住髌骨上缘，再令患肢伸直，同时拇指用力向下顶推髌骨，用力方向为直下方和斜下方。对膝关节伸屈障碍者，用过伸过屈膝关节的镇定手法，在过伸过屈位置上各停留 30 秒。

（二）膝关节外伤性滑膜炎

【概述】

膝关节损伤、手术刺激等积累性损伤及膝关节周围软组织均可刺激并损伤滑膜使之充血、渗出，产生大量积液，又称膝关节渗出性关节炎。此病过去在临床中有多种治法，但收效甚微。经多年临床实践，应用针刀治疗和中药治疗，配合其他一些辅助疗法，效果可靠。

【局部解剖】

膝关节囊极为宽大、松弛，可分为 4 壁：前壁为股四头肌肌腱、髌骨和髌韧带；外侧壁上缘附着于股骨外侧髁关节边缘的上方，下缘附着于胫骨外侧髁关节面下缘；内侧壁上缘附着于股骨内侧髁关节面的边缘，下缘附着于胫骨内侧髁关节面下缘；后壁最短上缘附着于股骨髁间线，下缘附着于胫骨髁间窝的后缘。关节囊的滑膜层面积远远超过纤维层，因此关节囊的滑膜层或褶成皱襞，或从纤维层的薄弱处突出为滑膜囊。关节囊的滑膜层于髌骨下方两侧向后突入关节腔内，形成一对滑膜皱襞，称为翼状皱襞。两侧的翼状皱襞向上方逐渐愈合成一条带状的皱襞，称为髌滑膜襞，经关节腔斜达股骨髁间窝的前缘。翼状皱襞和髌滑膜襞的两层滑膜间夹有脂肪。充填于髌骨、股骨髁下部、胫骨髁前上缘及髌韧带之间的脂肪组织称为髌下脂肪垫，在滑膜之外，占据股、髌、胫骨的间隙。

髌韧带在膝关节的前部，为股四头肌的延续部分。上方起自髌尖和髌关节的下方，向下止于胫骨粗隆。

【临床表现】

患侧膝关节膨隆、饱满，不能自由伸屈，多有胀痛，行走困难或不能行走。

【诊断】

1. 有外伤史或劳损史。

2. 膝关节饱满，双膝眼消失或隆出。

3. 浮髌试验阳性。

4. 膝关节伸屈困难。

5. X 线示膝关节无骨质增生和骨质破坏征象。

【治疗】

针刀治疗前，在严格无菌情况下将关节内积液抽出（穿刺点在髌骨中段两侧关节间隙），并立即注射泼尼松龙 25mg、普鲁卡因 120mg。积液抽出后立即进行针刀治疗。患者仰卧，屈膝 90°，足平放于治疗床上。从髌韧带的两侧中段各选一点（有时此处有压痛），针刀刀口线和髌韧带纵轴平行，针体和髌韧带平面垂直切入约 1cm 后，切开剥离 1～2 刀，然后继续滑入，直达关节腔前缘，若刀下遇有坚韧软组织则进行切开松解，否则使针孔和关节腔串通即可。针刀达关节腔后，提起针刀至皮下，使之向髌韧带一侧倾斜，使针体与髌韧带平面约成 70°，再刺入脂肪垫，使之到达关节腔前外侧边缘，若在进针途中遇坚韧肿物，一并切开。

针刀手术后，将患肢伸直，两位医生分别拉住患者大腿根部和踝关节上缘做对抗牵引 5 分钟。手法牵引结束后，用一长条托板置于大腿后侧，在髌上囊和两膝眼处垫上纱布，用纱布绷带将托板两头分别固定于臀横纹下侧、踝关节上侧，然后再用纱布绷带从髌上囊和两膝眼处绕住托板，将纱布垫紧紧固定于髌上囊和两膝眼处。托板中间两根绷带 24 小时后解除，用绷带将托板中段固定于胫骨结节下缘。

3 日后，若发现关节腔内积液增多，再如上法抽积液 1 次，加压固定 1 次，24 小时后解除。最多抽积液 3 次，不宜常抽，一般 1 次后不再出现积液。

（三）膝关节骨性关节炎

【概述】

膝关节骨性关节炎是指由于各种原因（创伤、持续劳损、肥胖等）导致关节软骨出现原发性或继发性退行性改变，并伴有软骨下骨质增生，从而使关节面逐渐破坏，产生畸形，影响膝关节功能的一种退行性疾病。疾病的整个过程不仅影响到膝关节软骨，还涉及整个关节，包括软骨下骨、韧带、关节囊、滑膜及关节周围肌肉。初起表现为膝关节软骨生化代谢异常，进而出现结构上的损害，产生纤维化、缝隙、溃疡及整个关节面的缺损，导致关节疼痛和功能丧失。临床上又把膝关节骨性关节炎分为继发性和原发性两种。继发性是指该病继发于关节的先天或后天畸形及关节损伤；原发性则多见于老人，发病原因多为遗传和体质虚弱等。针刀治疗原发性骨质增生有较好的效果。

【局部解剖】

膝关节骨性关节炎的病变特点包括：髌上囊、髌下脂肪垫、髌骨内外侧支持带、腓侧副韧带、胫侧副韧带、鹅足囊、髌韧带止点、前交叉韧带起点内外缘及后交叉韧带起点内外缘等。

1. 髌上囊

髌上囊位于髌骨上方，是膝关节最大的滑囊，位于股四头肌肌腱和股骨前面之间，此囊在成年后常与关节腔相通。当膝关节腔积液时可出现浮髌感。髌韧带两侧凹陷处向后可扪及膝关节间隙，此处相当于半月板的前端，当半月板损伤时，该处可有压痛（图9-77）。

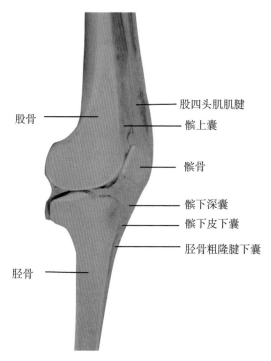

股骨

股四头肌肌腱
髌上囊

髌骨

髌下深囊
髌下皮下囊

胫骨粗隆腱下囊

胫骨

▲ 图9-77 髌上囊

2. 髌下脂肪垫

脂肪垫是腱围结构的一种，广泛存在于肌腱末端。髌下脂肪垫是全身最大的脂肪垫之一，对膝关节有重大意义。髌下脂肪垫位于髌韧带与膝关节囊滑膜之间的区域内，为一三角形的脂肪组织，脂肪垫向两侧延伸，体积逐渐变薄，超出髌骨两侧缘约 10mm。在髌骨两侧向上延伸，形成翼状皱襞。髌下脂肪垫的上面呈凹形，朝后并微朝上，与半月板的凹面相连续。脂肪垫的下面几乎平坦，附于胫骨表面，部分覆盖半月板的前部，具有活动性。髌下脂肪垫将关节囊的纤维层与滑膜分开，并将滑膜推向软骨面。因此髌下脂肪垫属于关节内滑膜外结构。该处滑膜有许多悬垂突出物（如翼状突起等），其中之一就是通过翼状皱襞。其继续向髁间窝前部延伸，形成黏液韧带，将脂肪垫固定于股骨髁间窝上。对髌韧带起减少摩擦的作用，并对膝关节起稳定的作用（图 9-78）。

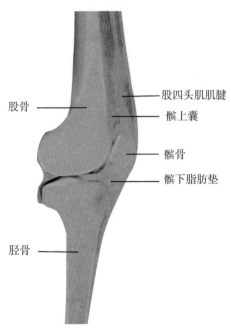

股骨

股四头肌肌腱

髌上囊

髌骨

髌下脂肪垫

胫骨

▲ 图 9-78　髌下脂肪垫

3. 髌骨内外侧支持带

嘱患者充分伸膝、股四头肌松弛，将髌骨向外推，使髌外侧支持带处于紧张状态，可在垂直于其径路的平面上触及髌外侧支持带；向外牵引髌骨时，髌内侧支持带突起，髌内侧支持带可横向触诊。

髌骨内外侧支持带为强韧的支持组织，位于髌骨及髌韧带两侧，与股四头肌和髌韧带共同组成伸膝装置。髌支持带起于股四头肌肌腱的内、外侧纤维，向下止于胫骨上端内面，向内附着于髌骨侧缘前面，外侧纤维与外侧副韧带相连。髌支持带分为浅深两层，浅层纤维束垂直，连接股四头肌与胫骨；深层纤维束水平，从髌骨侧缘连到股骨内外上髁，又称为髌股韧带。另外髌外侧支持带还与髂胫束和膝固有筋膜交织，髌内侧支持带与半膜肌、缝匠肌和膝固有筋膜相连，使膝关节的稳定性进一步加强（图 9-79）。

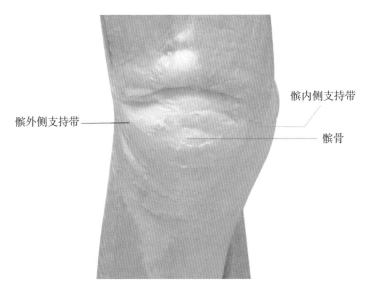

▲ 图 9-79 髌骨内外侧支持带

4. 膝关节外侧副韧带

膝关节屈曲位时，在股二头肌肌腱前方摸到一条索样结构即是。当屈膝及小腿旋外时，腓侧副韧带松弛，因此容易摸到。反之腓侧副韧带紧张，则不易摸清（图 9-80）。

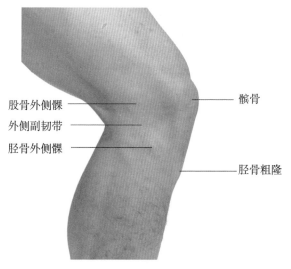

股骨外侧髁

外侧副韧带

胫骨外侧髁

髌骨

胫骨粗隆

▲ 图 9-80　膝关节外侧副韧带

膝关节外侧副韧带是一个长约 50mm 坚韧的椭圆状韧带，位于膝关节的外侧，粗如小指，扪之如圆柱。上附着于股骨外侧髁，紧靠腘肌沟上方；向下后止于腓骨头稍前；膝外侧副韧带全长不与关节囊相连。在腓侧副韧带与关节囊的间隙中，稍上方有腘肌肌腱与腘肌滑膜囊，其下方并有膝下外侧动脉、静脉和神经通过。腓侧副韧带大部被股二头肌肌腱掩盖。此韧带与其浅面的股二头肌和髂胫束有加强和保护膝关节外侧部的作用，屈膝时该韧带松弛，伸膝时韧带紧张（图 9-81）。

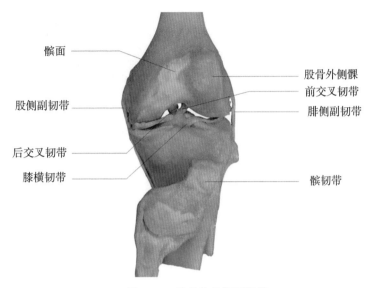

髌面

股骨外侧髁
前交叉韧带
腓侧副韧带

股侧副韧带

后交叉韧带

膝横韧带

髌韧带

▲ 图 9-81　膝关节外侧副韧带

5. 膝关节内侧副韧带

其上方起自股骨内上髁收肌结节处，向下止于胫骨内侧髁的内侧面。在膝关节半屈曲位时可于膝关节内侧皮下触及该韧带（图 9-82 ）。

膝关节内侧副韧带位于膝关节的内侧，又名胫侧副韧带，韧带扁宽呈带状，起自股骨收肌结节下方，止于腿骨内侧髁内侧。胫侧副韧带分浅、深两层，两层紧密结合，无间隙。深层纤维较短，架于关节间隙的上下，附着于股骨与胫骨内侧关节面的边缘。其纤维起于股骨内上髁，止于胫骨干内面和关节边缘，内面与内侧半月板的中后部紧密相连，构成关节囊的一部分，亦称内侧关节囊韧带。浅层纤维较长，可分为前纵部和后斜部两部分，起于股骨内上髁顶部的收肌结节附近，止于胫骨上端的内面，距胫股关节面

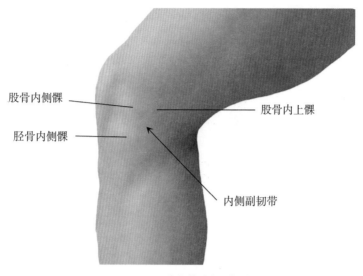

股骨内侧髁

股骨内上髁

胫骨内侧髁

内侧副韧带

▲ 图9-82　膝关节内侧副韧带

40～50mm。在膝关节完全伸直时，内侧副韧带最紧张，可阻止膝关节的任何外翻与小腿旋转活动。同时膝关节周围有很多滑囊，构成膝关节内侧的腱围结构（图9-83）。

6. 鹅足囊

鹅足囊位于膝关节内侧，胫侧副韧带与半腱肌肌腱、股薄肌肌腱、缝匠肌肌腱之间，由于该肌腱有致密的纤维膜相连，形似鹅足，故名。有时此囊与缝匠肌肌腱下囊相通。鹅足滑囊具有润滑膝关节和减少膝关节运动时肌腱相互摩擦的作用（图9-84）。

7. 髌韧带

股四头肌用力时髌韧带被拉进，此时可在髌尖和胫骨粗隆之间触及。髌韧带厚而坚韧，全长均可触及（图9-85）。

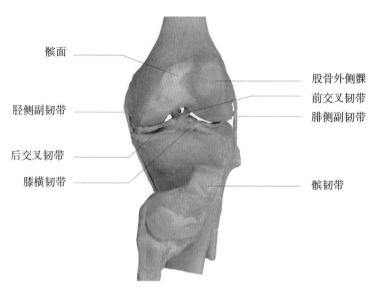

髌面

股骨外侧髁

前交叉韧带

胫侧副韧带

腓侧副韧带

后交叉韧带

膝横韧带

髌韧带

▲ 图 9-83　膝关节内侧副韧带

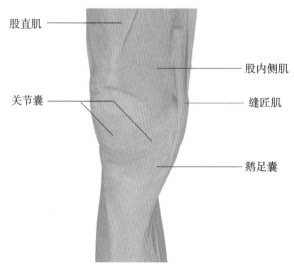

股直肌

股内侧肌

缝匠肌

关节囊

鹅足囊

▲ 图 9-84　鹅足囊

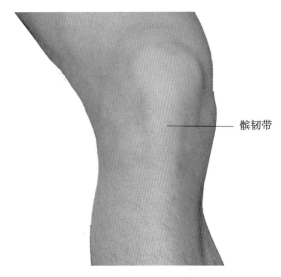

髌韧带

▲ 图 9-85　髌韧带

髌韧带位于膝关节前部，为股四头肌肌腱的延续部分，附着于髌骨底及两侧缘，上方起自髌骨尖和髌关节面的下方，向下止于胫骨粗隆及胫骨前嵴的上部，长约 8cm。韧带与关节囊的滑膜之间有膝脂体。髌韧带是伸膝装置的一部分，位于膝关节囊前面的皮下。伸膝装置由股四头肌、髌骨、髌韧带组成。髌韧带是股四头肌腱的延续。股四头肌在股骨前面形成三层：其中股直肌纤维在浅层，其纤维止于髌骨的上极，部分纤维止于髌骨表面，或越过髌骨延续为髌腱，即直接延续到胫骨粗隆。股内、外侧肌纤维在中层交叉并与髌周围的筋膜牢固结合，止于髌骨的内、外侧缘及上极。股中肌腱纤维在深层，位于关节囊之外。延续下来的股四头肌腱纤维，从髌骨上缘至髌骨下缘逐渐收缩为髌韧带。因此髌韧带上端附着于髌骨下缘及其后方的粗面，远端止于胫骨粗隆。此韧带厚而坚韧，上宽约 30mm，下宽约 25mm，总长 60～80mm，是全身最强大的韧带之一。

在髌韧带的前面尚有 4～7 层疏松结缔组织，组成髌韧带的腱围结构，有利于髌韧带的滑动运动。髌韧带的后面是髌下脂肪垫，也有利于髌韧带的活动。髌韧带的作用是把股四头肌收缩的力传达给胫骨，使膝关节伸直。

髌韧带的血液供应比较丰富，其内、外两侧，以及上、下两端均有血管直接进入腱内，腱的深面尚有来自脂肪垫的血管。这些血管构成了髌腱周围的血管丛，营养髌韧带、腱围结构和髌前部各组织。

髌骨下极的两侧还有由股内、外侧肌延续下来的伸膝腱膜形成的髌骨内外侧斜束，从髌骨两侧向下内、外斜行，止于胫骨内外髁，其纤维方向与股外、内侧肌的肌纤维走行方向完全一致，并与膝关节深筋膜相连，维持髌骨的稳定，且起到加强膝关节囊与伸膝作用，故在伸膝装置损伤中常同时受损。有时斜束损伤增厚形成条索，引起弹响或疼痛，外侧尤为多见。

髌韧带的浅面和深面均有滑膜囊，称髌下滑膜囊，包括胫骨粗隆皮下囊、髌腱下滑囊、胫骨粗隆腱下囊，以上各滑膜囊都有减少摩擦的功能；而在过度摩擦的情况下又易发生滑囊炎。在髌韧带损伤时，髌韧带的腱围结构（当然包括滑液囊）首当其冲，治疗时也应考虑在内（图 9-86）。

8. 前、后交叉韧带

前交叉韧带位于关节囊内，起自胫骨髁间隆起的前方内侧，斜向后外上方，止于股骨外侧髁内侧面的上部。此韧带分别与内侧半

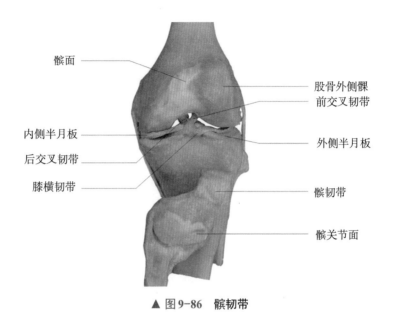

髌面

股骨外侧髁
前交叉韧带

内侧半月板

外侧半月板

后交叉韧带

膝横韧带

髌韧带

髌关节面

▲ 图9-86　髌韧带

月板的前端和外侧半月板的前端相融合，有限制胫骨前移位的作用。

后交叉韧带位于关节囊内，居前交叉韧带的后内侧，较前交叉韧带短而坚韧。起自胫骨髁间隆起的后方及外侧半月板的后端，斜向内上方，止于股骨内侧髁外侧面。此韧带有限制胫骨向后移位的作用（图9-87）。

9. 腓骨头

患者坐位或仰卧位，腓骨头位于胫骨外侧髁后外稍下方，与胫骨粗隆在同一平面上，当膝关节屈曲时，可在膝关节的外侧下方看见腓骨头形成的隆起（图9-88）。

腓骨头为腓骨上端的锥形膨大，又称腓骨小头。腓骨头的顶部呈结节状，称腓骨头尖，有股二头肌腱及腓侧副韧带附着（图9-89）。

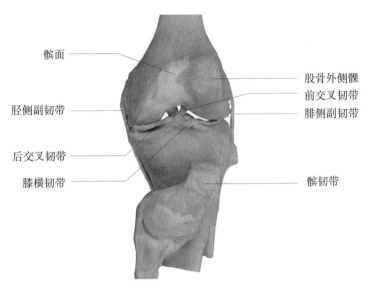

髌面

股骨外侧髁
前交叉韧带
腓侧副韧带

胫侧副韧带

后交叉韧带

膝横韧带

髌韧带

▲ 图 9-87　前、后交叉韧带

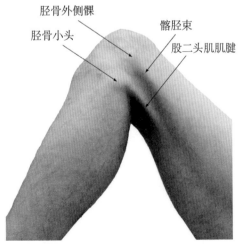

胫骨外侧髁

髂胫束

胫骨小头

股二头肌肌腱

▲ 图 9-88　腓骨头

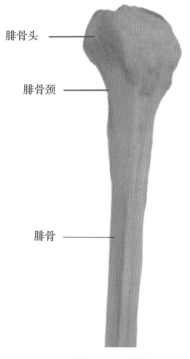

腓骨头

腓骨颈

腓骨

▲ 图9-89　腓骨头

10. 胫骨粗隆

胫骨粗隆位于胫骨上端与胫骨体连接处的前方，为一粗糙的骨性隆起，呈三角形，在膝关节的前下方可清楚地观察到，因为胫骨粗隆是髌韧带的抵止点，顺着髌韧带向下（或顺着胫骨前缘向上）很容易触及该结构（图9-90）。

胫骨粗隆是髌韧带的抵止点，周围浅层有股神经前皮支分布，深层有股神经关节支和膝关节动静脉网分布（图9-91）。

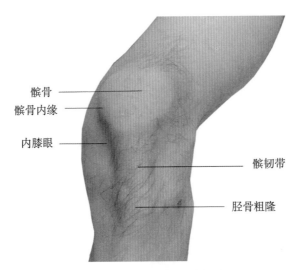

髌骨

髌骨内缘

内膝眼

髌韧带

胫骨粗隆

▲ 图 9-90　**胫骨粗隆**

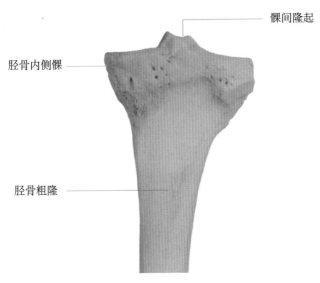

髁间隆起

胫骨内侧髁

胫骨粗隆

▲ 图 9-91　**胫骨粗隆**

11. 胫骨内、外侧髁

胫骨内、外侧髁为胫骨上端内外两侧的膨大处，位于膝关节内外侧下方，并分别与股骨内外侧髁相对，内侧髁较大，外侧髁较突出，均易在皮下触及。在外侧髁的表面可触及一明显的结节，为髂胫束的主要附着处。

胫骨外侧髁为髂胫束的主要附着处，后下方腓骨头位置有腓总神经通过；胫骨内侧髁处有小腿内侧皮神经通过，深层有胫神经，周围有胫后动、静脉（图 9-92）。

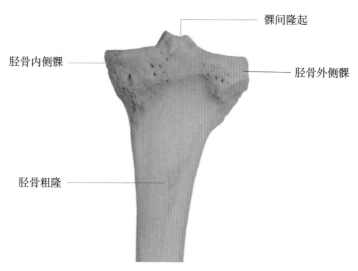

▲ 图 9-92　胫骨内、外侧髁

12. 股骨内、外上髁

在股骨内侧髁的内侧面及外侧髁的外侧面均有一粗糙的凸隆，分别称为股骨内上髁和股骨外上髁。股骨内上髁较大，为膝关节胫侧副韧带附着部，内上髁的顶部有一三角形的小结节，为收肌结节，有大收肌腱附着，收肌结节相当于股骨下端骨骺线平面，用指尖沿股部内侧缘向下，首先摸到的骨性隆起即是收肌结节。股骨外上髁较小，有膝关节腓侧副韧带附着。

股骨外上髁处有股外侧肌肉、膝关节腓侧副韧带附着，并有髂胫束和股二头肌肌腱越过，此处有旋股外侧动脉降支，有股前皮神经、股外侧皮神经；股骨内上髁处有股内侧肌附着，顶部有一三角形的小结节，为收肌结节，有大收肌腱附着，有股前皮神经及股神经肌支，有股动、静脉肌支通过（图 9-93）。

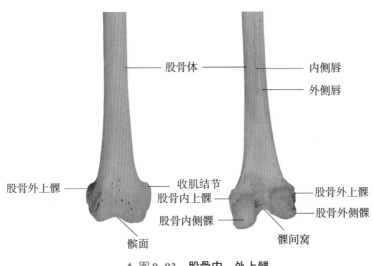

▲ 图 9-93　股骨内、外上髁

【病因病理】

膝关节骨性关节炎的根本病因主要是继发性的，因膝关节周围的软组织损伤后，引起膝关节的力平衡失调所致。有研究证实，膝关节骨性关节炎是受外在因素的影响而形成的。一是膝关节周围的软组织损伤引起粘连、牵拉，破坏了膝关节的力平衡，使关节内产生了高应力点；二是由于某些疾病（如类风湿关节炎），破坏了关节周围软组织，从而使关节内力平衡失调而出现骨刺。

【临床表现】

1. 病史 就诊前 1 个月大多数时间有膝痛。

2. 疼痛 膝关节疼痛，或突然活动时有刺痛，膝关节伸直到一定程度时引起疼痛，并在膝关节伸屈过程中发出捻发音，可出现关节积液，另外严重者可有肌肉萎缩。

3. 功能障碍 行走不便，关节伸屈受限，下蹲及上下楼困难，并常伴有腿软的现象。

【治疗】

膝关节骨性关节炎的病变点包括：髌上囊、髌下脂肪垫、髌骨内外侧支持带、腓侧副韧带、胫侧副韧带、鹅足囊、髌韧带止点、前交叉韧带起点内外缘及后交叉韧带起点内外缘等。针刀治疗时应根据患者疼痛的部位和症状，针对性松解病变关键点的粘连瘢痕。

1. 体位

仰卧位，屈曲膝关节 70°～80°，使足平稳放于治疗床上。

2. 体表标志

(1) 股骨内上髁：为股骨内侧下段的最高隆起处，约平髌骨中段平面。股骨的最突出部为股骨内上髁，在内上髁上方可扪及收肌结节（图 9-94）。

(2) 收肌结节：用手指沿股骨内侧缘向下扪摸，在股骨内上髁上方可触及一骨性隆起即是。此结节在膝内侧面，股内侧肌与腘绳肌（股后肌群）之间的一自然凹窝处（图 9-95）。

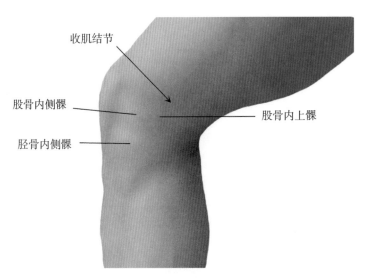

▲ 图 9-94　**股骨内上髁**

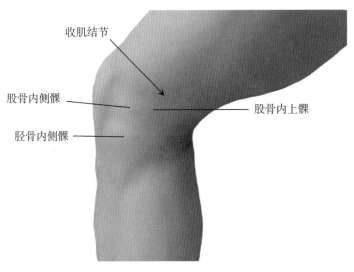

▲ 图 9-95　**收肌结节**

(3) 膝关节内侧间隙：伸、屈膝关节可扪及关节间隙，活动时更易扪清（图 9-96）。

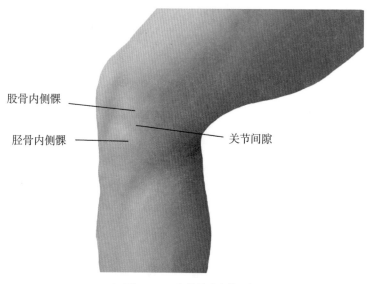

股骨内侧髁

胫骨内侧髁

关节间隙

▲ 图 9-96　膝关节内侧间隙

(4) 胫骨粗隆：即胫骨结节，胫骨嵴上端的隆起部，既可扪及又可看到的骨性隆起（图 9-97）。

(5) 胫骨内、外侧髁：位于膝关节内外侧的下方，并分别与股骨内外侧髁相对，内侧髁较大，外侧髁较突出，均易在皮下触及（图 9-98）。

(6) 髌骨：髌骨表面界线分明，底朝上为髌底，尖向下，可摸清其上方的髌底和下方的髌尖。当股四头肌松弛时，髌骨可向上下左右活动；当股四头肌收缩时，髌骨可随之向上下移动，且较固定（图 9-99）。

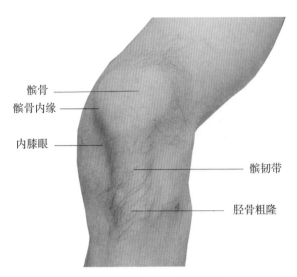

髌骨

髌骨内缘

内膝眼

髌韧带

胫骨粗隆

▲ 图 9-97　胫骨粗隆

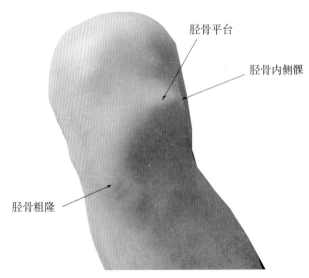

胫骨平台

胫骨内侧髁

胫骨粗隆

▲ 图 9-98　胫骨内、外侧髁

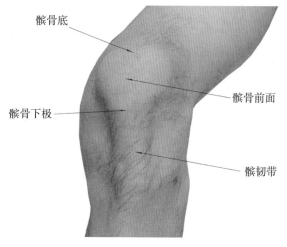

髌骨底

髌骨前面

髌骨下极

髌韧带

▲ 图 9-99　　髌骨

3. 定点

胫侧副韧带定 1～2 点；髌内侧支持带定 1～2 点；髌韧带及周围定 1～2 点；髌外侧支持带定 1～2 点；腓侧副韧带及髂胫束定 1～2 点；股四头肌腱及髌上囊定 1～2 点；鹅足滑囊定 1～2 点。

4. 操作

(1) 胫侧副韧带点：刀口线与下肢纵轴方向一致，针刀体与皮肤垂直，针刀经皮肤、皮下组织，当刀下有韧性感时即到达胫侧副韧带，先纵疏横剥 2～3 刀，然后调转刀口线 90°，提插切割 2～3 刀（图 9-100 ）。

(2) 髌内侧支持带点：刀口线与下肢纵轴方向一致，针刀体与皮肤垂直，严格按四步进针刀规程进针刀，针刀经皮肤、皮下组织，当刀下有韧性感时即到达髌内侧支持带，先纵疏横剥 2～3 刀，然后调转刀口线 90°，"十"字提插切割 2～3 刀（图 9-101 ）。

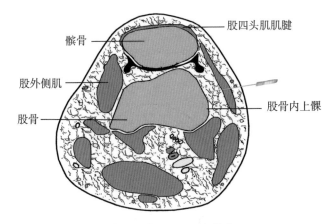

▲ 图 9-100　胫侧副韧带点

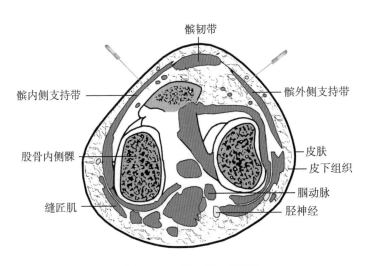

▲ 图 9-101　髌内侧支持带点

(3) 髌韧带点：刀口线与下肢纵轴方向一致，针刀体与皮肤垂直，针刀经皮肤、皮下组织，当刀下有韧性感时即到达髌韧带，进针刀 1cm，纵疏横剥 2～3 刀（图 9-102）。

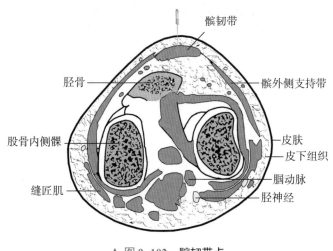

▲ 图 9-102　髌韧带点

(4) 髌外侧支持带点：刀口线与下肢纵轴方向一致，刀体与皮肤垂直针刀经皮肤、皮下组织，当刀下有韧性感时即到达髌外侧支持带，先纵疏横剥 2～3 刀，然后调转刀口线 90°，"十"字提插切割 3 刀（图 9-103）。

(5) 腓侧副韧带及髂胫束点：刀口线与下肢纵轴方向一致，针刀体与皮肤垂直，针刀经皮肤、皮下组织，当刀下有韧性感时即到达腓侧副韧带和髂胫束，纵疏横剥 2～3 刀（图 9-104）。

(6) 股四头肌肌腱及髌上囊点：刀口线与下肢纵轴方向一致，针刀体与皮肤垂直，针刀经皮肤、皮下组织，当刀下有韧性感时即到达股四头肌肌腱，先纵疏横剥 2～3 刀，再调转刀口线 90°，"十"字提

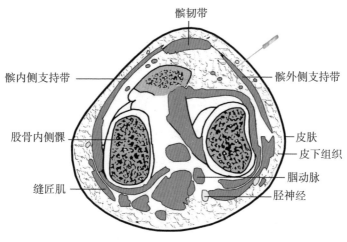

髌韧带

髌内侧支持带

髌外侧支持带

股骨内侧髁

皮肤

皮下组织

缝匠肌

腘动脉

胫神经

▲ 图 9-103 髌外侧支持带点

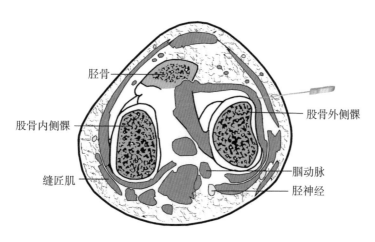

胫骨

股骨内侧髁

股骨外侧髁

缝匠肌

腘动脉

胫神经

▲ 图 9-104 腓侧副韧带及髂胫束点

插切割 2～3 刀，然后继续进针刀，当刀下有落空感时即已穿过股四头肌肌腱，纵疏横剥 2～3 刀，范围 0.5cm（图 9-105）。

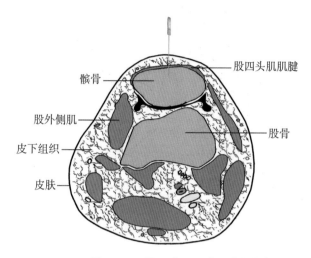

股四头肌肌腱
髌骨
股外侧肌
皮下组织
皮肤
股骨

▲ 图 9-105　股四头肌肌腱及髌上囊点

(7) 鹅足滑囊点：刀口线与下肢纵轴方向一致，针刀体与皮肤垂直，针刀经皮肤、皮下组织直达骨面，纵疏横剥 2～3 刀（图 9-106）。

5. 手法操作

让患者仰卧，医者一手握住踝关节上方，另一手托住小腿上部，在牵拉状态下摇、晃、旋转伸屈膝关节，然后用在牵引状态下的推拿手法，将内、外翻和轻度屈曲畸形纠正，同时纠正膝关节内部的力平衡失调。

6. 注意事项

治疗后各治疗点用棉球或无菌纱布压迫针孔，创可贴覆盖针眼，要求 24 小时内施术部位勿沾水，以免发生感染。

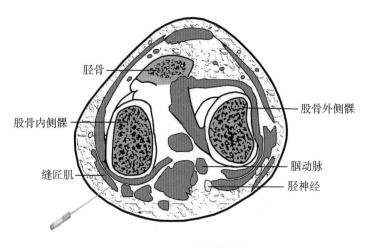

▲ 图9-106　鹅足滑囊点

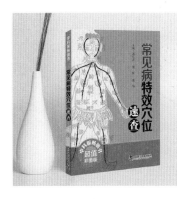
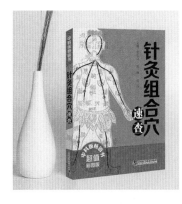